脑卒中风险评估与预警体系

名誉主编　马云枝
主　　编　沈晓明　苏朝阳

全国百佳图书出版单位
中国中医药出版社
·北 京·

图书在版编目（CIP）数据

脑卒中风险评估与预警体系/沈晓明，苏朝阳主编. —北京：中国中医药出版社，2024.3

ISBN 978-7-5132-8555-1

Ⅰ.①脑… Ⅱ.①沈… ②苏… Ⅲ.①脑血管疾病-防治 Ⅳ.①R743

中国国家版本馆 CIP 数据核字（2023）第 226953 号

中国中医药出版社出版

北京经济技术开发区科创十三街 31 号院二区 8 号楼
邮政编码　100176
传真　010-64405721
北京盛通印刷股份有限公司印刷
各地新华书店经销

开本 787×1092　1/16　印张 18　字数 438 千字
2024 年 3 月第 1 版　2024 年 3 月第 1 次印刷
书号　ISBN 978-7-5132-8555-1

定价　79.00 元
网址　www.cptcm.com

服 务 热 线　010-64405510
购 书 热 线　010-89535836
维 权 打 假　010-64405753

微信服务号　zgzyycbs
微商城网址　https://kdt.im/LIdUGr
官 方 微 博　http://e.weibo.com/cptcm
天猫旗舰店网址　https://zgzyycbs.tmall.com

《脑卒中风险评估与预警体系》
编委会

国家中医药管理局岐黄学者支持项目（No. 国中医药人教函〔2022〕6 号）

国家高技术研究发展计划（863 计划）（No. 2007AA02Z4B2）
"缺血性中风早期康复和避免复发中医方案研究"研究成果

国家卫生健康委员会科学研究基金省部共建重点资助项目（NO. SBGJ 202102187）
"多模态网络分析构建缺血性卒中复发风险评估模型及管理系统的研究"研究成果

国家自然科学基金资助项目（No. 81503422）
"基于 PINK1/Parkin 通路探讨小续命汤调控急性脑缺血再灌注后线粒体自噬的分子机制研究"研究成果

国家自然科学基金资助项目（No. 81973618）
"小续命汤调控 $JAK_2/STAT_3$ 通路影响脑缺血再灌注后星形胶质细胞活化与突触可塑性的分子机制研究"研究成果

国家中医药管理局中医药行业科研专项资助项目（No. 201507003-8）
"中医特色健康管理的缺血性中风病复发风险评估系统研发及示范应用"研究成果

国家中医药管理局全国名老中医药专家传承工作室建设资助项目（No. 国中医药人教发〔2014〕20 号）研究成果

河南省科技创新人才计划资助项目（No. 496060404）
"通络愈瘫胶囊对缺血性中风气虚血瘀型患者 $TXB_2/6\text{-}Keto\text{-}PGF_{1\alpha}$、$TNF\text{-}\alpha$ 的影响"研究成果

中国高校产学研创新基金（No. 2023HT033）
"基于贝叶斯网络时空分析构建缺血性卒中复发风险预测多模态融合模型及病-证-药管理系统的研究"研究成果

序

    脑卒中在我国是致死、致残率高居第一位的疾病，据统计，我国每年有 150 万～200 万的新发卒中患者，给人民健康及财产安全带来了极大威胁。大数据时代的到来，是脑卒中风险评估与预警研究的重大机遇。大数据的数据处理技术为脑卒中风险评估与预警体系建立的研究提供了支撑，为脑卒中风险评估级预警体系的建立提供了广阔前景。

    21 世纪是信息化高速发展的时代，信息技术在各个领域不断渗透和推陈出新，深刻地改变着传统行业，在信息爆炸的时代产生海量数据，并迎来对大数据处理和应用从理论到技术上的巨大飞跃。不仅如此，信息时代的变革与创造性思维、全局观念和共情能力的深度融合，进一步催生了＂高概念时代＂。在大数据全面而深入的信息支撑下，经过人文科学富有创造性、艺术性和探寻意义的思维升华，科学问题得到凝聚、解释与深化，并被赋予美感和丰富的情感。这将极大地拓展科学研究的领域和范畴，促使科学格局向着科学与人文结合、实体本体与关系本体结合、线性与非线性结合的方向发展。医疗大数据的发展将为医疗卫生行业带来巨大的变革，进一步推动循证医学的发展。

    《脑卒中风险评估与预警体系》一书不仅阐述了脑卒中中西医的研究与发展，更将其与我国传统医学相结合，共同构建起针对脑卒中的风险评估级预警体系。中医药学是我国独有的具有原创思维的医学科学体系，数千年来在维护人民健康、保障中华民族的繁衍生息上起着无可替代的作用，其临床优势至今仍服务于亿万群众。本书通过阐释理念与临床实例相结合，在理念和方法上反映学科前沿和趋势，在实例上更贴近临床，极具启发和参考意义。

中国中医科学院首席研究员

2023 年 12 月

前　言

随着信息时代的来临，各类疾病的医疗记录、医疗影像、健康检查、基因测序等医疗信息都被详尽地记录下来，既有结构化的数据，又有非结构化的数据。脑卒中作为威胁人类健康的重要疾病之一，近年来国际上的相关研究鳞次栉比，成为医学研究新兴领域的热点。医疗信息海量资料的爆发式累积亟待质的提升，就像潜在的金矿正等着我们去挖掘，而大数据正是医疗信息从量变中产生质变的关键，也正是我们挖宝的重要工具之一。中国台湾健保研究资料库的开放已为台湾医疗实务界和学术界的发展带来极大的助力，这让我们看到了信息时代医疗大数据应用于脑卒中临床的前景。毫无疑问，这里具有充满想象的空间。

信息技术在各个领域的渗透和推陈出新，深刻地改变着传统行业，在信息爆炸的时代产生海量数据，并迎来对大数据处理和应用从理论到技术的巨大飞跃。不仅如此，信息时代的变革与创造性思维、全局观念和共情能力的深度融合，进一步催生了"高概念时代"。在大数据全面而深入的信息支撑下，经过人文科学富有创造性、艺术性和探寻意义的思维升华，科学问题得到凝聚、解释与深化，并被赋予美感和丰富的情感。这将极大地拓展科学研究的领域和范畴，促使科学格局向着科学与人文结合、实体本体与关系本体结合、线性与非线性结合的方向发展。

随着西方医学的发展，生物医学模式逐渐向生物-社会-心理医学模式转变，医学关注的重点从"人的病"转化为"病的人"。经典的随机对照试验（randomized controlled trial，RCT）提供"理想"环境下的干预结果信息，而我们在临床面对的不是"理想"状态下的疾病，而是置于自然、社会、心理的高维环境之中的患者，因此，经典 RCT 结果与脑卒中的临床应用还有距离。随着对单纯还原论局限性的反思，实用性随机对照研究出现了，继而强调遵循临床实际、充分考虑患者意愿的研究理念发展起来了。

中医药学是我国独有的具有原创思维的医学科学体系，数千年来在维护人民健康、保障中华民族的繁衍生息上起着无可替代的作用。其临床优势至今仍服务于亿万群众，中医药学是整体论引领下的生命科学和人文科学相结合的医学科学体系，是全球范围内最重要的医药卫生资源。大数据脑卒中临床研究与中医药学的传统研究实践相似，中医药学的辨证论治、综合疗法、个体诊疗的特点和优势有望通过对脑卒中临床大数据的研究得以充分彰显。大数据时代的到来，是中医临床研究的重大机遇。大数据的数据处理技术为脑卒中临床研究提供了支撑，至此，临床大数据研究的理念可得以充分体现，为中医药基于临床大数据研究获得共识疗效提供了广阔的前景。

本书对脑卒中临床大数据研究实践的梳理和总结，分为理念、方法、实例、体系四部分内容。第一章论述了大数据和中医药临床研究的内在相关性，指出大数据对中医药临床研究的巨大推动作用；第二章到第五章介绍了大数据背景下开展脑卒中临床大数据研究的方法论，包括数据来源、选题、设计、数据仓库构建、质量控制、数据处理分析等；第六章和第七章分别从"药"和"病"两个角度列举了大数据临床中医药研究脑卒中的多个实例；第八章到第十章主要讲述脑卒中风险评估与预警体系的原理、框架以及构建，希望读者能由此加深对大数据临床研究及脑卒中风险评估与预警的理解，也希望能抛砖引玉，与开展中医药防治中风病临床研究的同道进行交流。

本书面向的读者是中医药学临床科研人员和临床医护人员。对于前者，希望中医药研究实践能鼓舞更多同道加入脑卒中临床大数据研究中，也希望通过脑卒中风险评估与预警体系研究能给正在开展临床大数据研究的同道一些启发和灵感；对于后者，希望本书能为临床实践提供一些线索或参考。

本书尽力在理念和方法上反映学科前沿和趋势，在实例上贴近临床，但大数据临床研究数据来源多样，设计方法不同，研究的切入点也各有特色，因此书中内容必不能反映中医药临床大数据研究的全貌。另外，中医药临床大数据研究尚属起步，从研究设计到结果解读都有尚待商榷之处，书中也会出现一些遗漏。恳请读者提出宝贵的意见和建议，以便再版时修订完善。

编者
2023 年 12 月

目　录

第五章　临床大数据研究的质量控制　/ 135

第六章　临床中成药研究实例　/ 152

第一章　中医药大数据临床研究

第一节　信息时代的大数据医学研究

一、信息时代的骄子——大数据

在过去的数年中，信息技术在社会、经济、生活等各个领域不断渗透和推陈出新。在移动计算、物联网、云计算等一系列新兴技术的支持下，社交媒体、众包、虚拟服务等新型应用模式持续拓展着人类创造和利用信息的范围和形式。当今信息技术的发展及创新正使各个行业发生改变，推动信息时代进入大数据的新纪元。同时也推动了脑卒中临床大数据研究的发展，为脑卒中的临床研究带来了广阔的前景。

2010 年 2 月，*The Economist* 杂志发表了 *The Data Deluge* 的封面文章。文章指出，当今世界上的信息数量正快速递增，随着这股数据洪流不断增加，存储这些数据，提取并分析有用信息将变得更困难。商业、政府、科学以及人们的日常生活，都已经显现数据泛滥的前兆。处理数据泛滥的最好方法就是让更多数据被用到正确的地方，但这个过程可能会十分漫长。毕竟，人类学习处理数据洪流、找到如何管理它们的过程才刚刚开始。

2011 年 6 月，麦肯锡咨询公司发布了《大数据：下一个竞争、创新和生产力的前沿领域》研究报告。麦肯锡在研究报告中指出，数据正渗透到当今每一个行业和业务职能领域，成为重要的生产因素。各行各业海量数据的挖掘和运用，预示着新一波生产率增长和消费者盈余浪潮的到来，大数据时代已经降临。

2012 年 3 月，美国政府宣布投资 2 亿美元发起"大数据研究和发展倡议"，致力于提高从大型复杂数据集中提取信息和知识的能力，并服务于能源、健康、金融和信息技术等领域的高科技企业。2012 年 4 月，英国、美国、德国、芬兰和澳大利亚研究者联合推出"世界大数据周"活动，旨在促使政府制定战略性的大数据措施。联合国也在 2012 年 5 月发布了《大数据促发展：挑战与机遇》白皮书，指出大数据对于联合国和各国政府来说是一个历史性的机遇，人们如今可以使用极为丰富的数据资源，来对社会经济进行前所未有的实时分析，帮助政府更好地响应社会和经济运行。

越来越多的政府、企业等机构开始意识到数据正在成为最重要的资产，数据分析能力正在成为核心竞争力。大数据时代对政府管理转型来说是一个历史性机遇，对于企业来说，对海量数据的运用将成为未来竞争和增长的基础。同时，大数据也已引起学术界的广泛研究兴趣，2008 年和 2011 年，*Nature* 与 *Science* 杂志分别出版专刊 *Big Data*：*Science in the Petabyte Era* 和 *Dealing With Data*，从互联网技术、互联网经济学、超级计算、环境科学、生物医药等多个方面讨论了大数据处理和应用。

二、信息时代大数据的特点

大数据指的是无法使用传统流程或工具处理或分析的大量数据的集合。大数据既是数据量的一个激增，同时也是数据复杂性的提升。大数据与过去的海量数据有所区别，其基本特征可以用 3 个 "V" 开头的英文关键词来描述，即体量（volume）大、类型（variety）多、速度（velocity）快。

大数据的第一特征是数据体量巨大。大数据的数据存储量的计量单位从太字节（TB）量级跃升到拍字节（PB）量级。当前，典型个人计算机硬盘的容量为 TB 量级，而一些大企业的数据量已经接近艾字节（EB）量级。1E 字节 = 1152921504606846976 字节，约相当于一般个人计算机硬盘容量的 100 万倍。如今，传感器是生成数据的主要来源，2010 年生成了 1250 亿千兆字节的数据，超过了宇宙中所有星星的数量。

大数据的第二特征是数据类型繁多，包括结构化的数据表和半结构化的网页以及非结构化的文本、图像、视频、地理位置等。物联网、云计算、移动互联网、车联网、手机、平板电脑以及遍布地球各个角落的各种各样的传感器，无一不是数据来源或者承载的方式。这些多类型多来源的数据对数据处理能力提出了更高的要求。

大数据的第三个特征是数据增长与处理速度快。数据源增加、数据通信的吞吐量提高、数据生成设备的计算能力提高，使得数据产生和更新的速度非常快。传统数据仓库、商务智能应用都采用的是批处理方式，但对于大数据，必须进行实时数据流处理。

产业界对大数据特征的定义普遍采用上述 "3V" 特征来描述，不过也有人认为除了 "3V" 特征，还应该增加 1 个 "V"，即价值（value），它是大数据处理与分析的最终意义，即获得洞察力和价值。日本野村综合研究所认为 "所谓大数据，是一个综合型概念，它包括因具 3V（volume/variety/velocity）特征而难以进行管理的数据，对这些数据进行存储、处理、分析的技术，以及能够通过分析这些数据获得实用意义和观点的人才和组织"。这实际是在广义层面上为大数据给出了一个定义，如图 1-1 所示。

所谓 "存储、处理、分析的技术"，指的是用于大规模数据分布式处理的框架 Hadoop，具备良好扩展性的 NoSQL 数据库，以及机器学习和统计分析等。所谓 "能够通过分析这些数据获得实用意义和观点的人才和组织"，指的是目前在世界各地十分紧俏的 "数据科学家"，各行各业能与 "数据科学家" 对接的多学科人才，以及能够对大数据进行有效运用的组织。

维克托·迈尔·舍恩伯格认为大数据有三个主要的特点，分别是全体性、混杂性和相关性。第一，是全体性，即收集和分析有关研究问题更多、更全面的数据，数据量的绝对数字并不重要，重要的是有多少数据和研究的现象相关，通过与研究问题有关的更多、更全面的数据可以看到很多细节，这些细节在以前通过随机抽样方式获取少量样本数据的条件下是得

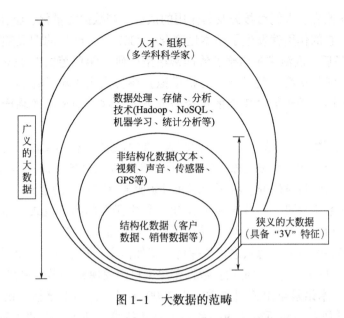

图 1-1　大数据的范畴

不到的。第二，是混杂性，即接受混杂的数据，在小数据时代人们总试图收集一些非常干净的、高质量的数据，花费很多金钱和精力来确定这些数据是好数据、高质量的数据，可是在大数据时代，就不再去追求特别的精确性。当微观上失去了精确性，宏观上却能获得准确性。第三，是相关性，因为大数据的混杂性特点，要求人们从小数据时代寻求因果关系转向大数据时代发现相关关系。

三、信息时代下的大数据与云计算

大数据的爆发性增长和互联网技术的飞速发展催生了云计算。大数据巨大的数据量使得传统的单机运算无法进行，云计算通过将计算分布在大量的分布式计算机而非本地计算机或远程服务器中从而使数据得以利用，这样的服务基于互联网使普通用户受益，使得无法接触高性能计算的用户也可以享受每秒百万亿次的计算能力。

所谓的云计算，从广义上讲，它是一种动态的、易扩展的，且通常是通过互联网提供虚拟化资源的计算方式。从狭义上讲，它是指 IT 基础设施的交付和使用模式，通过网络以按需、易扩展的方式获得所需的资源（硬件、平台、软件）。提供资源的网络被称为"云"。云计算是分布式处理（distributed computing）、并行处理（parallel computing）和网格计算（grid computing）的发展，通过利用非本地或远程服务器（集群）的分布式计算机为互联网用户提供服务（计算、存储、软硬件等服务），从而有效地提高了对软硬件资源的利用效率，使用户通过云计算享受高性能并行计算所带来的便利。

四、科学研究的第四范式

随着大数据及相关信息技术的发展，科学研究的知识基础发生了革命性的变化。通过各类观察、感知、计算、仿真、模拟、传播等，科研领域的大数据正迅速产生、广泛传播和有效保存，正在逐渐成为科学研究的新基础和有力工具。尽管科学界一直在与数据打交道，但大数据的洪流也在改变着人们对数据及其作用的认识。当数据海量化、泛在化、开放化、网络化和计算化时，它的作用就发生了根本性变化。2007 年，已故的图灵奖得主吉姆·格雷（Jim Gray）在他最后一次演讲中描绘了数据密集型科研"第四范式"（the fourth paradigm）的愿景。将大数据科研从第三范式（计算机模拟）中分离出来单独作为一种科研范式，是因为其研究方式不同于基于数学模型的传统研究方式。这为脑卒中的临床研究提供了新的方向。

2009 年 10 月，微软公司发布了《第四范式：数据密集型科学发现》一书的英文版。这是国际上第一本系统描述大数据现象、深刻揭示其对科学研究的革命性影响的著作，对大数据时代如何理解和组织科学研究、科研管理和科研服务具有重要的意义。该书扩展了吉姆·格雷的思想，基于数字科研（e-Science）提出了科学研究的第四范式，即以大数据为基础的数据密集型科学研究，从地球环境、健康医疗、科学的基础架构以及学术交流等四个方面，对数据密集型科学研究的愿景进行了探讨，就如何充分利用科学发展的第四范式提供了深刻见解。2012 年 11 月，《第四范式：数据密集型科学发现》一书的中文版出版。

e-Science 这一术语最早由英国科学家于 2000 年提出，用以概括在信息化基础设施支持下所开展的科学研究活动所需要的一系列工具和技术。如今，随着大数据时代的到来，科学发展正在迈入一个新阶段，科研的方法也从之前的实验型科研（experimental science）、理论型科研（theoretical science）、计算型科研（computational science）推进到第四范式——数据密集型科研（data-intensive science）。科学研究第四范式，将带来科学研究的革命。当科研人员可以方便地从宏观到微观、从自然到社会获得海量实时的观察和（或）实验数据，当这些海量数据普遍地可网络获取、可计算、可开放关联，当对这些数据进行分析、更新、扩展的方法和技术成为科学家和公众的普惠性工具时，知识成为可以被及时更新、广泛连接、灵活计算的活的生命体，可个性化地、动态地、交互地、智能化地嵌入到人们的研究、学习、管理和生活中，许多激动人心的潜力将被进一步开发，许多未知的领域和方向将呈现在人们面前。通过第四范式——数据密集型科研将更加有利于临床医学的研究推动和发展。

五、医学理念的颠覆者——大数据

（一）群体模式向个体化模式的转变

从某种意义上说包括脑病在内的医学体系建立于流行病学基础之上，至少是建立于流行病学理念的基础之上。流行病学是研究特定人群中疾病、健康状况的分布及其决定因素，并研究防治疾病及促进健康的策略和措施的科学。2004 年世界卫生组织（World Health Organization，WHO）对临床流行病学给予了极高评价，指出这门学科从群体层面和定量研究的方法出发，在推动全球卫生研究、创造最佳的研究成果、推进人类健康事业方面做出了突出贡献，在推动医学领域发展中起到了举足轻重的作用。

脑卒中的流行病学基础是概率论，关注在人群中占主体地位的人。因此，标准的临床医学试验有严格的纳入和排除标准，将非主体的人群，如老年人、儿童、妊娠或哺乳期妇女、肝肾功能障碍者，以及患有某些疾病的人排除在外，并且在纳入的人群中取 95% 或 99% 的可置信区间，假设可置信区间之外的个体表现出来的差异都是偶然的，可以不予考虑。这种试验简化了临床实际，使得大量脑病临床研究得以方便地开展。毋庸置疑，这种方法对于推动医学的发展起到了不可替代的作用，但也抹杀了个体的差异性。毫无疑问，在试验设计和统计检验中被排除的人群，也是需要临床照料的人，但却因为与多数人的某些差异而无法得到应有的医学照料。

建立于流行病学基础之上的现代脑病学体系是一种以群体为基础的研究范式。随着大数据时代的到来，它必然会被以个体为基础的研究范式所取代。1995 年完成了 19000 例患者参与的代号为 CARPIE 的关于波立维（硫酸氢氯吡格雷片）的临床试验，这是严格遵循流行病学和循证医学原则的临床试验，试验结果表明药物对罹患血管疾病的患者群体具有潜在的好处。于是美国食品药品监督管理局（Food and Drug Administration，FDA）联同世界其他一些监管当局批准了该药的使用。截至 2010 年，波立维以年销售额 90 亿美元成为全球销量第二的处方药。然而随着精准医疗（precision medicine，PM）理念的逐渐崛起，人们开始重新审视这一研究结果，大量的研究证据促使 FDA 给予波立维警示级别最高的黑框警告：在缺少特定基因变异的患者身上，波立维可能无法发挥作用。波立维的代谢决定于功能基因CYP2C19，至少有 30% 的人因缺少此基因而无法正常代谢波立维，从而不能产生药效。对波立维的重新认识经历了 20 年的时间，这是以群体为基础的循证医学研究范式向以个体为基础的精准医疗模式转变的过程。

以个体为基础的医疗模式须建立于远多于群体模式的医疗信息之上。因为群体层面的规律是对研究对象理想化、简单化之后的规律，而以个体为基础的医疗则需要充分彰显个体的特性，从而需要对个体进行更加深刻、更加细致的刻画。因此从群体向个体模式的转变，不仅仅是思维模式的变化，也是数据和计算方式的转变。大数据正是促成这一模式转变的关键因素。

（二）大数据是模式转变的关键

今天，医疗行业产生的数据正呈指数级增长。早期的医疗数据大多记录在纸张上，如医院的病例、处方、收费记录、化验检查结果、医学影像等。随着信息技术的发展和医院信息化的快速推进，医疗信息大量电子化。医疗信息记录的成本降低促进了医疗数据的大爆发。有报告显示，2011 年美国的医疗健康系统数据量达到了 150EB。照目前的增长速度，很快会达到 ZB（如果家用电脑的硬盘容量为 1TB，那 1ZB 相当于 10 亿台，电脑的容量）。另外，现代社会，医疗健康数据不一定产生于医院，个人健康数据的规模也极为庞大。首先是基因数据，一个人的全基因测序数据大约为 300GB。此外，各种可穿戴设备实现了血压、心率、体重、血糖、心电图等的实时监测，使健康信息的获取方便而廉价。虽然这些数据纷繁复杂，可能来自不同的地区，不同的医疗机构，不同的软件应用等。但毫无疑问，只要能对其有效地整合和分析，医疗大数据将对提高医疗质量、发现医学知识、减少用药风险、降低医疗成本，保障患者权益等方面发挥巨大作用。

同样，云计算从其诞生之日起就以其在网络时代无与伦比的优势得到迅速发展，其对健康领域的影响也日益巨大。云计算能够提供海量数据存储能力和强大的计算能力，并且提供方便快捷的软件服务，将各医疗机构的远程服务作为云端服务提供，使用户的需求可以得到最好的匹配，使电子健康由以机构为中心的服务模式向以人为中心的服务转变，通过在云端数据的分析挖掘将医疗服务变得更加个性化、智能化。在云计算的支持下，医生将更加方便地获得各种医疗健康历史数据、关联知识、诊疗方法信息的支持。数据分析云服务可以将电子病历数据变成知识，以提供和优化医生的临床实践。

医疗数据的电子化、健康管理数据、可穿戴设备产生的数据，以及云存储、云计算等大数据的处理技术，不但为精准医疗的实现，也为脑卒中临床大数据研究奠定了基础。

（三）精准医疗：医学大数据应用的尝试

精准医疗的发展缘于近几年来多项科学技术的突破，尤其是基因测序技术、多水平的组学生物学技术和计算机分析能力的提升，而这些也同样是大数据革命产生的先决条件。美国科学促进会（American Association for the Advancement of Science，AAAS）主席、《科学》杂志的创办者 Philip Sharp 曾将 DNA 双螺旋结构的发现和人类基因组计划分别称为生命科学的"第一次革命"和"第二次革命"。而加州理工学院的 David Baltimore 近时也对精准医疗做了这样的解读："精准医疗的愿景主要是由两项重要技术——DNA 测序和基因组技术来驱动的"。近年来基因测序成本飞速下降，其下降的幅度甚至远超摩尔定律的预计，目前分析一个人类个体基因组的成本只要 2000 美元，这使得大规模获得基因组学数据成为可能。而大规模多水平组学生物学技术，如蛋白组学、代谢组学、基因组学、转录组学及表型组学等的飞速发展，为精准医疗提供了强有力的技术基础；临床信息学技术的进步如电子医疗病例，也为获得详细临床数据并对接生物学大数据提供了可能；计算机运算能力的提升和信息技术尤其是大数据处理、云计算等技术的出现使得大量生物学数据的处理成为可能。这一切都催生了精准医疗的出现。

精准医疗的理念可以有效指导临床合理用药，从而达到降低药物不良反应（adverse drug reactions，ADRs）、提高安全性的目的。王辰院士认为精准医疗可以在有效控制不合理的药费支出、提高疗效、降低药品不良反应等方面带来重大的社会和经济效益。以华法林为例，美国 AEI-BROOKINGS 法规研究中心 2006 年发布的数据显示美国每年新增 200 万患者使用华法林。若为这 200 万新增使用者每人实施一次华法林相关基因检测（约 300 美元/人），然后根据基因检测结果制定个体化给药方案，则每年可在美国减少 85400 起药物过量导致的出血事件，减少 17100 起药量不足导致的血栓事件，每年可节约 11 亿 3 千万美元的医疗费用开支。贺林院士认为，精准医疗理念指导下的临床合理用药最终走向个体化医疗。个体化医疗是以个体信息为决定基础的治疗，从基因组成或表达变化的差异来把握治疗效果或毒副作用等应答反应，对每个患者进行最适宜的药物治疗。据统计，我国每年药物所致严重不良反应约 250 万例，药物所致死亡约 20 万例。如果能够推行基于精准医疗的临床合理用药，可能会极大地减少不良反应的损害。同时，推动精准医疗的发展，可以将我国拥有的巨大患者资源优势转化为促进临床诊疗技术进步的战略资源。

精准医疗与中医药个体化治疗的理念相通。大数据的相关技术为医学领域从关注"人的病"向关注"病的人"的转变提供了方法学的支撑。这是医学摆脱纯粹的"科学主义"，走向中医学所倡行的科学与人文相结合的新医学的坚实一步。在"生命科学和人文科学"的定位指引下，新医学面对"病的人"这一复杂巨系统，在面对巨系统中生物、社会、心理、环境等诸多元素的复杂关系时，大数据的相关技术提供了处理非线性和关系本体的方法，这为统一新医学的进程扫清了道路。我们可以期望，在大数据的推动下，在不远的未来，中医学和西医学的体系都发生了根本性的变化，西医学从理念上向中医学靠近，而中医学从技术上向西医学靠近，最终形成统一的新医学（图 1-2）。

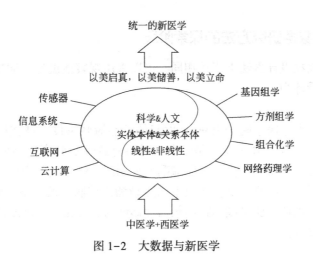

图 1-2　大数据与新医学

第二节　临床大数据研究的起源与发展

一、临床大数据研究的源流

早在殷商甲骨文中，已有关于疾病方面的记载，开始认识"疾首""疾腹""疾言""疟疾""蛊"等疾病，并采用按摩和药物等治疗方法。成书于西汉的《黄帝内经》全面总结了秦汉以前的医学成就，其最显著的特点是体现了整体观念和辨证论治；东汉张仲景总结前人的经验，并结合自己的临床体会，著成《伤寒杂病论》，以六经论伤寒，以脏腑论杂病，提出了包括理、法、方、药比较系统的辨证论治的理论体系，将辨证论治的思维方法与临床实践密切结合起来，为中医临床奠定了理论和方法学基础。辨证论治体系的确立，是中医临床开展临床大数据研究的重要基础。

从现代科学发展角度上讲，临床大数据起源于实用性随机对照试验（practical randomized control trials，PRCT）。在过去的 50 年里，医学领域非常重视随机对照试验（randomized controlled trials，RCT），特别是解释性随机对照试验（explanatory randomized control trials，ERCT）。ERCT 提供"理想"环境下干预的结果信息，临床医生应用这些研究结果之前还需要进一步的研究。ERCT 往往关注在严格控制医疗环境下治疗措施的效力，研究结果的外推性相对不佳，无法提供足够的证据并充分支持真实临床实践。为了克服 ERCT 的上述缺点，研究人员开始设计和实施 PRCT，目的是获取可直接应用于真实临床实践的证据，PRCT 可提供有关"临床大数据"环境下干预的结局信息，其研究结果可以直接拿来应用。这可以说是临床大数据的雏形。

二、国际上临床大数据研究现状

自临床大数据研究的概念出现以来，在欧洲和北美，研究人员和相关组织陆续开展了一些临床大数据研究，进行了大量独立的临床研究实践探索，并逐渐上升至国家宏观政策支持发展的高度。

（一）临床大数据研究方法的探索阶段

临床大数据研究在设计方法上不尽相同，可以采用观察性设计、横断面设计和队列设计等，其中以观察性设计为主。

1. 观察性设计

由美国马萨诸塞大学医学院于 1999 年发起的急性冠脉事件全球注册研究（global registry of acute coronary events，GRACE）是一个针对所有急性冠脉事件临床管理和患者结局的多国参与、前瞻性观察性研究。由于对胆碱酯酶抑制剂在临床实践中的应用效果和安全性所知甚少，且尚未开展大型的临床试验比较不同胆碱酯酶抑制剂的疗效，Mossello 等组织了一项临床大数据研究，以评价胆碱酯酶抑制剂治疗诊断为轻度至中度阿尔茨海默病的中老年门诊患者的有效性和安全性。

2. 横断面设计

Cazzolettil 等根据全球哮喘防治创议（global initiative for asthma，GINA）的指南，在 1999 年至 2002 年期间，针对欧共体呼吸疾病健康调查（European community respiratory health survey，ECRHS）项目第二阶段参与者开展随访性研究，以评价哮喘在数个欧洲治疗中心的控制情况，并调查其决定和影响因素。

3. 队列设计

虽然早期溶栓治疗可以降低 ST 段抬高心肌梗死（ST-elevation myocardial infarction，STEMI）患者死亡的危险，但是该病的死亡率仍然很高。Gale 等开展的研究利用英国心肌梗死国家监测（myocardial infarction national audit project，MINAP）数据库在临床大数据人群中评价 STEMI 患者院内死亡率的预测因素，所用数据库覆盖了英格兰和威尔士的所有急症医院。Lasalvia 和其他研究人员花费了 6 年时间，评价在一种现代的、面向社区的精神卫生服务环境下精神疾病患者发生精神病理和社会性失能的纵向变化，并通过使用多波随访设计和一系列综合指标作为假定预测因素来识别在每个临床和社会方面变化的预测因素。

上述临床大数据研究的目的主要是为了探究上市后药品或临床干预措施的有效性和安全性。这些研究的结论补充了以往 RCT 或其他研究在有效性和安全性方面的不足，可以为临床医师和患者更合理地使用药物提供有用的信息。临床大数据研究是临床研究中的一种新理念，在实际实施中，针对具体的研究目标和内容，可以选择不同的设计方法。

（二）国家宏观政策支持发展阶段

2009 年 8 月，比较效益研究（comparative effectiveness research，CER）正式兴起，当时美国以法案形式将 CER 写入《美国复苏与再投资法案》，并计划投入 11 亿美元开展 CER 研究。在美国总统奥巴马签署法案后，美国相关负责机构，如美国国立卫生研究院（National Institutes of Health，NIH）和美国医疗保健研究与质量局（The Agency for Health care Research and Quality，AHRQ）立即着手 CER 的研究计划论证以及实施部署工作。同时，该法案指定美国医学研究所（Institute of Medicine，IOM）设立 CER 有限发展项目。于是在紧锣密鼓的准备后，2010 年初，《患者保护和可负担医疗法令》创立了可持续 CER 发展项目办公室，即患者为中心的医疗结局研究所，旨在确立 CER 优先发展项目，并促进 CER 研究方法，强调以患者为中心作为 CER 发起最为主要的目的。

CER 并不是一个完全崭新的概念，它涉及的内容仍然是形成或综合证据，为医疗实践服务。CER 涵盖了所有预防、诊断、治疗、监测、医疗保健等领域，并着重在于对不同干预措施的利弊进行比较，直接对临床大数据里的各种医疗干预措施进行比较，使用各种各样的数据源和策略方法来发现干预措施针对哪类人群有最大的利或弊。CER 的目的在于为所有医疗相关人员，包括医生、患者、决策者做出明智的决定，从而将医疗水平从个体和群体水平上进行提升。从本质上讲，CER 是临床大数据研究的进一步发展，是国家宏观政策支持发展的临床大数据研究。

三、大数据研究国内发展与创新

在中国，自从临床大数据研究的概念引进以来，极大地引起了研究人员、临床医师和医药企业的重视，在理论和方法上进行了一些探索，亦开展了基于临床大数据理念的临床研究。

有研究者提出建立临床大数据的中医临床科研范式，即以人为中心、以数据为导向、以问题为驱动，医疗实践与科学计算交替，从临床中来到临床中去的临床科研一体化的科研范式，认为将临床实践中产生的完整的诊疗信息数据化是开展临床大数据临床研究的前提，并提出了一些在临床大数据研究过程中保护受试者、进行伦理审查以及提高科学性和伦理性的初步策略。

有研究者通过与随机对照试验对比，总结临床大数据研究的特征，讨论运用 RCT、临床大数据研究开展中医药科研的局限性和优势，总结了临床大数据研究与 RCT 在临床研究目的、纳入和排除标准、样本量、干预情况、评价时间及评价指标、数据采集、管理及统计分析方法等方面存在的差异，认为与 RCT 比较，临床大数据研究更契合中医"整体观念"及"辨证论治"的基本特征，有利于保持中医特色，为中医药科研指明新方向。

例如，研究人员开展的缺血性中风发病、诊治和复发影响因素的随访研究，就是一项临床大数据研究的具体实施，旨在确立复发早期预警的核心要素及参数，明确缺血性中风复发早期预警评价指标，建立具有病证结合特点的缺血性中风复发早期预警模型，最终有望提高中风复发预测的准确性，为降低缺血性中风人群复发率和病死率提供科学理论依据。

有研究者选取 10 家医院的医院信息系统数据，通过清理、整合形成海量临床大数据研究数据仓库。从数据仓库中提取中成药单品种数据，选取理化检查指标中的血、尿、便常规，血生化检查中的血肌酐、血尿素氮、谷丙转氨酶、谷草转氨酶检查项目作为安全性实验室评价指标，比较用药前后上述指标的异常变化，应用数据挖掘的方法，与未应用该中成药的人群进行对比分析，对上市后中成药的安全性做出评价。该研究为基于临床大数据研究数据仓库的上市后中成药安全性再评价提供了新的思路与方法。

基于临床大数据研究的理念，有研究所开展了参麦注射液、疏血通注射液、苦碟子注射液、灯盏细辛注射液、参附注射液、喜炎平注射液、舒血宁注射液、参芪扶正注射液、注射用丹参多酚酸盐等常用中药的中药临床安全性监测注册登记研究，该项目立足国内医疗实际，吸纳国际药物安全性研究的先进设计理念与方法，采取现代化研究技术与先进手段，有望为中药的临床安全合理使用提供依据，并为其深入研究提供方向与指导。亦有学者呼吁在风湿病、卒中临床防治领域内推广临床大数据研究。

四、大数据在中医药领域的研究

包括中药、针灸、推拿在内的中医药干预措施，来源于有着两千多年历史的丰富临床经验，至今仍在疾病防治中扮演着重要的角色。如何合理地开展临床试验并准确地评价这些中医药干预措施预防和治疗疾病的临床效果和安全性，是一个当前亟待解决的问题，也是中医药自身发展和走向国际所必须解决好的问题。

中医药临床研究主要包括对中医药干预措施（中药、针灸等）有效性和安全性评价两个方面，涉及一系列的关键问题。随机对照试验是评价未上市新药疗效的"金标准"，但在解决基于广泛人群真实医疗实践中的有效性和安全性评价问题上存在不足，这是中医药临床研究所面临的最大困惑。

1. 有效性评价

有效性评价是中医药临床研究的首要内容，主要包括：

（1）进一步评价中医药干预措施（中药、针灸等）原有的适应证。

（2）在应用中发现中医药干预措施（中药、针灸等）新的适宜病证，淘汰不适宜的病证。

（3）进一步明确并优化中医药干预措施（中药、针灸等）的临床用法、用量和疗程。

（4）研究中医药干预措施（中药、针灸等）和西医治疗措施之间的相互作用，包括相互配伍、合并用药、综合治疗方案等。

此外，由于妊娠或哺乳期妇女、婴幼儿和儿童、老年人及有肝肾疾病患者等人群的特殊性，多数中医药干预措施（中药、针灸等）在上市前的临床研究中将其作为排除病例，使得其在特殊人群中应用的有效性信息严重缺失，临床用药往往根据医生的经验来决定用法、用量和疗程，带有很大的不确定性，无法获得可靠疗效的同时也增大了患者接受治疗的风险。因此，在特殊人群中开展中医药干预措施（中药、针灸等）的有效性评价也是非常重要的。中医药开展 RCT 的局限性在于中医强调个性化治疗，对疗效的评价注重整体性、复杂性和多重影响，强调脏腑经络的相互关联、患者和环境相互依存的关系，目前难以达到 RCT 客观、条件绝对控制等要求，使得中医的特点难以体现于 RCT。

2. 安全性评价

中医药干预措施（中药、针灸等）的临床安全性研究是中医药临床研究的重要环节，尤其是基于 RCT 设计的临床安全性研究很难观察到偶发或罕见的、迟发的以及过量用药、长期用药、合并用药等情况下发生的药品不良反应及其影响因素（机体、药品、给药方法、药物相互作用等），尤其对特殊人群（妊娠期、哺乳期、婴幼儿和儿童、老年人、肝肾疾病患者等）应用中医药干预措施（中药、针灸等）所发生不良反应/事件的监测信息基本缺如，不能对中医药干预措施（中药、针灸等）的安全性进行全面的评估。监测中医药干预措施（中药、针灸等）新的或严重的不良反应，以及对上述不良反应/事件相关信息的收集、分析和处理，是中医药干预措施（中药、针灸等）安全性再评价研究需要解决的重要难题。而在中医药干预措施（中药、针灸等）不良反应/事件的因果关系分析中，应充分考虑以下情况：①患者的年龄、体质和生理病理状况；②医生诊断用药时是否正确识别中医证候；③是否存在药品合并使用（包括中药合并使用、中西药合并使用、中药与某些食物、化妆品合并应用等）的情况；④中医药干预措施（中药、针灸等）的使用方法（给药途径、剂量、疗程等）是否符合药品说明书的要求或规范的治疗方案。RCT 往往不能提供阐明这些问题相关的数据和结论，我们只能通过开展基于临床大数据研究的再评价研究来解决。

开展临床大数据研究是个很好的选择，把临床大数据研究应用于中医临床试验是一个很好的思路。我们可以通过 ERCT 来探讨中医药干预措施的效力，并通过 PRCT 来初步研究中医药干预措施的实际临床效果，利用临床大数据研究来深入理解其真实临床效果和安全性。随着越来越多中医临床实践问题需要探索和研究，随着对临床医学研究方法的逐渐深入了解和医疗实践的迫切需要，临床大数据研究受到越来越多研究人员的关注。相信临床大数据研究将会是中医药临床试验尤其是开展上市后中药再评价研究的一大重要理念。

第三节　临床大数据研究的核心思想

一、树立临床大数据研究的理念

在真实医疗环境下，能直接为临床大数据的医疗决策提供全面信息的试验是切实可行的。当设计和结局指标的选择与真实患者直接相关，试验在实际医疗服务环境下开展，受试者具有广泛代表性，试验证据与个体患者特征相结合进行有意义的疗效受益和安全风险评估，这时试验所得证据是最适用于临床实践的。通常，当我们想知道干预措施是否有效时，多采取 ERCT 设计；当我们需要进一步研究干预措施在日常医疗实践中的应用效果和安全性时，就需要采取临床大数据研究设计。

虽然临床大数据研究更加接近患者接受治疗的实际情况，但研究结果可能是接近于毫无意义的。本质上说，这是因为临床大数据研究结果（正面的或负面的）可以从多方面加以解释，同时临床大数据研究往往忽视治疗措施与任何观察到的临床结局之间的因果关系。精心设计的临床大数据研究，可以用来作为对 RCT（特别是 ERCT）研究的补充，去检验一种已经认为有效的治疗措施在真实医疗实践中的有效性和安全性。在实际研究中，由于需要大的样本量且相对较长的随访时期，开展临床大数据研究的成本可能是非常昂贵的。临床大数据研究的最大优势在于它可以为日常真实临床环境下治疗措施的有效性和安全性提供证据，但其风险可能是在努力确保外推性的同时牺牲了内在有效性。

试验条件控制得越严格，我们越相信其治疗效力，但试验本身离真实医疗实践会越远；效果研究越接近真实医疗实践，它提供的效力系数越小。在平衡临床研究的效力和效果时，必须在利用随机盲法研究同质患者样本的优点和获取更贴近真实临床实践的数据之间有所取舍。我们的最终目标是在保持可接受的内部有效性的同时使外部有效性最大化，即需要在外部有效性和内部有效性之间取得可以接受的平衡。ERCT、PRCT 和临床大数据研究在评价医疗干预措施中都占有重要的地位，只有综合考虑来自 ERCT、PRCT 和临床大数据研究的结果，才能很好地反映真实临床情况，才能合理制定适用于真实临床环境下的治疗指南和规范，指导日常医疗活动。

二、建立中医药临床大数据研究的思路

临床大数据研究的最大优势在于它可以为真实临床环境下药品的有效性和安全性提供更多的证据。精心设计的临床大数据研究，可以用来作为对上市前 RCT（特别是 ERCT）研究的补充，去检验一种上市药物（已经认为有效的药物）在真实医疗实践中的安全性和有效性，这正是中医药临床研究所迫切需要的。

在广大人群中开展临床大数据研究，试验时间较长，观察指标全面，如实记录医生诊断和处方以及患者的用药情况，可以较真实地收集中医药干预措施（中药、针灸等）安全性

和有效性相关信息，为评价中医药干预措施（中药、针灸等）的受益——风险及采取相应措施提供可靠依据。基于真实临床环境，临床大数据研究可以全面监测药品偶发的、罕见的、迟发的以及过量、长期和合并用药等情况下发生的 ADRs 及其影响因素，以及对特殊人群应用中医药干预措施（中药、针灸等）所发生 ADRs 的监测。在有效性再评价方面，临床大数据研究可以进一步评价中医药干预措施（中药、针灸等）原有的适应证，进一步明确并优化其临床用药剂量和疗程；发现中医药干预措施（中药、针灸等）新的适宜病证，淘汰不适宜的病证；明确药物之间的相互作用，包括相互配伍、合并用药等；获取中医药干预措施（中药、针灸等）在特殊人群中应用的有效性相关信息。RCT 显然是在解决上述问题上存在明显的不足，这也正是中医药临床研究开展临床大数据研究的必要性和可行性所在。

辨证论治和综合干预是中医临床用药的基本特征，中医临床医师往往注重于中药的实际临床效果，通过严格设计的 RCT 评价中医药干预措施（中药、针灸等）在广大人群中应用的有效性和安全性往往存在不足，无法获得全面真实的中医药干预措施（中药、针灸等）临床应用信息。如何评价中医药干预措施（中药、针灸等）的有效性和安全性呢？在我们看来，开展临床大数据研究是一个很好的思路。我们可以通过 RCT 来初步探究中医药干预措施（中药、针灸等）的临床效力（efficacy），从而使有效且相对安全的中医药干预措施（中药、针灸等）及时应用于临床。再通过开展临床大数据研究来深入探究其真实临床效果（effectiveness），获得更全面的安全性和有效性信息，在保证人民群众用药安全、有效的前提下，可能延长中医药干预措施（中药、针灸等）的临床应用价值，也有利于中医药行业的健康发展。随着越来越多的中医药临床研究问题需要探索和研究，研究者们将会越来越注重临床大数据研究。我们相信临床大数据研究是开展上市后中药临床再评价研究的一种新理念，将会在中药临床评价实践工作中得到充分的应用和检验。

有学者提出临床大数据的中医临床科研范式，即以人为中心，以数据为导向，以问题为驱动，医疗实践与科学计算交替，从临床中来到临床中去的临床科研一体化的科研范式。该范式继承了中医药临床研究的基本模式，融合现代临床流行病学、循证医学、统计学和信息科学等概念、理论和技术，以中医临床科研信息共享系统为支撑，在肿瘤、中风、冠心病、糖尿病等重大疾病研究中得到应用，取得了以往难以获得的研究成果。这一范式有望成为中医临床研究的重要模式，把临床大数据研究应用于中医药临床研究是一种新的理念。在具体研究过程中，由于需要较大的样本量且相对较长的临床观察期和随访期，开展临床大数据研究的成本可能是相对昂贵的，这有待在今后实施过程中具体解决。将临床大数据研究引入中医药研究亦是一个崭新的研究方向，在保持中医特色的同时，又不失中医药研究的科学性，取得符合真实临床情况的研究成果，从而推动中医药走向世界。

第四节　大数据理念与中医药临床研究的结合

一、大数据与中医药在理念上相通

近代以来，对于中医药科学性的质疑甚嚣尘上。然而随着现代科学领域基础性学科的发展，尤其是物理学和天文学的相互促进，人们对世界的认识更进一步，逐渐摆脱了孤立的、线性的思维惯性，中医药的科学内涵才渐渐得以阐明。中医药是农耕文明的产物，是系统论主导下的，以非线性现象和关系本体为主要研究目标的生命科学和人文科学有机结合的医学科学。中医药学的研究对象始终是"病的人"而非"人的病"，因此，其要面对的始终都是一个复杂巨系统，要处理复杂巨系统中诸元素的相关性。中医药构建的是关系本体而非实体本体，中医药研究的对象是活的人，因此，要面对各种非线性的关系，需要将其研究的对象置于自然、社会、心理的高维环境之中，从整体出发去考虑问题，于是发展出非线性的辩证体系。同样，也是因为其研究对象是活的人，所以不仅要"格物"，还要"察情"，要将生命科学与人文科学有机地结合起来。

维克托·迈尔·舍恩伯格对大数据"全体性""混杂性"和"相关性"的概括成为学术界的共识，毫无疑问，大数据的思维也是非线性的，其关注更多的也是关系本体而非实体本体。同时，医学领域的大数据，由于提供了研究对象人在社会中各个维度的数据，因此，理想的情况下会有一个从社会关系到身体状态，再到心理变化的全方位的刻画，这无疑也是生命科学与人文科学的结合。可见，大数据的理念与中医药学有诸多相通之处，大数据时代的中医药学必然会迎来新的发展契机。

二、中医药研究的传统模式——大数据研究

传统中医药学的研究从根本上来说就是临床大数据研究。传统的中医药很少开展严格限定条件的"理想"情况下的随机对照试验，而是强调理论从临床中来，到临床中去，更多地应用归纳总结的方法，从实践中发现规律，在实践中验证规律，在实践中改进认识，在实践中提高认识。中医药学的传承也与临床大数据的理念相一致，强调在临床中体悟，从医案中学习。临床大数据研究起源于实用性随机对照试验，强调临床试验要遵从临床医疗的实际，根据患者的实际病情和意愿非随机选择治疗措施，通过长期的、大样本的临床观察，评价诊疗措施的临床价值，发现医学规律，获得新的认识。可见，虽然两者在具体的研究方法上存在诸多不同，但毫无疑问其理念是相通的。

中医辨证论治、综合疗法、个体诊疗的特点，决定了其疗效和优势很难通过严格的RCT彰显出来。因为基于临床流行病学思想的RCT探究的是群体的规律，因此，严格限定纳入和排除标准，保证仅纳入主流人群，抹杀特殊人群、个体差异以及研究对象的社会、心理及个体价值取向的影响。而中医药学则强调要考虑这些影响，其个体诊疗的特点甚至要求必须全面收集个体的体质、心理、社会地位、宗教信仰、个人意愿等信息，毫无疑问，RCT无法做到这一点，中医药学的优势只有在临床大数据的条件下，才能充分地得到实施和发挥。

然而，临床大数据的研究在实施中却存在很多难题。与RCT把事件理想化、简单化不同，临床大数据研究要还原事件发生的真实场景，这就要求把大量变量纳入研究，并且建立变量之间的关系，重构变量演变的复杂系统。这就要求复杂的数学建模和高性能计算，很大程度上依赖于信息科学的进步。正是受到这一技术方面的制约，中医药的临床大数据研究一直没有受到人们的关注。随着大数据时代的来临，医疗大数据对研究对象各个维度的刻画加上大数据管理和处理方法的飞跃，再现和重构临床场景，并从不同维度分析和理解数据已可实现。大数据推动中医药临床大数据研究将可预期。

三、中医药临床大数据研究的广阔时代背景

临床大数据研究影响因素众多，必须通过大量样本来获得准确的结论，大数据的相关方法和技术使这一切简单方便起来。

大数据时代的到来，根源于电子技术的飞速发展，各种传感器的大规模应用和信息传输手段的便利使得获取临床实际的观察性数据十分容易，而基于互联网的数据传输廉价而快速。如前所述，可穿戴设备的发展可以持续不断地获得研究对象的健康数据，这样临床大数据研究可以基于一定时段内的全部连续数据；而互联网平台可以在全球范围内同时实时收集大量研究对象的健康数据。而且，临床大数据研究强调研究结果的实用性和扩展性，并不执着于因果关系的发现。事实上，临床大数据研究更强调对相关关系的发现，以之为线索，通过随机对照试验的"金标准"确定两者之间是否存在因果关系，或通过针对性的基础实验发现其机制。同样，与大数据的研究一样，临床大数据研究也要面临大量的混杂数据，大数据处理混杂数据的思路和方法为临床大数据研究提供了支撑。

大数据时代的到来，是临床大数据研究的重大机遇。在大数据时代，临床大数据研究的理念可得以充分实现，在关注实际的临床实践、产出更具实用性和推广性的证据、维护患者健康方面跨上新的台阶。

参考文献

[1] 城田真琴.大数据的冲击 [M].周自恒，译.北京：人民邮电出版社，2013.

[2] 维克托·迈尔-舍恩伯格.大数据时代：生活、工作与思维的大变革 [M].盛杨燕，周涛，译.杭州：浙江人民出版社，2012.

[3] 弗兰克斯.驾驭大数据 [M].黄海，车皓阳，王悦，等译.北京：人民邮电出版社，2013.

[4] 梁娜，曾燕.推进数据密集型科学发现，提升科技创新能力 [J].中国科学院院刊，2012，28 (1)：726-732.

[5] 沈浩，黄晓兰.大数据助力社会科学研究：挑战与创新 [J].现代传播，2013 (8)：13-18.

[6] 李国杰，程学旗.大数据研究：科技及经济社会发展的重大战略领域 [J].中国科学院院刊，2012，27 (6)：647-657.

[7] 鄂维南.数据科学 [R].URL：www.math.pku.edu.cn/teachers/yaoy/Spring2013/weinan.pdf，2013.

[8] 维克托·迈尔·舍恩伯格.删除：大数据取舍之道 [M].袁杰，译.杭州：浙江人民出版社，2013.

[9] 杨焕明.奥巴马版"精准医学"的"精准"解读 [J].中国医药生物技术，2015 (3)：193-195.

[10] 贺林.新医学是解决人类健康问题的真正钥匙——需"精准"理解奥巴马的"精准医学计划" [J].遗传，2015 (6)：613-614.

[11] 王辰.我们很需要精准医学 [N].健康报，2015-03-26.

[12] 周仲瑛.中医内科学 [M].北京：人民卫生出版社，2003.

[13] 刘保延.临床大数据的中医临床科研范式 [J].中医杂志，2013，54 (6)：451-455.

[14] 王思成，刘保延，熊宁宁，等.临床大数据临床研究伦理问题及策略探讨 [J].中国中西医结合杂志，2013，33 (4)：437-442.

[15] 杨薇，谢雁鸣，庄严.基于HIS"临床大数据"数据仓库探索上市后中成药安全性评价方法 [J].中国中药杂志，2011，36 (20)：2779-2782.

[16] The White House Office of the Press Secretary. Remarks by the President in State of the Union. (2015-01-20) [2015-03-20]. https：//www.whitehouse.gov/the-press-office/2015/01/20/remarks-president-

state-union-address-January-20-2015.

[17] Garraway LA, Lander ES. Lessons from the cancer genome. Cell. 2013 Mar 28；153（1）：17-37.

[18] Dunleavy K, Roschewski M, Wilson WH. Precision treatment of distinct molecular subtypes of diffuse large B-cell lymphoma：ascribing treatment based on the molecular phenotype. Clin Cancer Res. 2014 Oct 15；20 （20）：5182-93.

[19] Tsai HJ, Shih NY, Kuo SH, et al. AUY922 effectively targets against activated B cell subtype of diffuse large B-cell lymphoma and low-grade lymphoma cells harboring genetic alteration-associated nuclear factor-κB activation. Leuk Lymphoma. 2015；56（9）：2674-82.

[20] Sharp P. Meeting globa lchallenges：discovery and innovation.（2014-02-13）［2015-03-20］. http：// www. elsevier. com/connect/aaas-presidentthe-promise-of-convergence.

[21] Baltimore D, Berg P, Botchan M, et al. Biotechnology. A prudent path forward for genomic engineering and germline gene modification. Science, 2015, 348（6230）：36-38.

[22] Garrison LP Jr, Neumann PJ, Radensky P, et al. A flexible approach to evidentiary standards for comparative effectiveness research ［J］. Health Aff（Millwood）, 2010, 29（10）：1812-1817.

[23] Sox HC. Comparative effectiveness research：a progress report ［J］. Ann Intern Med, 2010, 153（7）：469-472.

[24] Dreyer NA, Tunis SR, Berger M, et al. Why observational studies should be among the tools used in comparative effectiveness research ［J］. Health Aff（Millwood）, 2010, 29（10）：1818-1825.

[25] Conway PH, Clancy C. Charting a path from comparative effectiveness funding to improved patient-centered health care ［J］. JAMA, 2010, 303（10）：985-986.

第二章　临床大数据研究的选题与设计

临床医学研究是与人关系最为密切的医学研究形式，而脑卒中的临床研究在临床医学当中占据有重要地位，其研究成果可直接改善临床医疗实践。从研究证据来讲，RCT 是评价干预措施的有效设计，但是 RCT 研究对象单一、样本量小、试验条件严格、限制采用合并干预措施、研究时限较短、评价指标较少、研究成本高、研究结果外推性较差，并且受到某些伦理学限制，这决定其只能获得结果为干预措施的内部真实疗效，即效力。但是干预措施需要在临床中推广使用，在临床大数据研究中患者情况更加复杂，如年龄范围更广，可能合并多种疾病，可能合并使用多种干预措施，需要的是干预措施的真实效果，由于经典 RCT 存在局限性，需要开展临床大数据研究对干预措施进行评价。

临床大数据研究有多种研究类型，主要为观察性研究，在回答临床实际疗效时能够发挥重要的作用。医疗大数据大多为观察性数据，可以较方便地应用于观察性研究。其中最为典型的是医疗电子数据，如医院信息系统数据。从科研过程来讲，需要提出研究问题，建立科学假说，确立研究目标，进行研究方案设计，收集数据，统计分析，形成研究报告，发布研究结果，指导临床实际。近年来，利用医疗电子数据开展临床评价的研究越来越多，但尚缺乏指导性文件，不同研究者实际开展的研究之间差别较大。本章根据医疗电子数据的特点，从基于大数据的医学科研的角度出发，针对脑卒中及其相关临床研究的临床评价研究的目标、设计、方案设计中的关键问题，以及数据源的选择与利用等方面内容进行介绍，期望对利用医疗大数据开展临床大数据研究起到一定的指导作用，从而提高研究质量，为脑卒中临床提供更加可靠的研究证据。

第一节　设定研究的问题与目标

医学科学研究的最终目的是解决临床问题，提出好的研究问题，相当于研究完成了一半。因此开展任何一项研究之前提出好的科学问题是每一位研究者应具备的基本技能。研究问题和研究目标是研究的基础，研究设计和分析等各方面内容都要服务于研究问题和研究目标，因此要使研究产生对医疗决策和行为有价值的新知识，必须详细阐述和精确书写研究问题和研究目标。

形成研究问题需要包含7个重要组成部分，分别是确定研究的内容与范围、研究者与受益者、研究背景，整合现有知识了解研究进展，建立科学假说，应用PICOTS结构化研究问题，确定研究结局，明确说明评价效果的大小，以及讨论证据局限性。本节分别介绍以上7个组成部分的关键内容，同时以医院信息系统（hospital information system，HIS）数据为例，简要介绍利用HIS数据可开展的脑卒中及其相关临床评价研究。

一、如何提出研究问题与研究目标

（一）确定研究的内容与范围、研究者与受益者、研究背景

在确定临床研究问题时，研究者首先要阐明研究的内容和范围是什么，比如针对疾病开展疗效评价研究？药品的上市后安全性评价或者有效性评价研究？还是开展疾病或药品的经济学研究？确定研究的内容和研究范围是确定研究问题与目标的第一步，也是基本步骤，因此需要在开展研究前加以限定。

医学科学研究的目的是改进临床诊疗水平，在研究开展前还要确定研究者与研究结果的受益者分别是谁，对于研究的结论要有所预测，这样有利于研究者更加明确研究问题与研究目标。如果出于伦理、管理或其他原因需要在某个特定的时间范围内利用研究结果作为临床决策的依据，这将直接影响研究结局与设计类型的选择，那么应对研究的时间范围加以明确说明。如利用医保电子数据开展一定时期内中医药医保目录制定的研究，那么其中研究者为医保政策制定者、医保政策执行者和参加医保的人员，而决策为临床大数据研究中的中医药种类、价格及应用范围，在探讨研究问题时应对以上内容加以明确说明。由于医保政策的制定与国家金融政策、中医药研究进展等内容密切相关，在开展此类研究时应明确表明研究的时间范围。

在制定研究问题与目标时，还应对医疗决策制定的背景进行阐明，包括制定医疗决策的理论依据，目前存在的主要问题，科学证据支持决策的途径，利益相关者进行决策的过程，对研究受益者的描述等。通过对以上背景的详细阐释，能够更加明确研究目标与相关指标的制定，明确研究的局限性所在，以便于对研究进行科学的假设，对产生的研究结果进行合理的认识，更有利于研究结果的转化和应用。

（二）整合现有知识了解研究进展

在设计一项新的研究前，研究者需对目前能获取的与研究相关的文献进行综述，或进行系统综述，严格评价文献质量，整合各类研究结果，获得目前关于此类研究的进展，重点对文献中研究的干预措施的已知效力、效果、安全性及相关结局进行总结。同时对于文献中的测量方法、局限性等问题进行评价。除研究者进行文献综述外，还可查找高质量的文献综述或系统综述，参考研究相关的指南或标准，结合疾病的病理生理学知识和专家意见，还可对患者进行访谈，整合各类知识，了解目前研究问题的相关进展，为研究问题及研究目标的设定提供基础。

（三）建立科学假说

在充分了解研究进展基础上建立科学假说。科学假说是指根据已有的科学知识和新的科

学事实对所研究的问题做出的一种猜测性陈述。它是将认识从已知推向未知，进而变未知为已知的必不可少的思维方法，是科学发展的一种重要形式。简单来讲，就是人们在探索错综复杂的自然界奥秘的过程中，用已获得的经验材料和已知的事实为根据，用已有的科学理论为指导，对未知自然界事物产生的原因及其运动规律做出推测性的解释。这种假说需要在实践中检验它的科学性，减少它的推测性，以达到理论的认识。

在建立科学假说过程中，可以邀请研究利益相关者以及其他相关专家对干预措施与患者结局之间的关系进行描述，也可以描述可能影响假设建立但是不会在研究中加以验证的混杂因素，这些内容应该在研究方案和研究报告中进行阐述，以利于评价者对研究结果的正确认识。

以科学的假设为基础，研究者可以利用相应的科学理论来设计研究方案并制订分析计划。建立正确的假说能够使研究获得的结论更加可靠，能够帮助研究者对研究结果提高认识，正确解释研究结果。

从以下几个问题入手能够帮助更好地建立科学假说，包括：研究的主要目标是什么？与医疗决策的关系如何？决策者、研究者和相关专家对研究问题的假设是什么？假设的干预与解决可能存在的关系是什么？

（四）应用 PICOTS 结构化研究问题

为使研究方案的读者更好地理解研究问题，可采用临床流行病学的六大基本要素对研究问题进行结构化，即研究人群（patients/population，P）、干预措施（intervention，I）、对照（control，C）、结局（outcomes，O）、时间（timing，T）和场所（setting，S），简称 PI-COTS。P 指某一类患者或某一类人群，对于这部分内容主要需要明确研究的患者群体是哪些，干预措施在同种疾病的不同亚组之间是否具有同样的效果，是否需要进行亚组划分等；I 指需要确定的干预措施或干预因素是什么，如药物、针刺等；C 指对照，即与干预措施或干预因素相对比的干预措施是什么；O 为研究所关注的结局或终点是什么；T 为研究的时间范围是什么，最终结局是短期结局还是长期结局；S 指研究的场所，如大型综合医院、社区卫生服务中心或其他场所等。PICOTS 给出了研究问题的关键点，有助于保证在提出研究问题与研究目标时更加明确。

例如基于 HIS 数据开展"中医药治疗肝病"的研究，根据 PICOTS 来结构化研究问题，其中"肝病"应该是指患了肝病的患者，那么是哪类肝病的患者？什么时期？对患者有什么要求？这就是 PICO 中的"P"。又如"中医药"过于泛化，无明显的目的性，要说明是什么样的中医药，针刺？灸法？中成药？或者方剂？要明确采取何种治疗措施，这是 PICO 中的"I"。PICO 中的"C"在科学假说中可以认为是未使用中医药治疗的患者，或者未使用所需研究的干预措施的同类患者。结局指标的选择需要根据干预措施来确定，比如终点结局指标"死亡""肝癌"等，也可是中间替代指标，比如各类酶学指标的变化等，也就是 PICO 中的"O"。那么根据以上临床问题，研究问题可以表述为"清热解毒类中成药是否能够降低慢性乙型肝炎患者急性期谷丙转氨酶和谷草转氨酶水平"。

此处需要指出的是，建立假说所选择的 PICOTS 一定为医疗电子数据库中可以获得的指标，比如在以上研究中，清热解毒类中成药、慢性乙型肝炎急性期患者、谷丙转氨酶（ALT）、谷草转氨酶（AST）均为 HIS 数据库中所记录的信息，如果在以上研究中提出观察清热解毒类中成药对基因或组学的影响，那么这类数据在 HIS 数据库中并未有记载，也就无法进行统计分析，最终基于医疗电子数据建立的科学假说就是失败的。

（五）确定研究结局

临床研究的最终目的是对利益相关者起到积极的保健、预防或治疗作用，在确定研究终点时可通过访问利益相关者获得哪些结局对研究干预措施更加重要。RCT研究一般使用临床终点和替代指标来衡量效力的大小，而开展临床大数据研究，存在多种混杂因素，因此疗效可能需要同时使用多种指标才能度量，其中很多指标并非是生物学指标，从医疗电子数据特点来讲，可作为研究终点的测量指标有死亡率、发病率、不良反应、成本以及相关指标降低等多种结局。

（六）预估评价效果大小

在确定研究问题与研究目标时，一项非常重要的内容是如何确定一项干预措施有效，这与评价指标有关，而不能仅仅用统计学的显著性差异代替有意义的临床效果差异，如开展高血压病的研究时，采用血压值作为研究指标，当试验组血压降低5mmHg时，通过统计学分析两组可能存在显著性差异，但是对于临床实际来讲，人体血压存在一定的波动范围，血压值降低5mmHg无太大临床意义，因此不能确认是干预措施的疗效，可见预估评价效果的大小对干预措施的评价有重要的意义。研究者需要正确认识测量工具和统计方法的准确性、局限性，从而确定所需效果的大小，需考虑的问题包括确定不同干预出现什么样的差异是有意义的，目前能获得的研究成果是如何定义有意义的差异，以及通过研究希望获得优效结果还是非劣效的结果。

（七）讨论证据的局限性

任何一项研究都有其局限性，有的是来自研究设计本身存在的天然缺陷，有些是来自研究实施过程的限制，如数据质量、研究时限、研究者的专业素养、测量差异、分析方法的选择等。因此在制定研究问题与研究目标时要预先对研究的局限性进行说明，这有利于读者对最终研究结果有正确的认识，避免决策者过分依赖研究结果而做出不恰当的决定。

以上步骤为制定研究问题与研究目标的框架，是所有研究的基础。美国卫生健康研究与质量管理署（Agency for Health care Research and Quality，AHRQ）提出可以邀请利益相关者共同参与制订，这将有利于获得对于临床更有意义的结果，也更利于研究结果的推广。在制定具体的研究问题时，可列出相应的核查清单进行逐一明确，以确保研究实施过程的透明化和可操作性。

二、中医药研究的得力工具——HIS 数据

HIS 数据是医疗电子数据的典型代表，利用 HIS 数据可开展系列中医药临床评价研究，主要的研究范畴为疾病评价和药品评价。在确定研究主要内容后参照以上框架制定研究问题与研究目标。

（一）疾病评价

利用医疗电子数据开展疾病临床评价研究，可以进行发病规律、诊疗特征、指南评价、经济学评价等研究，具体内容包括如下几方面：

1. 疾病发病规律分析

（1）疾病的发生与年份、性别、年龄、发病节气、入院病情、基础疾病间的关系。

（2）疾病的中医证型转化规律。

（3）疾病发生后血常规、尿常规、肝肾功能、血脂、凝血常规等常规安全性检测指标特征。

2. 疾病诊疗特征

（1）疾病用药特征分析。

（2）针对某种疾病的常规用药方案特征分析。

（3）特殊人群疾病诊疗特征分析。

（4）中药在疾病治疗中的地位及疗效评价。

3. 疾病中西医指南推广临床评价

（1）疾病临床实践指南推广及依从性评价。

（2）疾病临床实践指南效果评估等。

4. 疾病的经济学评价

（1）疾病负担研究。

（2）最优诊疗方案经济学研究。

（二）药物评价

利用医疗电子数据进行药物临床评价主要为使用特征分析、安全性评价、有效性评价及经济性评价。

1. 药物临床使用特征分析

（1）药物使用人群特征分析。

（2）药物适应证用药人群特征分析。

（3）药物使用剂量、疗程分析。

（4）药物临床常用联合用药分析。

2. 药物安全性评价

（1）药物对肝肾功能影响性的研究。

（2）药物疑似过敏反应患者特征及影响因素研究。

（3）特殊人群用药安全性评价，如老年患者、儿童、合并肝功能或肾功能障碍患者的用药安全问题等。

3. 药物有效性评价

（1）同类药物对同种疾病治疗的有效性评价。

（2）以实验室指标的变化来评价药物的疗效。

4. 药物经济性评价

（1）同类药物的最小成本分析。

（2）药品的成本效果分析。

（3）药品的成本效用分析。

（4）药品的成本效益分析。

利用医疗电子数据开展中医药研究，首先要从临床实际入手，明确哪些是急需解决的问题，再者是从中医药的优势出发，找出与西医的不同之处，"以己之长，补彼之短"，如中医药在慢性疾病治疗方面的优势，又或者中成药与西药相比较在疾病治疗方面所存在的优势，均为提出好的研究问题的着眼点。还可从医疗电子数据的特点出发，如通过大量医疗电子数据，更能发现中成药小概率的安全性问题，或者发现中医药在特殊人群中应用的特点及安全性问题等。

总之，了解医疗电子数据的特点，从临床需求出发，提出科学合理创新的中医药研究问题是利用医疗电子数据开展中医药研究至关重要的一步。

第二节　确定研究设计

根据临床研究问题与研究目标，确定正确的设计类型十分关键，而在选择设计类型时，要充分考虑医疗大数据的特点以及设计类型的特点，选择适宜的设计类型，从而获得正确的研究结论。

选择设计类型，最重要的是了解医疗大数据的特点。临床大数据研究之所以独具特色，是由于其数量大，数据能够真实反映临床实际，更易总结规律，发现发展趋势，节省研究成本，如病例采集时间、临床试验药费、观察费、检测费等。开展多中心研究，反映不同地域和不同类型医院间的诊疗差异，为前瞻性研究提供思路与线索，最终将研究成果反馈于临床，指导临床实践。

临床大数据研究也有其自身的缺点，各类医疗电子数据来源多样，多是基于某种目的的专业数据，而非为科学研究而独立设置，数据类型多属于回顾型，利用此类数据开展研究存在局限性，如各家单位数据结构不统一，数据标准不同，如同一检测指标可能有多种名称或正常范围，数据存在缺失，混杂因素较多，缺少某些研究指标，获得的研究结果仅能为临床提供参考，不能作因果判断等。

因此，考虑医疗电子数据的回顾性、观察性、大样本数据特点，参考临床流行病学和药物流行病学的设计类型，优先可选的设计类型主要有队列研究、病例对照研究等，但不能开展 RCT 设计，本节将分别对可选用的设计类型做详细介绍。

一、队列研究

队列研究是将一群研究对象按是否暴露于某因素分成暴露组与非暴露组，随访一段时间，比较两组之间所研究疾病或结局发生率的差异，以研究这个（些）暴露因素与疾病或结局之间的关系。队列研究是观察性研究的经典设计类型，是由"因"到"果"的研究，分为前瞻性队列研究、回顾性队列研究以及双向性队列研究，适用于医疗电子数据研究的主要为回顾性队列研究。

回顾性队列研究的研究对象是根据其在过去某时点的特征或暴露情况而入选并分组的，然后从已有的记录中追溯从那时开始到其后某一时点或直到研究当时为止这一期间内，每一研究对象的死亡或发病情况。

队列研究的优势主要有以下几方面：①时间方向清晰，能够区分暴露和混杂因素，还可以区分暴露和结局的关系；②能够得到各组间的发病率或风险率，可计算组别间比率的差值；③能够获得同一干预措施的多种结局；④证据等级较高，仅低于 RCT，位于证据等级金字塔的第二位。其局限性在于当研究结局发生率较低时，将会非常耗时和耗费人力、物力及财力。

队列研究是医疗电子数据研究的主要设计类型，是根据是否有暴露因素自然形成分组，具有样本量大、研究时间长等特点。医疗电子数据样本量大，由于监测或医院病例连续纳入，研究时限长，有些监测会定期对患者进行随访，符合队列研究的设计需要。根据研究目的，按照研究结局指标分为暴露组与非暴露组。采用队列研究分析方法获得结果，其证据等级仅次于 RCT。

采用队列研究可以进行疾病危险因素分析、病证结合的证候规律探索分析、中西医联合治疗方案有效性评价及安全性评价、药物有效性分析、药物安全性研究等，如扶正类药物对化疗后患者血细胞的影响、清热解毒中药对白细胞的降低作用等。

近年来，注册登记研究（registry study，RS）越来越受到研究者们的重视，RS 的定义为"注册登记是一个有序的系统，该系统使用观察性研究的方法收集统一的数据（临床的或其他）来评估由某种疾病、状况或暴露的人群的特定结果，该系统服务于一个或多个预定的科学、临床或政策上的目的"。定义中出现的"暴露"一词是流行病学概念，指接受某种诊疗措施或接触某些致病因子。从本质上来讲，RS 属于队列研究的一种。

在 RS 中，根据研究目的的不同，暴露包括使用药物、医疗器械、疾病与病情、治疗方案及过程、医疗卫生服务等，因此可将 RS 分为医疗产品（包括药品及医疗器械等）登记、健康服务登记、疾病或健康状况登记，也可以根据研究目的结合以上分类，作为综合性注册登记研究出现。换言之，RS 是对处于以上一种或多种暴露因素中的人群进行评价。

在 RS 的定义中，要点内容包含以下几方面：①研究类型为观察性研究；②数据收集由研究目的决定；③收集的数据内容统一；④数据收集方式一致；⑤数据收集内容为来源于患者临床实际的数据；⑥采取主动收集数据的方式。

AHRQ 于 2010 年发布的《评价患者结局注册登记指南（第 2 版）》中，对 RS 研究的目的进行了阐述，主要有：①描述疾病的自然史；②确定临床实际效益或成本效益；③评估医疗产品、医疗服务的安全性或风险；④评价或改善医疗质量；⑤开展公共卫生监测；⑥开展疾病监测。RS 不仅可以作为安全性评估手段，还能够为临床实践、患者转归以及比较效益等方面提供临床大数据研究的结果。在研究设计中，RS 可以仅有一种研究目的或同时具有多种目的，以最急需解决的问题作为主要目的，其他作为次要目的，并以主要研究目的的设置结局评价指标，研究要紧紧围绕主要研究目的开展。

选择登记病例时，根据研究需要，可以是目标人群中全部或几乎所有的对象，也可以是其中的一个样本（由抽样获得的人群，可代表目标人群特征）。以描述性研究为目的的 RS 可不设置对照组。RS 通常具有样本量大、数据收集范围广（许多研究为全球性登记）、研究时限长、收集的信息量大等特点。

医疗电子数据来源中，如传染病监测数据库、慢性疾病监测数据库等，均为针对某类特定人群建立的，同时数据具有连续性、大样本的特点，与 RS 定义相符，因此可采用 RS 设计，开展疾病研究或药品研究。

二、巢式病例对照研究

巢式病例对照研究（nested case-control study，NCCS），又称套叠式病例对照研究或队列内病例对照研究，是将病例对照研究和队列研究进行组合后形成的一种新的研究方法，即在对一个事先确定好的队列进行观察的基础上，再应用病例对照研究（主要是匹配病例对照研究）的设计思路进行研究分析。这一设计方案于1973年由美国流行病学家 Mantel 最早提出。

其研究对象是在队列研究的基础上确定的，以队列中所有的病例作为病例组，再根据病例发病时间，在研究队列的非病例中随机匹配一个或多个对照，组成对照组，比较两组间的暴露差异。由于巢式病例对照研究是在队列研究的基础上设计和实施的，因此也分前瞻性、回顾性、双向性三类。

NCCS 的主要特点为：①暴露资料在疾病诊断前收集，选择偏倚和信息偏倚小；②病例与对照来自同一队列，可比性好；③可计算发病率，统计和检验效率高于病例对照研究；④样本量小于队列研究，节约人力、物力；⑤符合因果推论要求，论证强度高。由于 NCCS 是在队列研究基础上进行的，其证据等级与队列相同，也为二级证据。除此之外，应用于医疗电子数据中还可解决两组之间比例不均衡问题。

应用 NCCS 的首要原因是它只需收集那些被选为研究对象的而不是全队列的完整资料，从而减少了资料收集所花费的人力、物力。队列研究在确定暴露因素与疾病的因果关系上能为人们提供直接的证据，比病例对照研究更具有说服力。其次，随着时间的推移，研究工作的开展和深入，一项队列研究很可能要增加原设计中没有的某一暴露或混杂因素的内容，NCCS 能妥善解决这一问题。最后，应用 NCCS 能避免那些与时间关联自变量的计算问题。

在 NCCS 设计中，病例仍然是全队列中的所有病例，而对照则是在相应时效时间上的危险集内选出的很少一部分非病例。除了这种时间配比外，较常考虑的配比因素是性别、年龄，此外还要根据具体情况对混杂因素进行配比。例如，研究吸烟与肺癌的关系中，除可以选择性别和年龄作为配比因素，由于癌症可能具有遗传性，因此肺癌家族史可能是一个混杂因素，也可以选择肺癌家族史作为配比因素。

需要注意的是，采用 NCCS 设计对照组时要从同一队列中相同时期的患者中选取，如从队列基线中直接选取，那么可能忽视时间因素对于结局的影响，对干预措施的评价可能产生偏倚。另一方面，虽然采取匹配的方式可控制混杂从而提高统计效率，但是在 NCCS 研究中匹配因素一般应选取对研究结局影响较大的因素，匹配后，对于匹配因素对研究结局的影响将无法评估，如果将与治疗结局关联较强的因素作为匹配因素，有时可能反而降低统计效率。比如探讨降压药对血压的影响，年龄可能是个重要的因素，如以年龄作为匹配因素，则无法评价年龄这一因素对血压的影响。因此，在进行匹配时，对于匹配因素要进行评估，权衡利弊后谨慎选择。匹配因素也不适宜选择过多，否则限制过多可能难以获得足够的对照组。

基于 HIS 数据，采用 NCCS 可以进行药物的安全性研究，某些疾病的理化指标变化研究等，如某种中药注射剂疑似过敏反应研究，将使用这种中药注射剂的全部患者作为队列，将发生疑似过敏反应的患者作为病例组，以性别、年龄作为配比条件，以随机抽样的方式在符合条件的未发生过敏反应的患者中按照1∶4比例抽取对照组，并采用 Logistics 回归分析获得发生疑似过敏反应的影响因素。

三、分析处方序列

处方序列分析（prescription sequence analysis，PSA）是药物流行病学的设计类型，由Petri 在文献中加以介绍，是一种依据药品处方记录来检测药品反应的研究方法，主要用于研究药品的不良事件（adverse event，AE）。

PSA 方法的使用要求基于现有的、完备的处方记录数据库来实现，当某些药物的 AE 本身是其他药物使用的指征时可以使用。因为在这种情况下，患者的处方药物记录会显示出某种特定的药物使用先后序列（顺序），在大量的处方记录数据库中表现出特定的频率分布，比如药物 1 和药物 2，其中药物 1 是最初处方的药物，产生了某种 AE，而这种 AE 需要药物 2 来治疗，这样在数据库中两种药物的使用频率分布就会发生变化，根据药物频率的变化确定哪些患者发生 AE，从而对其特征或治疗进行研究。

可利用 HIS 数据采用 PSA 开展某些中成药发生 AE 的研究。药品 AE 属于小概率事件，在药品上市前由于样本量限制而难以发现，因此需要进行上市后的研究。HIS 中记录了大量来源于临床大数据研究的临床诊疗数据，完整记录了患者住院期间的所有用药信息，但并未记录患者是否发生了 AE，如当患者使用某种中成药发生过敏反应时，可能使用地塞米松注射液进行治疗，从时间上存在序列关系，符合 PSA 的使用条件，因此适宜采用此种方法进行分析。

PSA 作为 AE 研究的一种类型，较其他药物流行病学研究方法耗时少且经济，研究结果外推性更好。但是本研究结果也存在局限性，由于属于回顾性的观察性数据，偏倚与混杂会对结果造成一定影响。

四、其他设计类型

除以上设计类型外，还可采用病例-队列研究、病例-交叉设计、病例-时间-对照设计、自身对照的病例系列设计，各种设计类型分别有其优缺点，可根据研究问题及研究目标选择适宜的设计类型。

利用医疗电子数据开展研究时，针对医疗电子数据的特点，适当选择正确的研究设计类型，能够为临床提供高等级的研究证据。处方序列设计与以上几种设计类型有所不同，是药物流行病学特有的设计类型，是由于在难以直接获得研究对象，但是有完整的处方记录的情况下产生的一种回顾性设计类型，主要用于药品的 AE 研究，更加适用于利用 HIS 数据开展药品 AE 研究。

总之，无论选择何种设计类型，均应充分考虑数据的特点，根据研究问题和假说，选择适宜的设计类型，从而获得真实准确的研究结论。

第三节　研究方案的制订

开展脑卒中临床大数据研究，通过结构化研究问题，制定明确的研究目标，选择适宜的设计类型，另一个重要步骤就是制订研究方案，为使方案科学、合理、可行，本节详细介绍研究方案制订的各个关键要素。

一、确定研究题目

研究题目是对一项研究的高度概括，通过研究题目应该能够了解研究的问题、研究对象、研究的设计类型、结局指标等内容，好的研究题目应该使读者在最短的时间内获得研究的主要内容。在制定研究题目时应具有创新性，研究题目不宜过大，以准确、简洁、具体、新颖、生动的表述展示研究的主题，最多不应超过40个汉字（包括标点符号）。以"PICO+设计类型"结构化研究题目，如"清热解毒类中成药对慢性乙型肝炎患者谷丙转氨酶、谷草转氨酶降低率影响的队列研究""活血化瘀中药注射剂对瘀证与非瘀证冠心病患者凝血指标变化率影响的队列研究"等，而不能单纯用"中药治疗肝炎的研究""中药对冠心病凝血指标影响研究"等题目模糊说明。

二、分析研究背景

研究背景是指一项研究的由来、意义、环境、状态、前人的研究成果，以及研究目前所具有的条件等，此部分内容在确定研究问题与研究目标过程中进行，在研究方案制定中应详细说明，有利于方案制定中保证研究的先进性与可行性，也有利于方案执行者对研究目的与研究内容有更加明确的认识。

研究背景无须长篇大论，需要对前期获得的资料进行概括与总结，选择与本研究有密切关系且有影响力的观点进行说明，重点描述结论性内容，对于有争议的内容进行说明并表明观点。研究背景可从两个方面进行说明：

1. 该项研究的现状及趋势。尽量说明目前的研究水平和存在的问题，揭示研究的方向和突破口。

2. 研究的重要意义和实践价值。对研究的意义要具体、客观，不说大话、空话和假话。

三、明确研究目的

研究目的是研究问题的具体体现，是努力的方向与目标，需要直接、明确、具体地表达，希望通过研究获得什么结果或解决什么问题。有时在研究目的中可加入研究的意义，说明为什么开展本研究，努力的价值与作用，可能是潜在的、长远的、影响面较大的，研究完成后有哪些收获与作用。撰写研究目的时，忌讳将研究背景、研究方法等内容写入研究目的，描述冗长，造成研究目的不突出等。

仍以"清热解毒类中成药对慢性乙型肝炎患者 ALT、AST 影响的队列研究"为例，如撰写该研究目的时表达为"乙型肝炎对人类健康有极大的威胁，其中慢性乙型肝炎占据了大部分，中药对乙型肝炎有很好的治疗作用，据报道清热解毒类中成药对慢性乙型肝炎有很好的治疗作用，因此本研究利用医院电子医疗数据，采用队列研究的设计类型，对慢性乙型肝炎住院患者使用清热解毒类中成药前后肝功能检测 ALT、AST 的变化进行分析，从而了解清热解毒类中成药的疗效，为慢性乙型肝炎的中医药治疗提供证据。"在以上研究目的表述中混入了研究背景和研究方法，难以直接了解研究的最主要目的，可修改为"了解清热解毒类中成药对慢性乙型肝炎患者 ALT、AST 的影响"，其他内容可在研究背景或研究方法中详细说明。

四、确立研究方法

研究方法主要反映一项研究要"怎样做"，是对研究目的的具体化。根据研究目的，选择研究方法。列出希望具体解决的问题，主要采用的研究方法，有的课题需要采用几种研究方法，同一课题可以采用不同的研究方法。结合医疗电子数据特点，研究方法主要包括以下几方面。

（一）数据的纳入与排除标准

任何研究都要有明确的纳入和排除标准，同时要说明纳入及排除的研究时段和研究方案的制定日期。研究者要努力确保所有研究对象都采用同一时段的标准。当无法满足同一时段时，需慎重评价不同时段治疗组的差异。需要注意的是，制定纳入和排除标准只能利用基线可获取的信息而不能参考随访时的信息，否则会由于时间差异产生偏倚。另外，纳入、排除标准的严格程度与研究结果的外推性成反比，但与研究的内部真实性成正比。如纳入、排除标准严格，那么研究结果外推性较差而内部真实性较好，反言之，纳入排除标准较宽泛，则研究结果内部真实性较差而外部真实性较好。

根据研究目的不同，医疗电子数据来源不同，注定对于数据的纳入与排除标准设定方式不同。如研究数据为前瞻性，那么在研究前就应该对于采集的数据设定明确的纳入与排除标准，从而保证研究数据的质量。如采用回顾性数据，如 HIS 数据，由于在分析前未对数据采集进行预先设计，因此需要根据研究目的设立明确的数据纳入与排除标准，如选择的研究对象患者合并疾病及合并用药的限制、患者病情的选择，甚至对于实验室检查结果都要进行限定，从而保证研究人群既具有一定的同质性，又具有临床大数据的代表性。因此应结合研究目的，选择适宜的纳入与排除标准，但是需要注意的是，设定纳入与排除标准不宜过于严格，否则将会损失临床大数据研究数据的优势。

（二）选择适宜的设计类型

根据研究目的，结合医疗电子数据特点选择适宜的设计类型，如队列研究、NCCS 等，具体设计类型已在第二节中详细说明，此处略。

（三）对照组的选择

在临床大数据研究中，对照组的选择会直接影响研究结果的有效性、临床解释与外推，因此选择恰当的对照组十分必要。对照组人群不仅应该反映具有临床意义的治疗决策，还应基于研究问题对其进行选择。为保证研究结果的有效性，需要认识到对照组的影响，以及可能引入的潜在偏倚。

根据研究目的与研究目标，对照组的干预措施可能包括药物、手术、医疗和辅助器械及技术、行为改变策略以及健康服务的提供。在某些特定情况下可以选择不接受干预措施的对照组、常规治疗对照组、历史对照组，以及来自其他数据源的人群作为对照组。

在选取对照组时，要明确所研究干预措施的适应证，尤其是干预措施有多种适应证时则需明确选择哪种适应证。确定适应证要明确疾病诊断、排除鉴别诊断，或同时满足两者。还需要确定不同干预措施的暴露时间窗，因为不同的干预措施起效时间往往是不同的，在研究方案制定之初即应加以明确。在确定研究人群、适应证以及对照组后，要考虑对照药物的剂量及强度，研究者需要对各研究组的药物剂量进行描述和评估。

（四）分析方法

依据研究目的以及医疗电子数据特点，可采用统计分析或数据挖掘的方法，此处需对分析方法进行详尽的说明，包括方法来源、采用的公式、分析的步骤等，同时应列出分析采用的软件及版本号。对于具体可采用的分析方法将在第四章第二节中详细介绍，此处不再赘述。

（五）结局指标

在制定研究结局指标时要重点考虑研究结果的适用范围以及采用本研究结果进行决策的人员。研究结局的选择要重点考虑数据来源，样本量大小、结合疾病的自然史、研究条件以及如何获取结局测量所需信息等多方面因素。对于研究结局主要可分为临床结局、经济学和资源利用结局两大类。

临床结局是临床大数据研究最常用的一类结局，如疾病复发间隔时间、肿瘤患者生存期、不良结局发生（如高血压病发生脑卒中、死亡、心肌梗死等），也可采用中间替代指标（如血压值的变化、血脂水平等），还可采用某些主观评价指标（如患者报告结局、临床医生报告结局、观察者报告结局等）。这些结局指标可以单独采用，也可采用多个结局指标，最终形成复合结局。

经济学和资源利用结局是从社会角度来看待医疗问题，可采用的指标包括医疗费用、卫生资源利用、质量调整生命年、伤残调整寿命年等。

在研究方案中明确列出研究的主要结局指标和次要结局指标，对临床结局或经济学和资源利用结局进行明确定义，描述如何使用已验证的患者报告结局测量工具，指出可能产生的偏倚，并提出使偏倚最小化的方法。对于医疗电子数据的利用来讲，所选择的结局指标一定为医疗电子数据中有的指标，或者通过处理能够获得的指标。

（六）亚组分析

RCT 通常会排除那些导致治疗效应异质性的研究对象，降低了人群异质性，减少研究结果的变异，这增加了研究结果的内部真实性，却也限制了研究结果的外推。观察性研究是为了描述干预措施在临床大数据研究中的疗效，因此纳入标准通常较为宽泛，纳入比 RCT 更为广泛的研究对象。这一方面增加了研究结果的外推性，另一方面也增加了治疗效应异质性的可能性。但是观察性研究存在的各种偏倚与混杂可能导致研究结果偏离干预措施的真实疗效，可采用亚组分析的方式检验质量效应的异质性。

区分亚组的变量必须为真正的协变量，即在研究对象接受干预之前确定好的变量或已知不会受到干预措施影响的变量，那些因干预措施而改变的变量则不是协变量。常见的几种重要的亚组变量包括：①人口学变量（如年龄）。②病理生理学变量（如脑卒中后的病程、稳定或不稳定型心绞痛）。③伴随疾病（如高血压合并肾疾病）。④共同暴露（如同时服用阿司匹林和 P 受体阻滞剂）。⑤遗传标志物（如结直肠癌中 K-ras 基因位点突变与西妥昔单抗的交互作用）。一般来说，年龄和性别是必须要考虑的，年龄分组标准较为多样，因此需要事先确定。此外，当有较为合理的流行病学或生物学机制的证据提示其他亚组变量可能与干预措施存在交互作用时，其他亚组变量也应考虑。

在制定研究方案时，研究者需要事先确定好亚组的分组及统计分析方案。若存在显著的交互作用，则研究者应分别报告各亚组的治疗效应，并对其临床意义进行讨论；若无显著交互作用，则研究者应报告平均治疗效应，并结合其他研究对可能的原因进行讨论。解释性亚组分析应在文中明确标明，相应的分析结果不呈现在研究报告的摘要中。鼓励研究者使用森林图来报告描述性亚组分析的研究结果。

五、绘制技术路线

技术路线图是一个过程工具，帮助识别研究的关键技术，以及获得执行和发展这些技术所需的项目或步骤，应用简洁的图形、表格、文字等形式描述技术变化的步骤或技术相关环节之间的逻辑关系。

它能够帮助使用者明确研究的方向和实现目标所需的关键点，理清方法和结果之间的关系。它包括最终的结果和制定的过程。技术路线图具有高度概括、高度综合和前瞻性的基本特征。

技术路线图需要以流程图的模式简洁、明了表现研究的全部过程，因此能够清晰地绘制技术路线图也能够表明研究是否能够顺利完成。如图 2-1 为利用 HIS 数据开展疾病或药物评价的技术路线图。

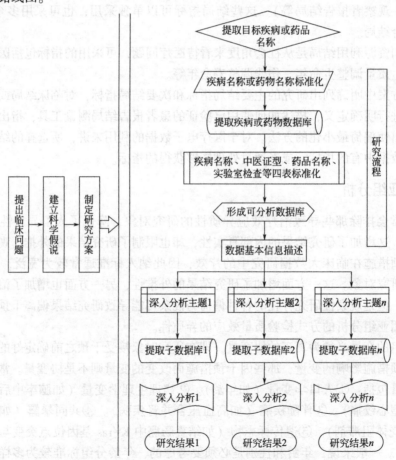

图 2-1　基于医疗电子数据研究的技术路线图

六、预期成果

在制定方案时即需对预期达到的目标与成果有明确的认识，预期目标与研究目的须对应，要能够解决研究的临床问题，证实科学假说，首尾相顾，从而完成一份完整的科学研究。预期的成果是疾病和药品在临床大数据里的应用情况，可以是疾病发病规律、用药方案、剂量与用法用量、证候分布规律、使用临床实践指南等，药品有效性、安全性、经济性、合理用药、联合用药等研究报告。

通过以上研究方案中涉及的题目、背景、目的、研究方法等关键问题的详细说明，对研究方案的制定能够起到一定的指导作用，但是在方案制定中还会有更多具体的问题出现，此时可参考临床流行病学、药物流行病学以及相应的指南，从而设计出符合临床大数据研究特征的临床研究方案。

第四节　临床大数据的来源与特征

利用临床大数据开展脑卒中的临床大数据研究，特定的研究问题需要特定的数据类型。因此，了解各类大数据的特点，并根据研究目的选择适合的数据至关重要。本节简要介绍各类数据的特点和在选择数据时要注意的相关问题，重点从大数据的高维度、大量混杂和缺失等角度阐释如何合理利用数据，从而保证研究结果的科学性。

一、临床大数据的来源

临床大数据研究中有针对特定研究目的收集的数据，但耗费时间长、费用高，也有没有事先设计的 HIS 数据，利用这样的数据开展研究具有样本量大、不断更新、研究时限长、评价指标多、研究成本低的特点，但是这样的数据在回答研究问题时处于次要地位，在某些情况下甚至不适宜进行临床大数据研究。因此，临床研究中更多的时候是采用两者结合的办法进行数据采集。

（一）针对特定研究目的采集的数据

基于医院或社区的原始数据开展的病例对照研究，可以获得有关复杂疾病的药物-疾病关联评价信息。而罕见病研究往往需要联合几个国家获得大样本基础人群和临床专家深入评估个案而实现。某些情况下，这种既有的病例对照监测网络可用于信号生成和鉴别的特定研究中。由国际制药工程协会（International Society for Pharmaceutical Engineering，ISPE）发布的《优良药物流行病学规范（*Good Pharmaco Epidemiology Practices*，GPP）指南》和国际流行病学会（International Epidemiological Association，IEA）发布的《流行病学实践指南》（*Good Epidemiological Practice Guidelines*，GEP），提供了开展前瞻性的基于患者研究的相关指导建议。

监管机构在批准药品上市时有时要求开展患者注册登记研究，以进一步确定临床疗效，并监控其安全性。注册登记是一种可取的设计类型，例如，以某种数据源为结构开展研究，通过某种疾病诊断（疾病注册登记）或某种药物处方，（暴露注册登记）的选择，而进入该数据源开始研究。在有关疾病流行病学和风险最小化研究领域，药物流行病学的调查在不断增加。这样的调查需要抽样策略，允许外部有效性和最大化的应答率。当然 RCT 也是原始数据采集的一种形式。

在过去几年，欧盟委员会一直在大力鼓励和资助跨国合作的药品安全性研究。资金支持成为需要克服各国之间数据共享障碍的基础。网络化意味着研究者之间的合作，这是基于信任、与人分享的意愿，并最大限度地发挥专长优势。从方法学角度来看，数据网络有许多优点：①通过研究人群的规模增大，数据网络可以缩短获得所需样本的时间，便于罕见事件研究，加快药品安全性问题的研究；②跨国的药物暴露的异质性可供研究更多的单个药物的效果；③跨国研究可提供一些有关某种药物在一些国家是否存在安全性问题及其不同国家存在差异原因的额外信息，从而为监管机构和药品生产企业提供重要信息；④来自不同国家的专家参与数据库中和研究实践中的病例定义、术语、编码，这将有利于增加不同观察性研究结局的一致性；⑤数据的共享要求数据分析的精确和透明性以及数据管理标准的统一。

ADR 的自发报告仍然是药物警戒的基石，主要从包括医疗人员、医学文献，特别是近来直接从患者处采集的信息。Eudra Vigilance 是欧盟可疑 ADR 报告和评价的数据处理网络和管理系统，它处理个案病例安全报告（individual case safety reports，ICSRs）的电子交换，早期发现可能的安全信号，并持续监测和评价报告 ADR 有关的潜在安全性问题。

随着使用诸如 Eudra Vigilance 大型电子数据库系统地收集 ICSRs 的增加，数据挖掘和统计技术在检测安全性信号中得以应用。自发 ADR 报告系统有众所周知的局限性，已知或未知的外部因素可能影响报告率和数据质量。ADR 数据在使用上可能是有限的，由于缺乏对某些事件发生频率的准确量化或对于其发生的危险因素不能明确，导致了 ADR 报告在利用上存在局限性。出于这些原因，现在一致公认，任何源于自发报告数据中的信号在进一步探讨之前需对其进行临床验证。

（二）日常医疗电子数据

HIS 是指"利用电子计算机和通讯设备，为医院所属各部门提供病人诊疗信息和行政管理信息的收集、存储、处理、提取和数据交换的能力，并满足所有授权用户的功能需求"。HIS 目前应用于我国各级医疗机构中，三级甲等医院基本普及 HIS，县级医院中 HIS 覆盖率也达到 60%。HIS 数据包含医院日常诊疗信息、医疗管理信息等，主要包括门诊记录、急诊记录、住院信息、诊断信息、实验室检查信息、影像信息、药物使用信息、随访信息、手术记录、费用信息等。根据记录的信息量，我国每天产生的 HIS 数据将以 TB 甚至 PB 计算，长年积累的数据量更加庞大，是医疗大数据的典型代表，这些信息是患者就诊过程的全部真实记录，以信息化手段被详细记录下来，是疾病诊疗最真实、最基本的数据，与疾病或治疗关系最为密切，将这些数据进行整合分析，能够发现隐藏其中的大量具有重要医学价值的信息。

（三）医疗保险数据

医疗保险数据是保险报销过程中重要的一环，目前医疗保险已经覆盖了我国大部分人口，因此，其中所包含的数据也可以用于临床大数据研究。对于医疗保险有不同类型的数据库，如我国的省级医保、市级医保、生育保险、大病保险、个人医保等。医保数据具有覆盖面较广、数据记录详细、数据具有可追踪性、监管力度大、质量较高等优点，但缺点在于目前我国各类医保系统独立运行，医保数据还无法实现联通与交换，而将医保数据用于研究目的，尤其将医保数据库进行合并开展研究，编码的正确性就变得十分重要，否则对于某些内容则无法进行合理利用。

（四）医疗卫生服务平台数据

基于医疗电子数据化发展，我国目前已建立了各类医疗卫生服务平台，在建立标准医学数据库基础上，通过互联网传输，分别设立了在线的医学影像中心、电子健康档案中心、远程医疗信息共享系统，通过开展交互式诊断及管理系统，实现多个医疗机构资源互通与共享。其中国家卫生综合管理平台在刚刚开始运营阶段，已经采集并存储了突发公共卫生事件20万余条、传染病信息逾5千万、建立了5百万人的电子健康档案、存储新农合数据近4千万条、保存了1千万人的医疗数据。医疗卫生服务平台通过整合各类医疗资源，存储了海量医疗电子数据，为临床研究提供了新的数据来源。

（五）大样本临床医学研究或监测大数据的再次利用

医学的发展离不开临床试验，药品上市前有Ⅰ期、Ⅱ期、Ⅲ期临床试验积累的研究数据，药品上市后有Ⅳ期临床试验以及上市后再评价研究所获得的研究数据，大型疾病研究中的随机对照试验数据、大型队列研究数据、注册登记研究试验数据等。其中有些研究数据量可能达到几万例甚至数十万例，较其他数据类型可能具有更加丰富的信息。对于这些数据应进行二次挖掘，或与其他来源的医疗数据资料相关联，将极大地扩充研究的信息量，同时由于这类临床试验数据是专为某项研究而收集，数据质量较高，更利于知识的发现。

（六）公共卫生普查数据

我国开展过大量的疾病普查工作，如对24万余例恶性肿瘤患者的普查、近49万例鼻咽癌患者的普查、对11万余例妇女疾病普查等，通过普查积累了海量的医疗数据，信息收集方向明确，方法固定，通过分析与挖掘这些数据可以获得大量信息为临床提供参考。

二、医疗大数据的特点

医疗大数据的特点主要表现为大量的混杂偏倚、缺失和数据的准确性不足。基于医疗大数据的临床大数据研究不同于严格设计的临床试验，它要求最接近临床实际诊疗记录，而临床实际上患者往往身患数种疾病，用药也一般以多药联用的形式出现，更有患者心理、社会环节、自然气候环境等的影响，这些都会造成混杂偏倚。事务型系统是临床大数据研究重要的数据来源，而数据缺失是重大问题之一。数据缺失产生于多个方面。首先，事务和科研的考察指标不同。以医院信息系统为例，医院的医疗事务主要考察收治病人的规模，营业的收入，以及医疗行为的规范性等；而科研关注疾病的诊断治疗、药物的使用情况，以及治疗的结果。为保证科研的客观性和真实性，一般的科研都设计了严谨的结局指标，而这种指标往往很难在事务型数据中找到。其次，由于临床医生医疗事务繁忙，事务型系统设置的许多数据项目也会出现缺失。医生认为对于医疗事务不重要的项目、认为测试结果正常或常见的时候都可能会漏报。另外，一些连续型变量可能会被人为改为离散型或等级变量，如年龄写为"成人"。最后，数据重构和标准化也会导致某些项目缺失。临床大数据研究的事务型数据往往来自不同的数据系统，因此数据结构等方面会有较大差别，如果要合并分析，则需要构建统一的数据仓库，其中涉及数据的重构和标准化。数据项目不同的系统，在数据重构过程中，许多数据就会缺失。

前瞻性临床试验的数据采集一般都有严格的质量控制，比如双录双核、差异校验等。而基于医疗大数据的临床大数据研究中大量采用的回顾性数据在采集时则往往没有这方面的保障措施，因此其数据的准确性相对于前瞻性临床试验数据有很大不足。分析临床大数据研究数据时，时常会发现年龄数百岁、住院数十年的患者。另外，事务型系统的特点从设计上就导致了它在某些项目上的不准确性。比如医院信息系统的结局指标可以从治疗结局（痊愈、好转、无效、死亡）、实验室指标变化、住院时间长短、用药情况等近似地获知，然而这些近似的指标远远称不上准确，它们都是多种因素综合作用的结果，而且要么很不客观（如治疗结局），要么缺失严重（如实验室指标），要么与真正的结局间隔了好多环节（如住院时间长短或用药情况等）。

（一）偏倚和混杂的主要来源

临床大数据研究中，可能的偏倚和混杂包括以下几方面。

1. 暴露风险窗口（exposure risk window）

暴露风险窗口的选择可以影响风险比较。在 ADR 研究中，暴露风险窗口构成每个处方的使用天数。当每个暴露风险窗口只覆盖本期间潜在超量风险时，为理想设计时机。与药品有关的风险时间取决于药物使用时间以及药物毒性反应发生和持续时间。如某种药物连续使用 14 天可能出现肝毒性或者肾毒性，而在开展临床大数据评价时观察时限超过 14 天则出现肝毒性或肾毒性的概率变大，因此处方风险窗口的选择，可以影响暴露风险的估计。风险窗口应被验证，或应进行敏感性分析。

2. 未亡时间偏倚（immortal time bias）

流行病学中的"未亡时间"是指特定期间未见死亡（或决定终结随访的结局）的队列随访时间。当进入队列和首次出现暴露的日期之间的间期被错误分类或简单地被排除且在分析中未考虑时，未亡时间偏倚就会发生。如评价某种治疗措施的临床疗效，这种治疗措施对患者的真实远期疗效可能不尽如人意，但患者进入队列开始观察到使用这种治疗措施进行治疗期间相隔了一段时间，而这段时间在评价治疗措施时被忽略，那么可能夸大这种治疗措施的远期疗效，这种结果可能由于未亡时间偏倚所造成。因此，对于获得出乎意料的有益效果的观察性研究，应警惕这种偏倚的存在。在利用电子数据库开展评价药物效益的观察性研究时，必须进行正确的设计和分析，以避免未亡时间偏倚。

3. 易感人群偏倚（depletion of susceptibles）

易感人群偏倚是指坚持用药的人群具有高耐受性，而那些容易遭受 AE 的患者则选择处于危险人群之外的效应。如开展药物安全性评价研究，纳入的患者常常能够坚持服药以保证随访的顺利完成，但是这类患者由于经常服药，对药物具有很好的耐受性，不易出现 ADR。反之，某些患者可能是由于易出现 ADR 而较少服用药物，但这类患者可能被认为难以实现随访而没有被纳入研究中，因此，造成高估药物的安全性。既往使用某药应被作为使用该药发生某事件相关联的非实验风险评估条件下的潜在风险调节。

4. 适应证混杂因素（confounding by indication）

适应证混杂因素是指如果特定的高风险或不良预后是实施干预的适应证，那么现有结局参数外部的决定因素就成为一种混杂。这意味着病例组和对照组之间的医疗差异可能部分源于干预适应证的差异，如特定健康问题存在的危险因素。潜在的适应证混杂可以通过适当的分析方法处理，其中包括分离不同时间用药的疗效、不可测混杂因素的敏感分析、工具变量（instrumental variable，IV）和 G-估计（G-estimation）。

5. 药物/暴露原始反应偏倚（protopathic bias）

药物/暴露原始反应偏倚是指使用某种药物（暴露）治疗某种疾病（结局）时，发生了某种新诊断症状，并将其判断为该药所导致的某种原始反应。例如，使用镇痛药治疗由一个未确诊的肿瘤引起的疼痛，可能会导致镇痛药引发肿瘤的错误结论。因此，药物/暴露原始反应偏倚反映了原因和效应的倒置。

6. 不可测的混杂因素

大型医疗数据库经常被用来分析处方药和生物制剂非预期的效果，其混杂因素的测量由于需要临床参数、生活方式或非处方用药方面的详细信息而无法完成，进而引起残余混杂偏倚。针对这种使用医疗数据库的药物流行病学研究中的残余混杂因素的分析，国外学者采用了较为系统的敏感性分析方法，认为敏感性分析和外部调整有助于研究者理解在流行病学数据库研究药物和生物制品中的影响因素。

（二）处理偏倚和混杂的方法

1. 新用药者设计（new-user designs）

大多数观察性研究以纳入现行用药者（即在随访研究开始前已治疗一段时间的患者）为主，这种形式可能会导致两类偏倚。一是现行用药者是初期药物治疗的"幸存者"，如果风险随着时间推移变化，可能导致主要偏倚；二是药品使用者在进入研究时的协变量往往不可避免地受到药物本身的影响。新用药者设计有助于避免调整因果路径上不同因素时可能导致混杂的相关错误。

2. 自身-对照设计病例-交叉研究（case-crossover studies）和病例-时间-对照研究（case-time-control studies）

对于研究短暂暴露-即时效应特别适合，且不易受到适应证混杂因素的影响。病例-交叉研究使用每个病例的暴露史作为自身对照，可以反映暴露与即时效应的时间关系。这种设计通过慢性适应证等稳定特性消除个体之间的混杂。病例-时间-对照设计是病例-交叉设计的一个更高层次的改良，它从传统对照组的暴露史数据来估计和调整处方时空变化中的偏倚。然而，如果未能很好地匹配，对照组可能会重新产生选择偏倚。在这种情况下，病例-病例-时间-对照（case-case-time-control）方法可能有所帮助。自身对照病例系列（self-controlled case series，SCCS）方法产生于研究短暂暴露（如疫苗）和 AE 之间的关联研究中。将每个病例给定的观测时间划分为对照期和风险期，风险期定义为暴露过程中或暴露后，然后比较在对照期和风险期的发病率。其优点是那些不随时间推移而变化的混杂因素（如遗传学、地理位置、社会经济状态）都是可控的，即使在高度暴露的人群中亦可进行风险评估。

3. 疾病风险评分（disease risk scores，DRS）

控制大量混杂因素的方法之一是构建一个多变量混杂因素的综合评分，将潜在的混杂因素汇总为一个分值。其中一个例子是 DRS，其估计在未暴露条件下疾病发生的概率，然后估计暴露与疾病之间的关联性，从而对单个协变量进行疾病风险评分的调整。如果结局是罕见的，DRS 便较难估计。

4. 倾向性评分（propensity score，PS）

药物流行病学研究中使用的数据库通常包括面向医疗服务提供者的处方用药记录，从中可以构建潜在混杂因素（药物暴露和协变量）的替代测量方法。逐日跟踪这些变量的变化往往是可行的。尽管这些信息是研究成功的关键，但其数量为统计分析带来了挑战。PS 将大量可能的混杂因素综合成为一个单一的变量（得分），这和 DRS 类似。暴露倾向性评分（exposure propensity score，EPS）是指暴露条件概率（暴露于给定观察协变量的治疗措施下的概率）。在队列研究中，匹配或分层处理和比较受试者的 EPS 趋向于平衡所观察到的所有协变量。然而，与治疗方法随机分配不同的是，PS 不能平衡未观测的协变量。除高维倾向性评分（high-dimensional propensity score，hd-PS）外，与传统的多变量模型相比，在研究者可识别的混杂因素调整方面，虽然在大多数情况下 PS 模型不具有任何优势，但仍然可能会获得一些益处。PS 方法可能有助于探索治疗的决定因素，包括年龄、衰老和合并症，可以帮助识别与期望相反的治疗个体。PS 分析原理的优势是在暴露不罕见而结局罕见的情况下，可以调整大量的协变量，这是药物安全性研究中经常遇到的情况。

5. 工具变量（instrumental variable，IV）

IV 方法是在 70 年前提出的，但最近才被应用于流行病学研究。其中 IV 校正法在很多情况下具有应用价值。即使 IV 假设有问题，校正仍然可以作为敏感性分析或外部调整的一部分。然而，当假设非常有说服力时，在实地试验和获得效度或信度数据的研究中，IV 方法可以作为分析中一个完整部分。《安全性和有效性比较研究中的工具变量方法》是药物流行病学中 IV 分析的一个实用指南。IV 分析的一个重要局限是弱工具（IV 和暴露之间的微小联系），会降低统计效能和有偏 IV 估计。

6. G-估计

G-估计是一种类似于 IV 的方法，该方法主要评估随时间变化的治疗措施的联合效应。边际结构模型（marginal structural models，MSM）是 G-估计的替代性方法。与 G-估计相比，MSM 方法具有两大优势，一是虽然对生存时间结局、连续变量结局和分类变量结局有用，Logistic G-估计在估计二分类结局治疗效果时却有诸多不便，除非结局是罕见的；二是 MSM 与标准模型类似，而 G-估计不是。

除了上述方法，在研究设计时运用传统和高效的方法来处理随时间变化的变量，如评估时间变化的暴露窗口的 NCCS 应予以考虑。

临床大数据研究的最大优势在于它可以为真实临床环境下中医药干预措施（中药、针灸等）有效性和安全性提供更多的证据。设计严格的临床大数据研究，可以用来作为对 RCT（特别是 ERCT）研究的补充，去检验一种已经认为有效的中医药干预措施（中药、针灸等）在基于广泛人群真实医疗实践中的有效性和安全性，这正是中医药临床研究所迫切需要解决的重要问题。

参考文献

[1] Velentgas P，Dreuer NA，Nouijah P，et al. Developing a Protocol Agency for Observational Comparative Effectiveness Research：A User's Guide. AHRQ Publication No. 12（13）-EHC009. Rockville，MD：Agency for Healthcare Research and Quality；January 2013.

[2] 胡瑞峰，邢小燕，孙桂波，等.大数据时代下生物信息技术在生物医药领域的应用前景［J］.药学学报，2014，49（11）：1512-1519.

[3] 刘英卓.数字化医疗卫生服务平台体系研究［J］.管理科学文摘，2008，15（21）：284-286.

[4] 周光华，辛英，张雅洁，等.医疗卫生领域大数据应用探讨［J］.中国卫生信息管理杂志，2013，10（4）：296-300，304.

[5] 廖星，谢雁鸣，杨薇，等.将注册登记研究引入到中医药上市后再评价研究领域的意义［J］.中国中西医结合杂志，2014，34（03）：261-266.

[6] 杨薇，谢雁鸣.美国 AHRQ《评估患者结局的注册登记指南（第 2 版）》解读［J］.中国中药杂志，2013，38（18）：2958-2962.

[7] 陶庆梅，詹思延.处方序列分析与处方序列对称分析在药物流行病学中的应用［J］.药物流行病学杂志，2012，21（10）：517-519.

[8] 谢雁鸣，田峰.中药上市后再评价关键问题商榷［J］.中国中药杂志，2010，36（11）：1494-1497.

[9] Clayton TC，Lubsen J，Pocock SJ，et al. Risk score for predicting death，myocardial infarction，and stroke inpatients with stable angina，based on alarge randomized trial cohort of patients［J］.BMJ，2005，331（7521）：869-873.

[10] Frohlich GM，Redwood S，Rakhit R，et al. Long-term survival in patients undergoing percutaneous interventions with or without intracoronary pressure wire guidance or intracoronary ultrasonograph icimaging：a large cohort study［J］.JAMA Intern Med，2014，174（8）：1360-1366.

[11] Stone GW，Witzenbichler B，Weisz G，et al. Platelet reactivity and clinical outcomes after coronary artery implantation of drug-elutingstents（ADAPT-DES）：a prospective multicentre registry study［J］.Lancet，2013，382（9892）：614-623.

[12] 陈万青，张思维，郑荣寿，等.中国 2009 年恶性肿瘤发病和死亡分析［J］.中国肿瘤，2013，22（01）：2-12.

[13] 邓洪，曾毅，梁建平，等.488683 人鼻咽癌普查基本方案分析［J］.肿瘤，2005，25：02）：152-154.

[14] 朱秀彬，谢姣.2001-2010 年海珠区 112344 例妇女病普查情况分析［J］.中国社区医师（医学专业），2011，13（19）：344-346.

第三章 临床研究数据仓库的构建

脑卒中临床大数据研究的数据来源多种多样，既可以来自各类临床信息系统，也可以来自各类监测数据和医疗保险数据，还可以来自物联网和互联网等系统，这些数据源都可以产生大量有助于脑卒中临床研究的信息。临床大数据的研究中，要有效地利用这些数据，需要建立数据仓库。HIS 产生的数据是大数据临床大数据研究中较典型的数据来源，并可充分反映大数据大体量、多源异构、高维度、大量混杂、大量缺失等特点，因此本章就以 HIS 数据为例，阐述临床大数据研究中大型数据仓库的构建。

第一节 数据仓库在大数据临床研究应用中的特征

一、HIS 的发展变化

HIS 作为医疗电子数据库的主要表现形式，在我国医疗卫生行业中应用已有 20 余年的历史。它是利用计算机软硬件技术、网络通信技术等现代化手段，对医院及其所属各部门人流、物流、财流进行综合管理，对在医疗活动各阶段和各流程中产生的数据进行采集、存储、处理、提取、传输、汇总、加工生产各种信息，从而为医院的整体运行提供全面的、自动化的管理及各种服务的信息系统。

纵观我国近 20 年大中型医院的医疗信息化发展历程，总体来说到目前为止可以分为以下三个发展阶段。

第一阶段是系统的建设阶段，时间节点在 2000 年前后。各家医院 HIS 从无到有，从小到大，实现了从手工到计算机的转变。这一阶段的特点是电子化、联网化，各医院纷纷设立医院信息中心，建立医院级数据机房、基础网络和中心数据库，并构建各类信息系统，用以替代以前的手工报表、电子报表以及单机版的信息管理软件。这一阶段的信息系统涉及医院经济运行和医生、护士、检查科室、检验科等与患者医疗相关的多个环节，其中医疗电子数据涉及医嘱处理、病历记录、药品管理、检查、检验、监护等多个业务系统，这些系统在帮助医护人员完成业务工作的同时还充当医疗信息收集者的角色。

第二阶段的时间节点在 2010 年前后，是以电子病历为代表的发展阶段。在这一阶段各医院实现结构化电子病历的同时，还进行临床路径和各信息系统数据集成的研究工作，如形成电子病历系统（electronic medical record system，EMRS）、影像归档和通信系统（picture archiving and communication systems，PACS）、实验室（检验科）信息系统（laboratory information system，LIS）等。实现临床医疗数据的全流程管控，进而产生真实、全面、完整的患者电子健康档案和医疗记录。其核心价值是能够满足临床诊疗过程中的信息需求，可以为医生临床诊疗实践提供信息支持，以及为患者提供更全面的临床决策与诊疗服务。同时，产生的数据具有更高的科研价值，主要表现为具有医疗过程管理能力、电子化临床路径、闭环医嘱管理，以及部分医疗辅助决策支持系统的实施应用等。现今，尚有诸多医院的信息系统仍处于这一发展阶段。

第三阶段为部分医院已开始尝试并取得了一定成果的全面智能型医院信息化基础的构筑，主要内容是在数据集成的基础上搭建集成平台，以及在其基础上的各类数据中心和相关顶层应用的建设。这一阶段要完成全部信息系统数据在统一接口上的互联互通和综合利用，然后在覆盖医疗全流程的一致的数据基础上构建临床数据中心、管理数据中心、影像数据中心和区域数据中心等多种类型的数据中心，并且构建更多类型的内外网智能应用，更好地将集成的数据应用于临床诊疗辅助决策和科学研究，以及应用于医院指导经济运营和患者提高满意度。同时，这也为 HIS 数据在临床大数据研究中的应用提供了更好的契机和更宽广的平台。

二、HIS 的结构模块

当前以集成平台和数据中心为核心的医院数字化建设整体架构可分为三层，如图 3-1 所示。最底层是物理层，包括综合布线、机房建设、硬件建设等，物理层的建设是持续进行

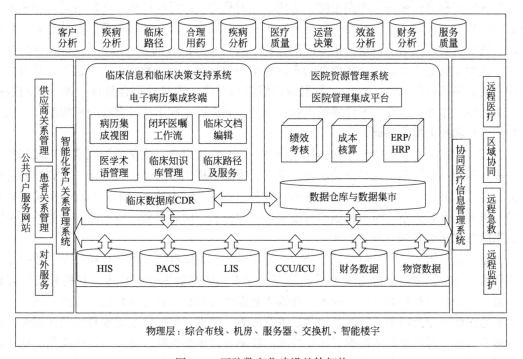

图 3-1　医院数字化建设整体架构

的，是所有信息系统的物理载体。物理层之上分为内网和外网两个部分：内网部分是医院信息系统的主体，主要包括底层的信息安全与管理平台，以及建立在之上的以数据交换平台为核心的各业务系统和临床信息系系统和协同医疗管理系统。最顶层是应用系统，包括数据分析与挖掘系统、临床科研一体化系统、专科数据库管理系统等。

数据集成平台处于架构核心地位，需要集成全部数据来源，解决全部信息孤岛问题。无论客户关系系统还是协同医疗系统都应该接口于该集成平台，并与各类数据中心、数据仓库及各应用系统交互数据。数据集成平台是其上层应用的基础，其建设首先要保证系统间信息交互的完备性、共享信息的一致性，提供数据完整性验证、提供交互反馈能力及交互数据存储能力，并对整个医院系统的数据字典管理、统一用户管理提供支持，进而实现提供各类功能的可视化管理软件。

信息安全与支撑平台处于基础地位。对于众多数据库系统和应用系统，一般利用现有的虚拟化平台将其部署到虚拟机中统一管理。内外网安全问题通过防火墙与网闸技术进行隔离，将放到外网上的数据按时更新到外网服务器并单独提取、独立使用，而系统安全与管理机制与集成平台统一建设。

医院的数据中心建设中我们更关注的是围绕医疗数据构建的临床数据中心的建设一般采用物理集中式的数据存储和管理，围绕患者组织和管理数据，重点关注各类临床数据。临床数据中心使用扩充的"业务数据库+临床文档库+影像库"混合架构模式随着电子病历应用程度深入而不断发展。由于要保证患者电子健康档案的完整性，患者全医疗周期的数据必须长期在线，其数据量十分庞大，且临床数据中心需要实时对外提供数据服务，因此还必须满足顶层应用的海量数据快速展示的需求。针对这种问题，可采用云计算的解决方法，将临床数据中心建设在一个分布式存储系统中，利用并行计算的高性能来解决医疗电子大数据应用的问题。

医院的数据仓库是一个面向主题、集成、相对稳定、能反映历史变化的各类医疗相关信息数据的集合。医院各类数据通过数据仓库工具进行抽取、转化和整理后，存储在数据仓库中以支持医院管理决策及科研分析等应用。建立数据仓库的目的是存放以主题方式组织的、经过二次加工的历史数据，这些数据的来源包括集成平台、临床数据中心，也可以是直接来自底层的业务系统数据库。将这些数据通过清洗和转换，构建成符合数据仓库要求的数据库，为医院成本核算和绩效考评等提供数据支持，并在此基础上构建多维分析模型，为顶层的数据分析和挖掘提供基础。

医院客户关系系统以数据仓库、数据挖掘、电子病历以及现代化通信技术、广域网技术为手段，构建医院智能化的客户关系服务平台，为患者提供即时性、个性化、全方位的医疗服务，也为医务工作者和管理者提供分析管理和决策的数据支持。该平台有利于医院建立和保持与患者的良好关系，深入挖掘和有效管理医疗资源，同时突破时空的限制，能够将医院为病患服务水平提升到一个新高度。

顶层智能应用建设主要包括数据分析与挖掘系统、临床科研一体化系统、专科数据库管理系统等。其中，数据分析与挖掘系统的深入探索与研究数据仓库技术、联机分析处理技术、数据挖掘技术和数据可视化技术，在临床数据中心与数据仓库和数据集市的基础上，对多年来的医院医疗及经济运行的各项数据进行收集、整理、钻取，建立起科学的数据模型和指标体系框架，通过最新的数据可视化技术和跨平台技术为医院各级人员提供决策支持；临床科研一体化系统探索和研究如何根据医院总体规划和各专科特点构建统一的临床科研数据库与前端应用，以期更好地达到临床科研统一规划、统一管理、统一应用的目的；专科数据库管理系统扩展临床科研一体化系统的基础架构，通过增加数据结构、开发专科应用系统等手段，实现既能满足专科特色的科研需要，又能提供科室个性化、精细化管理需要的专科管理系统。

可以看到，整个 HIS 的生态环境能够保证集成、全面、一致和安全的医疗信息数据的产生，这些数据是真实临床诊疗活动的记录，同时也是医疗科研人员从事临床大数据医药研究的宝贵财富。综合的利用这些 HIS 系统产生的数据是临床科学研究的重要内容，并将产生巨大的研究价值和丰硕的研究成果。

三、 HIS 数据在大数据临床研究中的应用

HIS 数据是诊疗活动过程中各类信息系统产生的所有数字、文字、图片、影像、视频等多种数据的总称。记录了患者的基本资料、健康摘要、既往史、体格检查信息、检查检验记录、检查影像数据、病案首页、病程记录、诊疗记录、医嘱记录、费用记录、用药记录、手术记录、诊断信息、随访信息、组织标本信息、生物信息等。这些信息一般在数据库中长时间保存。

HIS 在近 20 年的发展过程中积累了大量的医疗相关数据。HIS 数据产生于临床实践，但不同于临床试验数据，它没有预先的试验设计、纳入标准，事后的采集整理、评估评价，只是日常发生的临床事件和治疗过程的真实记录，比较客观地反映了临床实际情况。虽然 HIS 数据的生成和管理不像临床试验数据那样有严格的规范和明确的评价体系，但是也有其自身约束要求和管理规范，尤其是将一家医院或者多家医院甚至全国各地区的医院多年的数据整合在一起，形成海量的大数据，更是能为临床研究带来巨大的价值。可以说，随着 HIS 的不断发展，其产生的数据已经逐渐成为中医药临床大数据研究的重要内容。

HIS 的发展演变历史也是目前各级医院信息系统发展的不同水平和阶段。可以看到，在 HIS 发展的不同阶段，其数据都能够为临床大数据医药研究带来价值。首先，在初步满足医疗业务数字化、电子化的系统建设阶段，各医院构建了覆盖各医疗相关环节的联网的信息系统，形成了中心电子数据库。虽然各信息系统模块只是为了保证医疗业务的运行，各自相对独立，数据无法形成有效的整合，且缺乏结构化和标准化，但无论是病案首页信息或病案归档信息，还是电子医嘱和化验检查结果，以及一些经济指标数据，都可以作为各种临床试验效果的客观评价依据，成为临床试验结果的有益补充。以中成药上市后再评价为例，采集大量的相关 HIS 数据可以为上市后中成药临床使用的安全性、有效性和经济性的回顾研究提供数据，同时也可为前瞻性研究提供基础，对中医药临床大数据研究起到一定的促进作用。其次，在各信息系统模块进一步发展，构建结构化电子病历和初步的数据集成平台阶段，HIS 数据发挥的作用进一步凸显。电子病历的结构化将为临床研究提供更大量、更加标准化的病历信息，使得 HIS 可以提供给临床研究更加丰富的数据内容和更加完整的诊疗过程信息，从而丰富数据分析的维度和角度。而数据集成平台为数据的清洗、转换、提取提供了统一的数据接口和方法，使数据的采集更加安全、高效和便捷，在工具和方法上保证了数据的一致性和可用性。通过这两个层次的建设，可以提高 HIS 数据在科研中的产出效果，使 HIS 数据从临床研究的有益补充逐渐演变成为一种临床大数据研究的主要手段而发挥更大的作用。最后，在临床数据中心的建设阶段，由于科研数据集成是临床数据中心构建的目的之一，而临

床数据中心是基础研究与临床研究的重要技术载体，因此，这两方面的发展是相辅相成的。临床数据中心的数据是将所有相关信息系统标准化整合且经过严格的清洗验证之后的完整的、准确的、标准化的数据，可以方便地定制每个课题需要的所有信息。在这个阶段，HIS数据既可以包含基础医疗系统（病案管理、医护工作站、电子病历）产生的数据，又可以包含来自其他系统（专家系统、知识库），甚至包含来自互联网（客户关系系统、电子健康档案）的数据，还可以在广泛的数据来源基础上通过统计学和数据挖掘等技术产生新的数据和知识。可以说，此时HIS数据已经可以成为中医药临床大数据研究的独立研究领域，本身可以产生重要的研究成果。临床数据中心的建设是HIS数据为临床研究提供支持的最高阶段。

同时，横向来看，HIS各类系统产生的数据都可以为中医药临床大数据研究提供丰富的资源和内容。例如，病案管理系统可以提供病案首页和疾病手术编码等用以反映患者住院主要信息；医护工作站和药品管理系统可以提供医嘱执行情况用以反映患者用药执行情况；电子病历系统可以提供患者治疗过程信息；检验检查系统可以提供患者化验检查结果、电子胶片和报告单；体检系统可以将历次体检结果保存下来用以反映患者身体变化情况等。这些系统可以看作是基础医疗信息系统，其大部分数据都是临床科研需要的，因此可以将这些数据通过一定的处理提供给科研使用，从而避免手工重复录入，减少工作量，提高工作效率和准确性。而客户关系系统、电子健康档案系统、专科数据库系统、数据分析与挖掘系统等属于顶层应用，其中客户关系系统可以将患者随访等离院后的信息纳入HIS数据中，使得整个住院周期数据更加完整；电子健康档案系统包含了患者全部医疗相关信息的归纳、归档和整理，从而提供更加全面的数据；专科数据库系统除了通用的信息外还包含了专科专病特有的信息字段，使得针对某一专科或专病的数据更加个性化和专业化；数据分析与挖掘系统则将所有采集到的数据整合后统一建模和分析，可以发现更多的模式和知识。这些数据有些是临床科研需要的，可以直接提供给科研使用。而有些虽然不是必需的字段，但也可作为科研数据的有益补充，甚至成为某些科研结果的有力证明。而区域医疗应用则是更高层次的应用，它可以将某个范围或某个地区相关HIS系统连接起来，产生海量的医疗数据从而产生巨大的价值。以美国FDA的迷你哨点计划为例，其建立了一个覆盖几十家医疗机构和学术单位的分布式数据库来进行多种医疗产品的临床使用安全性主动监测和预警。可以预想，这样的一个系统必将极大地提高监测的及时性、准确性和自动化程度，并且为进一步的研究提供基础和实证。

四、HIS数据应用于大数据临床研究的问题

随着HIS系统的不断发展和完善，HIS数据对临床科研产生的重要价值逐步凸显，但怎样更好利用这些HIS数据是一个亟待解决的问题。HIS数据产生于临床实践，有信息系统的约束和完整性的验证，有良好的组织关系和存储结构，并且有专人管理和校对，可以说HIS数据是非常优质的临床大数据医药研究的数据来源。但是，我们还应该看到HIS数据有其不适合科研应用的特性，发现这些问题并解决它们是我们利用HIS数据进行临床研究的重要课题。

第一，HIS数据源具有多源异构性。在临床科研中，为了保证样本的数量或者地域分布的要求，需要把几家医院甚至全国各地多家医院的HIS数据集中起来，统一利用和分析。但

是由于每一家的 HIS 可能由不同的 HIS 开发商设计和研发，其数据结构、存储格式、基础字典定义等都大不相同，这无疑会对数据的整合和使用带来极大的难度。即使使用同一家医院的 HIS 数据，由于任何一家医院的 HIS 可能由几十上百个信息系统模块组成，其数据包括有来自医护工作站系统的医嘱、治疗和用药等信息，有来自收费和账务管理系统的费用和医疗保险等信息，有来自临床检查检验系统的医学影像、生化指标和诊断等信息，有来自监护系统的生命指征等信息，以及手术麻醉系统的相关信息等。这些系统也可能来自不同厂商，数据并不能直接互通互用，尤其是在大部分医院数据整合和数据中心建设还不完善的条件下，直接利用这些数据进行科研更不可能。因此，需要将多源异构的数据通过数据融合的手段有机地整合到一起。

第二，HIS 中存在大量半结构化和非结构化信息。临床日常诊疗活动产生的数据不仅包含由 HIS 系统生成的医嘱、用药、费用等结构化数据和由电子病历系统产生的医疗文书等半结构化数据，还包括由医务人员根据患者及家属口述或患者提供的诊疗历史记录、医务人员治疗过程中形成的文字记录，以及仪器检查或化验产生的数字、图片、影像、视频、声、光、电信号数据等非结构化数据，这些数据在临床科研中也有可能具有重要的使用价值。由于结构化、半结构化和非结构化数据混杂在一起，为数据的综合利用带来更大的困难。因此，需要将 HIS 产生的不同类型数据通过结构的标准化有机整合到一起。

第三，HIS 中存在不规范的数据。数据的不规范包括数据缺失、错误、重复、不一致、记录标准不统一等多种情况，普遍存在于临床诊疗产生的各类医疗数据中。其产生原因主要有以下五点：一是由于临床数据涉及范围广、内容丰富、关系复杂，且临床患者症状多样。因此，在医疗过程中不同的医务工作者对同一医学名词的记录会因人而异，使得有同样医学含义的数据无法直接整合到一起。二是我国医学标准工作滞后，很多医学名词没有标准化的名称，即使存在相应的标准，也可能由于各个医院自身管理原因对这些标准化名称进行部分修改，造成医院之间的数据字典无法通用。三是相对于结构化的病历模版来说，医务人员更愿意采用自由文本的方式来录入临床数据，尤其是剪贴、粘贴、复制功能，而且医务人员在记录临床信息时，也存在自由发挥的问题，都会造成数据的不规范。四是临床信息系统完整性和一致性验证功能有限，而临床诊疗活动相对复杂，信息系统无法规范每一步的数据录入过程，也会造成数据的不规范。五是存在数据事后修改现象，在临床数据记录结束一段时间后，由于某些原因造成记录的数据不准确或有问题，需要进行修改，在这个过程中很可能造成数据的前后不一致。不规范数据的存在是一个客观现象，对不规范数据的处理是临床大数据研究中始终面临的一个重要课题。因此，需要将临床诊疗活动产生的不规范的数据通过数据清洗的手段有机整合到一起。

第四，HIS 产生的数据也不能完全满足临床科研要求。因为临床诊疗和临床科研的目的不同，临床诊疗的数据录入和处理与临床科研的数据采集的要求也完全不同。临床治疗产生的是过程数据，以如何治疗患者为目的，而临床科研需要的是结果的统计数据，以寻找某种疾病或者用药的一般规律为目的。临床治疗时录入的数据不能完全满足临床研究的要求，而且由于医疗信息系统的设计和医疗技术的局限性，使 HIS 产生的信息无法涵盖临床科研需要的所有信息。因此，需要针对课题的不同需求，结合临床试验的内容并根据 HIS 数据的特点准确有效地加以利用。

第五，HIS 数据可能涉及伦理、法律隐私和管理政策问题。由于医学伦理的要求、法律法规的遵从、患者的隐私保护和医院管理的规定等问题，HIS 数据无论是在临床诊疗中生成时还是在临床科研中采集时都会受到一定的限制，有可能造成入库数据的不完整、不连贯或者不一致，使得 HIS 数据可利用性变差。因此，需要建立符合管理制度和要求的长效数据采集机制和符合伦理要求的数据加密手段。

综上所述，为了解决 HIS 数据在临床大数据研究中存在的问题，需要将采集到的 HIS 数据整合到一起，构建一个融合多源异构数据的、结构统一的、数据规范的、安全可靠的大型HIS 数据仓库。

第二节 大型 HIS 数据仓库的建立

一、数据仓库在临床大数据研究中的价值

数据仓库概念始于 20 世纪 80 年代，首次出现是在 Inmon 的《建立数据仓库》一书中。随着人们对大型数据系统研究、管理、维护等方面的应用不断完善和深入，为数据仓库给出了更为准确的定义，即"数据仓库是在企业管理和决策中面向主题、集成，与时间相关、不可修改的数据集合"。在医疗领域，大型 HIS 数据仓库是指基于 HIS 数据的应用数据仓库的概念和技术构建的面向临床科研和医疗管理主题、集成多源异构数据、随时间变化、相对稳定的数据集合。其定义中所谓主题，是指用户使用数据仓库进行分析和决策时所关心的重点目标，如医院管理中医院收支情况、收治情况、医疗指标等，临床科研中的某类药品上市后临床使用情况、某类疾病的治疗情况、治疗效果和比较效益分析等。所谓面向主题，是指HIS 数据仓库内的信息是按分析主题进行组织的，而不是按照业务系统那样按照功能流程进行组织的。所谓集成，是指数据仓库中的信息不是从各个业务系统中简单抽取出来的，而是将有关联的各系统中的 HIS 数据进行一系列加工、整理和汇总的过程，因此，数据仓库中的信息是关于整个 HIS 数据的一致的全局信息。所谓随时间变化，是指数据仓库内的信息不仅反映各类数据的当前状态，而且记录了从过去某一时点到当前各个阶段的信息快照。通过这些信息，可以对企业的发展历程和未来趋势做出定量分析和预测。而信息本身相对稳定，是指一旦某个数据经过前期处理进入数据仓库以后，一般很少进行修改，更多的是对信息进行多维度的查询操作。HIS 数据仓库的重点与要求是能够准确、安全、可靠地从各类 HIS 数据库中取出数据，经过加工转换成有规律的信息之后，再供管理人员进行分析使用。

大型 HIS 数据在临床大数据的研究中具有重要价值，而其作用的发挥需要一个统一的HIS 数据仓库提供数据基础。数据仓库的建设并没有严格的数据理论基础，也没有成熟的基本模式，通常按其关键技术分为数据的抽取、存储与管理以及数据的分发利用三个基本方面。在大型 HIS 数据仓库构建和使用过程中，需要针对 HIS 数据在临床大数据研究中的难点和挑战，解决好这三个基本方面的关键技术问题，使得 HIS 数据能够应用于临床大数据的研究，更好地满足临床科研的需要。数据仓库的构建需要达到以下三个方面的目标。

第一，要解决 HIS 数据整合应用的问题。为了使 HIS 数据更好地应用于临床科研，首先，要将多源异构的 HIS 产生的数据融合起来，建立统一的数据模型进行存储管理；其次，对不同数据的结构进行标准化对照，将其统一到数据模型要求的数据结构之中；再次，对不同数据的内容进行清洗、融合和标准化，将其统一到数据模型要求的数据字典之中；最后，

构建统一的数据采集机制和数据加密机制，将 HIS 数据的采集、清洗、转换和存储有机地整合起来，形成一个更大规模的 HIS 数据仓库，以便数据的进一步分发利用。

第二，要解决数据仓库总体设计问题。HIS 数据仓库只是概念，没有具体的解决方案，需要根据具体情况自行设计开发。大型 HIS 数据仓库的建立需要一整套系统化、工程化的方法，对数据的采集、清洗、整合、更新等处理过程建立一个总体的管理和控制机制，使得数据的准确性、一致性、安全性得到充分的保证。整体过程要求可重复利用并能使人与机器协同工作，达到数据处理效率的最大化。

第三，要解决大数据背景下的数据处理问题。大数据是传统数据库或数据处理技术不能处理的既大又复杂的数据集合。一定规模的 HIS 数据仓库符合这个大数据的条件，但和一般意义的大数据又有不同。大数据具有四个特点：规模大、速度快、价值低和形式多样。而大型 HIS 数据仓库的特点可以相应地总结为：规模大、批量更新、价值高和结构化要求高。规模大即数据量巨大且不断增长，要求数据仓库的处理速度和扩展性要好，不能随着数据规模的不断增大响应时间过长或者性能明显下降；批量更新即数据经常是分次大批量的产生，要求数据仓库系统具有很好的"时间戳"管理机制，保证更新的批量数据的准确性和一致性；价值高即数据仓库的所有数据都有其存在价值，这点是其与传统大数据的最大区别，即要求必须保证每条入库数据的质量；结构化要求高即无论数据源是结构化数据还是半结构化或无结构的数据，最终形成的数据仓库包含的是结构清晰、定义明确一致且符合课题要求的数据，要求必须能够很好地处理多源异构数据。

二、数据仓库对 HIS 的要求

实现 HIS 数据仓库的建设目标对医院的 HIS 数据提出了要求。可用于数据仓库构建的 HIS 数据可以来自：临床信息系统（clinical information system，CIS）、医学影像系统（picture archiving and communication systems，PACS）、实验室信息系统（laboratory information system，LIS）、结构化电子病历（electronic medical records，EMR）、临床数据中心（clinical document repository，CDR）、临床科研系统（clinical research system，CRS）等多种类型的信息系统。无论来自何种系统，都必须达到相应的完整性、结构化、一致性和准确性的要求才可入库。

完整性要求：完整性验证主要是对采集的 HIS 数据进行关联验证，保证重点信息和主要项目无缺失，例如，对于要求具有完整临床诊疗信息的科研项目而言，有病案信息无医嘱，或有医嘱无诊断信息等数据条目都应视为不合格数据，在无法再次获得完整数据的情况下应予以剔除。

结构化要求：虽然数据的采集可以包括半结构化和非结构化的数据，但不同的仓库构建需求会对 HIS 数据的结构化提出要求，某些非结构化数据可能无法整合入库。例如，某些医院的检验数据没有使用 LIS，因此就可能无法与其他医院的数据进行融合；再如，某些临床病历数据是文本数据，也无法与结构化的电子病历集成分析。

一致性要求：主要包括三个方面。一是关联一致性，即采集的各个数据表需要有键值关联且关联性必须正确；二是语义一致性，即来自不同系统的相同实体必须能够正确识别，保证无歧义；三是时空一致性，即数据的前后连续性，尤其是在更换过系统的医院，升级换代前后存储在不同数据库中的数据必须一致。

准确性要求：HIS 中不可避免存在一定量的错误数据（包括数值错误、单位错误、录入错误、格式错误、系统错误等）、异常数据、缺失数据、重复数据、偏倚与混杂数据。准确性要求将这些错误控制在一定范围之内，数据入库之前要进行准确性和合理性验证。准确性验证主要是利用数据清洗技术对问题数据进行过滤和修正，合理性验证则是对数据逻辑问题进行查找和修正。无法处理的数据要整体剔除，重要数据要追溯来源，将相关数据更新后再进行验证。

三、数据仓库的建设方案

（一）HIS 数据仓库的总体建设方案

HIS 数据仓库的构建主要完成多家医院 HIS 数据的抽取、转换、加载与整合，并根据需要形成多个专题子数据仓库供研究使用。在这个过程中需要解决一系列的具体问题。首先，需要设计通用的数据采集方案，将数据采集形成标准的工程化方法，以便于统一部署实施。其次，要实现多家医院数据集中、数据共享，必须使用统一的标准，并执行实际可操作的整合方案，这是实现医疗信息资源数据集成的前提，因此，需要设计标准化的数据整合技术，完成数据的融合。最后，还需要在融合数据的基础上构建统一的数据仓库，数据仓库的构建要考虑后继 HIS 数据的入库和现有 HIS 数据的增量更新，同时，还要考虑如何更好地利用数据仓库的数据来满足不同研究的需要，这也需要一个把这些过程统一起来的工程化方法。下面分别介绍大型 HIE 数据仓库构建的数据采集、数据标准化、数据仓库构建和分发利用的方法。

（二）数据的采集

数据的采集就是一个数据的抽取–转换–加载（extract-transform-Load，ETL）过程。为了得到高质量的数据，必须对抽取出来的原始数据做一系列复杂转换处理，最后才能装载到数据仓库中。数据采集过程的实现有多种方式，既可以在 HIS 上建立分布式采集系统在线采集和上传或每隔一段时间批量采集离线上传，还可以由科研人员使用采集软件根据课题需要到医院进行数据采集再集中起来建立数据仓库。实现 ETL 过程的效率和质量很大程度上决定了数据仓库构建的效率和质量。目前，研究 ETL 过程强调 ETL 系统的可扩展性和灵活性，对于如何创建可复用的标准化的 ETL 过程的研究则很少。如何在一系列相似或相近的 ETL 过程中发现其共同特征、知识和需求，从而抽象出一个通用的数据采集过程模型，使得 ETL 过程可以在这些项目中被反复使用而无须修改或少量修改，大幅度提高实现 ETL 过程的效率，从而提高数据仓库构建的效率，是实现数据采集的一个重要课题。

（三）数据的标准化

HIS 数据仓库构建过程的重点在于标准化，采集到的 HIS 数据只有通过标准化的过程才能形成统一的数据源进入数据仓库。数据标准化按内容可以分为数据字典规范化和结构标准化：数据字典的规范化是指研究者根据需要预先确定数据标准，比如采用医保规定定义费别、药典定义药品名称、ICD-10 定义诊断名称等，然后将各家医院的 HIS 数据的字典表（例如费别字典、药品名称字典、诊断名称字典等）统一对照到这些数据标准中，使得同一事物对象具有相同的名称；结构标准化是指将各家医院数据表的字段结构统一对照到课题规定的数据表的字段结构，使得各家医院的同一个数据表可以直接融合到一起。数据标准化按方式可以分为手工标准化、自动标准化和人机结合的标准化。手工标准化是指由科研人员对需要标准化的数据字典、结构与课题定义的标准数据规范进行对照，然后通过系统的 ETL 过程将数据整合；自动标准化是指按照数据清洗技术建立自动化的系统，在系统中预先定义各种数据清洗规则和对照转换规则，然后再由 ETL 过程将数据整合；人机结合则是将以上两种方式结合起来，在自动标准化的步骤中，增加领域专家参与的过程，通过多级人机交互迭代完成整个对照转换过程，这个过程可以采用数据挖掘的主动学习技术或者群体计算技术，这种方式可以更好地保证数据仓库的准确性和一致性，是目前主要的数据标准化方法。

（四）数据仓库的构建

HIS 数据仓库是在数据标准化的基础上，按照统一的数据结构和数据字典将所有融合后的事实表（存储医疗数据的表）的数据经过再次的 ETL 过程处理后形成的包含各采集医院全部信息的数据一致、结构标准的数据仓库，它具有统一的数据结构和标准化的数据字典，可以支持数据来源分析、总体和明细数据分析以及排查错误分析等应用。由于数据量巨大，HIS 数据仓库存储可以在云计算平台上进行，同时其应用也可以采用服务的方式通过云计算平台发布。数据仓库的构建和可以结合领域知识库，通过涵盖广泛相关医药知识的知识库扩展数据仓库的表达能力和增强其推理能力，使得数据仓库的应用更加智能化。

（五）数据的分发利用

因为 HIS 数据仓库数据量巨大，在实际课题过程中可能某阶段只需要其中部分数据，但会对数据标准化的粒度的层次提出不同要求，因此，需要根据课题需求研发导出工具把 HIS 数据仓库进行进一步分解、标准化和定制化，从而导出为符合具体需求的关系型数据库或子数据仓库的形式进行分发利用。

四、建设数据仓库的主流与前沿技术

（一）云计算技术

云计算是分布式计算、并行计算、效用计算、网络存储、虚拟化、负载均衡、热备份冗余等传统计算机和网络技术发展融合的产物。云计算有多种定义，现阶段广为接受的是美国国家标准与技术研究院给出的定义：云计算是一种按使用量付费的模式，这种模式提供可用的、便捷的、按需的网络访问，进入可配置的计算资源共享池（包括网络、服务器、存储、应用软件、服务），这些资源能够被快速提供，只需投入很少的管理工作，或与服务供应商进行很少的交互。

云计算包括以下几个层次的服务：基础设施即服务、平台即服务和软件即服务。所谓基础设施即服务，是指消费者通过网络可以从完善的计算机基础设施获得服务，例如硬件服务器租用。所谓平台即服务，是指将软件研发的平台作为一种服务，以服务的模式提交给用户，例如软件的个性化定制开发。所谓软件即服务，是指一种通过网络提供软件的模式，用户无须购买软件，而是向提供商租用基于 Web 的软件，来管理企业经营活动，例如基于互联网办公自动化系统。

云计算从其诞生之日起就以其在网络时代的无与伦比的优势得到迅速发展，其对健康领域的影响也日益巨大。云计算能够提供海量数据存储能力和强大的计算能力，并且提供方便快捷的软件服务，可以将所有软硬件都作为云端服务提供，使用户的需求得到最好的匹配。基于海量数据处理的 HIS 数据仓库可以采用云计算的模式：首先，将 HIS 数据仓库数据向云端迁移，可以方便团队成员在网络内快速获取与管理所需要的数据。其次，云计算为将数据从集中管理中分离出来提供了技术可能，使用云计算技术可以很方便地将数据库服务器从信息中心中转移出来，医疗信息服务与医疗服务流程的分离将帮助降低医疗及科研机构的信息化维护成本，也为数据的共享和安全提供了技术与模式上的保障。最后，基于云计算技术的医学科研应用，能够通过在云端数据的分析挖掘将所提供的服务变得更加个性化、智能化。在云计算的支持下，团队成员将更加方便地订阅和发布各种需要的数据，将数据定制和数据分析定义成云服务的形式以提供和优化科研实践。

（二）领域知识库技术

这里的领域知识库是指在中医药范围内所有相关概念、实体、关系、公理，以及建立其上的推理系统的集合。通过知识库可以完整地描述该领域的事实数据。在基于 HIS 数据的中医药临床大数据研究过程中，无论在 HIS 数据的清洗整理方面，还是在分析与挖掘方面，中医药领域知识库都能发挥重要的作用。

中医药领域知识库可以规范 HIS 数据的清洗和整理过程，知识库中存有药品或诊断等信息的标准名称，在数据的清洗过程中可以自动地对 HIS 中临床使用的药品或者病案归档中的疾病诊断进行自动的匹配和对照，实时发现数据的问题和错误，并能在一定程度上进行修正，结合众包等人机结合技术，可以高效、准确地完成数据清洗和标准化的任务。

中医药领域知识库本身就具有推理机制，可以有效地辅助 HIS 数据的分析和挖掘过程。HIS 数据具有流程性，是对临床工作流程数据的记录，内容比较单一，结构相对简单，没有复杂的维度和关系，提供分析的能力较弱。中医药领域知识库能够扩展 HIS 数据的内涵与外延，可以建立起一整套包括药物、诊断、适应证、检查化验、文献、医学常识等知识在内的体系结构和关系网络，通过将这些医药的知识、常识和经验结构化后与 HIS 数据相关联，可以有效地提出很多新的分析与挖掘的模式。比如中药"十八反""十九畏"可以和临床合理用药相关联，对临床用药的合理性做出比较分析。另外，一些普通知识也可以为 HIS 数据提供分析角度，比如一年内的节气数据和温度、湿度数据都可以为某些疾病的发生和药品的使用提供证据，将这些数据相关联可以发现更多有价值的模式。

（三）群体计算技术

群体计算是人群与计算机群协作的一种计算模型，它通过整合网络上大量用户和计算资源来处理现有计算机很难完成的复杂任务。众包通过志愿者利用他们的空余时间提供解决方案，是群体计算的一种主要工作方式，是互联网带来的一种组织劳动力的全新方式。"计算机与人类协同工作"是众包模式的精髓所在。近些年众包模式已经被公认为是一种很好的解决问题的方法，并且开始挑战数据挖掘的工作。众包已经逐渐应用于科学研究的训练和测试阶段，并且在学术和工业的相关评测方面广泛应用。纵观众包在研究领域的应用，我们并不需要利用众包替我们做全部的工作，而更多的是把它作为科学实验的一种辅助手段。

在前文提及的 HIS 数据的清洗与规范化过程中，有很多工作需要人来参与，比如数据的清洗、对照与标准化工作。以前我们都是找相关领域的工作人员或学生进行数据的标准化，工作量大，存在大量的重复劳动，并且缺少有效的正确性验证。众包系统针对这三个方面进行设计，首先通过自动匹配将已有的对照关系和计算机能够自动识别的对照关系应用到新的任务中，完成自动化的对照和规范化过程；然后开始人工匹配的过程，众包系统会利用推理系统在后台完成由已知数据推理得到的全部匹配关系的工作，并根据任务的规模、成本预算和计算复杂度动态生成需要人工参与的任务并且在网上进行分发；最后，众包系统对用户反馈的结果数据进行统一的存储以备再次利用，避免重复劳动，并且可以自动验证匹配结果的正确性。

参考文献

［1］ 薛万国，李包罗.临床信息系统与电子病历［J］.中国护理管理，2009，9（2）：7-80.

［2］ 安继业，薛万国，史洪飞.临床数据中心构建方法探讨［J］.中国数字医学，2008，3（10）：13-16.

［3］ Platt R，Carnahan RM，Brown JS，et al. The U. S. Food and Drug Administration's Mini-Sentinel program：status and direction［J］. Pharmaco epidemiol Drug Saf，2012，21（Supplement S1）：1-8.

［4］ W. H. Inmon. Building the Data Warehouse，4th Edition［M］. NY，USA：Wiley Publishing Inc，2005.

［5］ 冯建红，李国良，冯建华.众包技术研究综述［J/OL］.计算机学报，2014.

第四章　临床大数据的处理与分析

第一节　数据预处理

随着信息时代的来临，人类在各种领域中面临着越来越多的数据信息，并且，这些数据的规模还在以惊人的速度不断增长。因此，如何获取蕴藏在这些数据中的有价值信息，如何对其进行更高层次的分析，以便更好地利用这些数据来提高工作效率和生活质量，变得越来越重要。为了达到这个目的，人们开始致力于从海量数据中进行知识挖掘的研究。在此背景下，数据分析与挖掘应运而生。目前，它已成为计算机科学研究中一个十分活跃的前沿领域，并在市场分析、金融投资、医疗卫生、环境保护、产品制造和科学研究等许多领域获得了广泛的成功应用，取得了十分可观的社会效益和经济效益。

传统中医药数据系统的数据管理方法可以高效地实现数据的录入、查询、统计等功能，但无法发现数据中潜在的、有用的关系和规则。为了挖掘数据背后隐藏的知识，解决数据爆炸但知识贫乏的问题，进而为中医药临床诊疗服务，领域专家和行业科研工作者正努力寻求各种新方法和技术，以便使数据能够转化成有用的信息和知识。众所周知，中医药数据库中往往存在冗余数据、缺失数据、不确定数据和不一致数据等诸多情况，这些数据已成为发现知识的一大障碍。因此，在从大型 HIS 数据系统中挖掘有价值信息之前必须对数据进行预处理。

一、数据预处理的必要性

数据挖掘的对象是来自临床诊疗临床大数据的海量且各种各样的数据信息，但这些数据信息往往具有多样性、不确定性、复杂性等特点，会导致我们采集的临床大数据原始数据比较散乱，不符合挖掘算法进行知识获取研究所要求的规范和标准。临床大数据的数据主要具有以下特征：

（一）不完整性

不完整性指的是数据记录中可能会出现有些数据属性的值丢失或不确定的情况，还有可能缺失必需的数据。这是由于系统设计时存在的缺陷或者使用过程中一些人为因素所造成的。比如 HIS 数据中有个别患者的问诊时间为空，这是由于输入原因造成的。其他一些相关数据没有记录可能是由于录入者对属性的理解错误，或者设备故障等原因造成的。

（二）含噪声

含噪声指的是数据具有不正确的属性值，包含错误或存在偏离期望的离群值。产生的原因有很多。比如收集数据的设备可能出故障，在数据输入时出现人或计算机的错误，数据传输中也可能出现错误。HIS 中不正确的数据也可能是由命名约定或所用的数据代码不一致，或输入字段（如时间）的格式不一致而导致的。实际使用的系统中，还可能存在大量的模糊信息，有些数据甚至还具有一定的随机性。

（三）杂乱性

杂乱性，又称为不一致性，大型 HIS 数据是从各个医院实际应用系统中获取的，由于各应用系统的数据缺乏统一标准的定义，数据结构也有较大的差异，因此，各系统间的数据存在较大的不一致性，往往不能直接拿来使用。同时来自不同的应用系统中的数据由于合并还普遍存在数据的重复和信息的冗余现象。

由上，我们可以看出，存在不完整的、含噪声的和不一致的数据是大型的、临床大数据数据库或数据仓库的共同特点。一些比较成熟的数据挖掘算法对其处理的数据集合一般都有一定的要求，比如数据完整性好、数据的冗余性少、属性之间的相关性小。然而，各个医院实际应用系统中的数据一般都不能直接满足数据挖掘算法的要求。因此我们有必要进行数据挖掘前的数据预处理。

数据预处理就是在对数据进行数据挖掘前，先对原始数据进行必要的清理、选样、集成、变换和归约等一系列的处理工作，使之达到挖掘算法进行知识获取研究所要求的最低规范和标准。通过数据预处理工作，我们可以完善残缺的数据，纠正错误的数据，去除多余的数据，挑选出所需要的目标数据并且进行数据集成，转换不适合的数据格式，还可以消除多余的数据属性，从而达到数据类型相同化、数据格式一致化、数据信息精练化和数据存储集中化。总而言之，经过预处理之后，我们不仅可以得到挖掘系统所要求的数据集，使数据挖掘成为可能，而且，还可以尽量地减少挖掘系统所付出的代价和提高挖掘出的知识的有效性与可理解性。

大量的实践证明，在整个数据挖掘过程中，数据预处理所占的工作量达到了整个工作量的 60% 至 80%，而后续的挖掘工作只占整个工作量的 10% 左右。经过数据预处理，不仅可以节约大量的时间和空间，而且得到的挖掘结果能更好地起到决策和预测作用。

二、如何进行数据预处理

行业内有一句著名的俚语，"垃圾入，垃圾出"（garbage in，garbage out）很适合这种情况。高质量的数据和有效的技术一样，决定着整个工作的效果好坏。如果进行挖掘的算法是基于这些"脏"数据的，那么挖掘效果会受到噪声的干扰而产生偏差。因此，采用数据预处理技术，对数据库中的数据进行处理，清除虚假无用的数据是进行有效数据挖掘的基础。

（一）数据预处理方式和阶段

一般地，数据预处理方式可分为四种：

1. 手工实现，通过人工检查，只要投入足够的人力、物力、财力，也能发现所有的错误，但效率较低，在大数据量的情况下，这种方式几乎是不可能的。

2. 通过专门编写程序，这种方法能解决某个特定的问题，但不够灵活，特别是在清理过程需要反复进行（一般来说，数据清理一遍就达到要求的很少）时，导致程序复杂，清理工作量大。而且这种方法也没有充分利用目前数据库提供的强大数据处理能力。

3. 解决某类特定应用域的问题，如根据概率统计学原理查找数值的记录，对患者姓名、联系地址、邮政编码等进行清理。

4. 与特定应用领域无关的数据清理，这一部分的研究主要集中在清理重复的记录上，如Green Hills Software公司面向医疗器械行业应用领域开发的INTEGRITY系统。

这四种实现方法，后两种因其更具通用性和较大的实用性，引起了越来越多的关注。但是不管哪种方法，大致都由以下三个阶段组成，即：数据分析和定义错误类型-搜索-识别错误记录，以及修正错误。

（二）数据预处理过程

当今临床大数据中的数据库极易受噪声数据、遗漏数据和不一致性数据的侵扰，因为数据库太大，常常多达几百吉字节（GB），甚至更多。我们更关注的问题是如何预处理数据，提高数据质量和挖掘结果的质量，使挖掘过程更加有效和更容易。可喜的是，目前已有大量数据预处理技术可供参考。譬如数据清理可以去掉数据中的噪声，纠正不一致；数据集成将数据由多个源合并成一致的数据进行存储（如数据仓库或数据立方）；使用规范化的数据变换可以改进涉及距离度量的挖掘算法的精度和有效性；数据归约可以通过聚集、删除冗余特征或聚类等方法来压缩数据。这些数据处理技术在数据挖掘之前使用，可以大大提高数据挖掘模式的质量，降低实际挖掘所需要的时间。图4-1总结了数据预处理的具体过程。

数据清理：如填补缺失数据、消除噪声数据等。数据清理就是通过分析"脏数据"的产生原因和存在形式，利用现有的技术手段和方法去清理"脏数据"，将"脏数据"转化为满足数据质量或应用要求的数据，从而提高数据集的数据质量。如利用实验室指标开展药物或疾病评价时，某些患者的记录可能超出正常范围数十倍或数百倍，此种情况可能由于患者特殊状态而出现，但是由于此种记录会导致数据分析出现偏差，因此需要对其清理后再进行分析。

数据选样：是从数据集中选取部分数据，用于数据分析。在统计学中，数据选样经常用在数据准备阶段和最终的数据分析。如利用医疗电子数据开展药物评价或者疾病评价时，从数据仓库中选择全部使用某种药物的患者或者患有同一种疾病的患者。

数据集成：将所用的数据统一存储在数据库、数据仓库或文件中形成一个完整的数据集，这一过程要消除冗余数据。如从多家医院信息管理系统中提取使用某种药物和患有某种疾病的患者信息进行整合，并存储在数据仓库中，形成药物-疾病数据集，便于分析某药物对特定疾病的疗效。

数据转换（也称作数据变换）：主要是对数据进行规格化（normalization）操作，如将数据值限定在特定的范围之内。对于某些挖掘模式，需要数据满足一定的格式，数据转换能把原始数据转换为挖掘模式要求的格式，以满足挖掘的需求。如利用 HIS 数据开展药物剂量分析时，由于各医院 HIS 中对于药物剂量记录方式不同或记录错误，可能造成同一种药物出现多种剂量，甚至与真实剂量相差甚远的记录，此时需要对数据进行转换，去除异常数据，限定可信任的分析范围。

数据归约：把那些不能够刻画系统关键特征的属性剔除掉，从而得到精炼的并能充分描述被挖掘对象的属性集合。对于需要处理离散型数据的挖掘系统，应该先将连续型的数据离散化，使之能够被处理。仍以利用医疗电子数据进行药物或疾病分析为例，在进行人口学特征分析时，由于数据取自中国的医院，多数患者国籍为中国，且对药物评价或疾病评价不能起到关键作用，那么在分析前可将"国籍"这一变量剔除，仅保留与药物或疾病评价有关的变量。

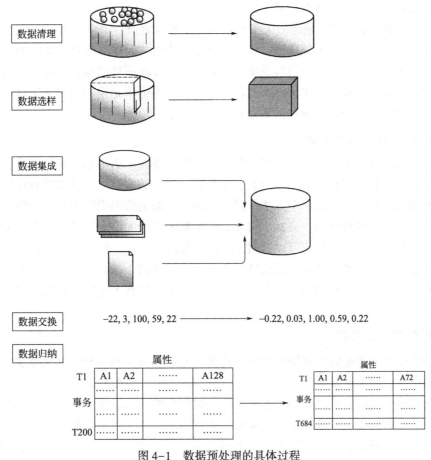

图 4-1　数据预处理的具体过程

三、数据清理

临床大数据的数据一般是不完整的，含噪声的和不一致的。数据清理的工作是试图填充空缺的值、识别孤立点、消除噪声、清除数据中的不一致等。这是数据准备过程中最花费时间、最乏味，但也是最重要的步骤。下面逐一说明数据清理采用的方法。

（一）缺失数据的处理

缺失值指的是现有数据集中某个或某些属性的值是不完全的。缺失值产生的原因多种多样，主要分为机械原因和人为原因。机械原因是由于机械故障导致的数据收集或保存失败造成的数据缺失，比如数据存储失败、存储器损坏或机械故障导致某段时间数据未能收集（对于定时数据采集而言）。人为原因是由于人的主观失误、历史局限或有意隐瞒造成的数据缺失，比如在市场调查中被访人拒绝透露相关问题的答案，或者回答的问题是无效的，数据录入人员失误漏录了数据等。

缺失值从缺失的分布来讲可以分为完全随机缺失，随机缺失和完全非随机缺失。完全随机缺失（missing completely at random，MCAR）指的是数据的缺失是随机的，数据的缺失不依赖于任何不完全变量或完全变量。随机缺失（missing at random，MAR）指的是数据的缺失不是完全随机的，即该类数据的缺失依赖于其他完全变量。完全非随机缺失（missing not at random，MNAR）指的是数据的缺失依赖于不完全变量自身。

当前有很多方法用于缺失值清理，可以粗略地分为两类：删除存在缺失值的个案和缺失值插补。第一类方法最简单，并且容易实现，常用的是删除属性或实例，这种方法通过删除含有不完整数据的属性或实例来去除不完整数据。第二类方法是采用填充算法对不完整数据进行填充，大多是通过分析完整数据来对不完整数据进行填充。

1. 删除含有缺失值的个案

删除含有缺失值个案的方法主要有简单删除法和权重法。简单删除法是对缺失值进行处理的最原始方法。它将存在缺失值的个案直接删除。如果数据缺失问题可以通过简单的删除小部分样本来达到目标，那么这个方法是最有效的。当缺失值的类型为非完全随机缺失的时候，可以通过对完整的数据加权来减小偏差。把数据不完全的个案标记后，将完整的数据个案赋予不同的权重，个案的权重可以通过 Logistic 或 Probit 回归求得。如果解释变量中存在对权重估计起决定行因素的变量，那么这种方法可以有效减小偏差。对于存在多个属性缺失的情况，就需要对不同属性的缺失组合赋予不同的权重，这将大大增加计算的难度，降低预测的准确性。

2. 可能值插补缺失值

它的思想是以最可能的值来插补缺失值比全部删除不完全样本所产生的信息丢失要少。在数据挖掘中，面对的通常是大型的数据库，它的属性有几十个甚至几百个，因为一个属性值的缺失而放弃大量的其他属性值，这种删除是对信息的极大浪费，所以产生了以可能值对缺失值进行插补的思想与方法。常用的插补方法有均值插补、利用同类均值插补、极大似然估计方法和多重插补方法。均值插补是根据统计学中的众数原理，用该属性的众数（即出现频率最高的值）来补齐缺失的值。同类均值插补的方法属于单值插补，它用层次聚类模型预测缺失变量的类型，再以该类型的均值插补。极大似然估计（maxlikelihood，ML）方法比删除个案和单值插补更有吸引力，它有一个重要前提：适用于大样本。有效样本的数量足够以保证 ML 估计值是渐近无偏的并服从正态分布。但是这种方法可能会陷入局部极值，收敛速度也不是很快，并且计算很复杂。多重插补（multiple imputation，MI）又称多值插补，其思想来源于统计学中的贝叶斯估计，认为待插补的值是随机的，它的值来自已观测到的值。具体实践上通常是估计出待插补的值，然后再加上不同的噪声，形成多组可选插补值。

根据某种选择依据，选取最合适的插补值。

以上四种插补方法，对于缺失值的类型为随机缺失的插补有很好的效果。两种均值插补方法是最容易实现的，也是以前人们经常使用的，但是它对样本存在极大的干扰，尤其是当插补后的值作为解释变量进行回归时，参数的估计值与真实值的偏差很大。相比较而言，极大似然估计和多重插补是两种比较好的插补方法，与多重插补对比，极大似然缺少不确定成分，所以越来越多的人倾向于使用多重插补方法。

（二）异常数据的处理

所有记录中如果一个或几个字段间绝大部分遵循某种模式，其他不遵循该模式的记录就可以认为是异常的。例如，在 HIS 数据库中，如果一个整型字段 99% 的值在某一范围内（如0~1），则剩下的1%的记录（该字段值>1 或<0）可认为是异常。最容易发现的是数值异常（特别是单一字段的数值异常），可用数理统计的方法（如平均值、值域、置信区间等）。下面介绍几种发现异常的方法：

1. 基于统计学的方法

这种方法可以随机选取样本数据进行分析，加快了检测速度，但这是以牺牲准确性为代价的。

2. 基于模式识别的方法

基于数据挖掘和机器学习算法来查找异常数据，主要牵涉关联规则算法。

3. 基于距离的聚类方法

聚类分析是一种新兴的多元统计方法，是当代分类学与多元分析的结合。聚类分析是将分类对象置于一个多维空间中，按照它们空间关系的亲疏程度进行分类。通俗地讲，聚类分析就是根据事物彼此不同的属性进行辨认，将具有相似属性的事物聚为一类，使得同一类的事物具有高度的相似性。这也是数据挖掘的算法，这类算法基于距离聚类来发现数据集中的异常值。

4. 基于增量式的方法

如果数据源允许，我们可以采取随机的方法获取元组。元组是计算机数据结构里的概念，是用来存储稀疏矩阵的一种压缩方式，形如 $[(x,y),z]$ 的集合我们称之为一个三元组。我们可以给异常检测算法输入一个随机元组流，一些异常检测算法对这种输入可以使用增量、统计学方式发现更多的异常。实践中可以从数据源中获得元组，然后转换之后作为异常检测算法的输入。

在发现异常之后，我们要对异常做进一步的清理工作。异常的清理过程主要统分为六个步骤：①元素化（elementing）：将非标准的数据，统一格式化成结构数据；②标准化（standardizing）：将元素标准化，根据字典消除不一致的缩写等；③校验（verifying）：对标准化的元素进行一致性校验，即在内容上修改错误；④匹配（matching）：在其他记录中寻找相似的记录，发现重复异常；⑤消除重复记录：根据匹配结果进行处理，可以删除部分记录，或者多个记录合并为一个更完整的记录；⑥档案化（documenting）：将前5个步骤的结果写入元数据存储中心。这样可以更好地进行后续的清理过程，使得用户容易理解数据库以及更好地进行切片、切块等操作。

（三）重复数据的处理

在构造数据仓库的过程中，需要从各种数据源导入大量的数据。理想情况下，对于临床大数据中的一个实体，数据库或数据仓库中应该只有一条与之对应的记录。但在对不同种类信息表示的多个数据源进行集成时，由于实际数据中可能存在数据输入错误，格式、拼写上存在差异等各种问题，导致不能正确识别出标识同一个实体的多条记录，使得逻辑上指向同一个临床大数据的实体，在数据仓库中可能会有多个不同的表示，即同一实体对象可能对应多条记录。例如，HIS 中有两条记录除了日期字段不同（分别为 2009/08/02，20009/08/02），其他都相同，我们有理由相信这是由于人工录入误将 2009 写成 20009，最终认为两条记录是重复记录。

重复记录会导致错误的挖掘模式，因此有必要去除数据集中的重复记录，以提高其后挖掘的精度和速度。每种重复记录检测方法都需要确定是否有两个及以上的实例表示的是同一实体。有效的检测方法是对每一个实例都与其他实例进行对比，从而发现重复实例。然而，这种方法虽然效果最好，但其计算复杂度为 $O(n^2)$（n 为数据集中的记录数），对于大型的数据库系统而言，这种方法效率不高，并且费时费力，在现实中一般不采用此方法。

目前常用的另外一种检测方法是比较记录的各对应属性，并计算其相似度，再根据属性的权重，进行加权平均后得到记录的相似度，如果两条记录相似度超过了某一阈值，则认为两条记录是匹配的，否则，认为是指向不同实体的记录。检测这种语义相同，而表现形式不同的记录是数据预处理的一项重要任务，也是目前研究最多的内容。而对于检测出的重复记录，通常可采用两种处理思路：把一种作为正确的，删除其他重复的记录；或者综合所有的重复记录，从而得到更完整的信息。

（四）不一致数据处理

不一致数据是指存在一些数据对象，它们不符合数据的一般模型，与数据的其他部分不同或不一致。一般地，这样的数据对象被称为孤立点。例如，在 HIS 数据库中，如果一个人的年龄为 999，这种情况可能是对未记录的年龄的缺省设置所产生的，我们认为这个人的年龄是个孤立点。另外，孤立点也可能是固有的数据可变性的结果。例如，某医院的科室主任的工资自然远远高于医院其他工作人员的工资，而成为一个孤立点。

大多数对孤立点的处理，都是为了使孤立点的影响最小化，或者排除它们。但是由于一个人的"噪声"可能是另一个人的信号，这可能导致重要的隐藏信息的丢失。换句话说，孤立点本身可能是非常重要的，例如在进行疾病方案分析时，对方案-疗效分析时，孤立点有可能是我们需要获得的结果，某些方案使用的患者少，但是疗效好，某些方案虽然常用，但是疗效一般，可为开展有效方案筛选提供支持。

孤立点探测和分析是一个有趣的数据挖掘任务，被称为"孤立点挖掘"。目前已有的传统的孤立点挖掘算法主要包括五类算法：基于统计的方法、基于距离的方法、基于密度的方法、基于偏离的方法和基于聚类的挖掘算法。

1. 基于统计的方法

基于统计的算法的基本思想是根据数据集的特性，事先假定一个数据分布的概率模型，然后根据模型的不一致性来确定异常。存在的问题是，在许多情况下，我们并不知道数据的分布，而且现实数据也往往不符合任何一种理想状态的数学分布，这样就给后期的孤立点发掘造成了很大的困难。另一方面基于统计的方法比较适合于低维空间的孤立点挖掘，而实际的数据大多都是高维空间的数据，在这种情况下，事先估算数据的分布是很困难的。

2. 基于距离的方法

基于距离的算法的基本思想是以距离的大小来检测模式，通常我们认为孤立点是没有足够多的邻居的。它可以描述为在数据集合 N 中，至少有 P 个对象和对象 O 的距离大于 d，则对象 O 是一个带参数 p 和 d 的基于距离的异常点。基于距离的检测方法的优势在于其不需要事先了解数据集本身的特性，是与领域无关的，但是问题在于对参数 p 和 d 估计的困难性。不同的 p 和 d 参数的确定会对结果带来很大的影响。

3. 基于密度的方法

基于距离的方法对全局各个聚类的数据提出了统一的 p 和 d 的参数，但是如果各个聚类本身的密度存在不同，则基于距离的方法会出现问题。因此，提出了基于密度模型的局部异常点挖掘算法，通过局部异常点因子（local outlier factor，LOF）的计算来确定异常点，只要一个对象的 LOF 远大于 1，它可能就是一个异常点。簇内靠近核心点的对象的 LOF 接近于 1，处于簇的边缘或是簇的外面的对象的 LOF 相对较大，这样便能检测到局部异常点，更贴近于实际的数据集的特性。这种传统的局部异常点挖掘算法的主要问题在于局部范围的参数——最小领域样本点数目的选择困难。

4. 基于偏离的方法

基于偏差的方法的基本思想是通过检查一组对象的主要特征来确定异常点，如果一个对象的特征与给定的描述过分偏离，则该对象被认为是异常点。现有的基于偏离的方法主要有序列异常技术和数据立方体方法。前者是以样本集的总体的方差为相异度函数，描述了样本集的基本特征，所有背离这些特征的样本都是异常样本，这种方法对异常存在的假设太过理想化，对现实复杂数据的效果不太好。而后者在大规模的多维数据中采用数据立方体确定反常区域，如果一个立方体的单元值显著地不同于根据统计模型得到的期望值，则该单元值被认为是一个孤立点。

5. 基于聚类的方法

基于聚类的方法的基本思想是将孤立点挖掘的过程转换成聚类的过程。首先将数据集利用已经成熟的模型进行聚类分析，将数据集形成簇，那些不在簇中的样本点即被视为孤立点，需要进行再处理。

并非所有的孤立点都是错误的数据。所以，在检测出孤立点后还应结合领域知识或所存储的元数据，一般先要采用人工方法来判定该数据是有价值的数据还是错误数据。如果发现是有价值的数据，那么这正是我们数据分析与挖掘的目的。另外针对孤立点的错误数据，需要再对其进行处理。简单地说，数据错误是指数据源中记录字段的值和实际的值不相符。如果数据源中包含错误数据，记录重复问题和数据不完整问题则会更难清理，故必须要清理数据源中的错误数据。

一般说来，从数据源中检测出的错误数据数量不大，所以，对于检测出的错误数据，可以直接由人工来处理。当然，对于一些不重要的错误数据，也可以采取类似于不完整数据的处理方法，比如：①常量替代法；②平均值替代法；③最常见值替代法；④估算值替代法。值得指出的是，对于错误数据的清理，由于每种方法的适用范围不同，故需要尽可能采用多种清理方法，这样能有效地提高错误数据清理的综合效果。

四、数据选样

数据选样是从数据集中选取部分数据，用于数据分析。在统计学中，数据选样经常用在数据准备阶段和最终的数据分析阶段。例如，如果要对大型 HIS 数据集做数据分析与挖掘工作，常常需要付出过高的代价和过长的时间，因此常采用数据选样方法达到想要的结果，这样可以减小数据集规模，使得某些效果更好但代价较高的算法可以应用到数据集上。

有效的数据选样原则是：选样后的数据集与原数据集在挖掘的效果上应当相同。这就要求选样的数据在原数据集中应该有代表性，即选样数据在某些特征上应与原数据集更接近。

（一）简单随机选样

简单随机选样方法是最简单最容易实现的选样方法。数据集中的任意数据都有相同的被抽取概率。它有两种方法：

1. 无放回选样（sampling without replacement）

当数据被抽取到时，将该数据从数据集中删除，然后再进行下次抽取。

2. 有放回选样（sampling with replacement）

当数据被抽取到时，该数据并不从全部数据中删除。在这种方法下，同一个数据有可能被再次抽取到。这种方法比前者更容易实现。

当数据集中包含不同类型的数据对象并且数据对象的数量也不是平均分配的时候，简单随机选样方法对数据对象较少的数据类型的选样概率较低，这样就不能正确表征数据集。比如，实际中要对大型 HIS 系统库中较少的类建立分类模型，那么就需要在样本集中包含适量的稀有类，但是简单随机采用方法往往效果不佳。因此，需要一种新的选样方法，该方法能够对不同频率的数据对象正确选样。

（二）分层选样

如果数据集被划分为互不相交的几个部分（层），则通过对每一层的随机选样就可以得到整个数据集的选样。特别是当数据集倾斜时，可以帮助确保样本的代表性。分层选样（stratified sampling）技术就是在互不相交的几部分内进行选样，其选样技术可以用简单随机选样技术。

确定样本集的大小是比较困难的任务。如果样本集大的话，那么选用样本的代表性就大，但是这会减少选样的优点。反之，若样本集较小，那么很多数据模式就会丢失。但是选样的大小又关系到样本集的质量，从而影响到后面的挖掘结果。

（三）逐步向前选样

逐步向前选样方法从一个小样本集开始，然后从数据集中选择样本，逐步增加样本集的大小，直到得到一个大小合适的样本集为止。逐步向前选样算法需要用到选样计划表 $S = \{n_0, n_1, n_2 \cdots n_k\}$，其中（$n_i < n_j, i < j$），每个 n_i 指定了一个样本集的大小。

样本集大小与模型精度之间的关系如图 4-2 所示。横坐标表示的是样本集的大小

（介于 0 和 n 之间），纵坐标是模型的精确度，是由样本集产生的。该曲线最初倾斜度较大，在中间部分又稍微倾斜，最后成稳定状态。当曲线在最后接近水平状态时，样本集的增大对模型的精确度几乎没有影响。当曲线刚刚进入水平状态时，样本集大小与精确度的交点称为会聚点，此时，数据集大小为 $n_{\min}$。当样本集的大小小于 $n_{\min}$ 时，模型的精确度会降低，而当样本集大于 $n_{\min}$ 时，模型的精确度也不会高于在 $n_{\min}$ 下的精确度。然而，如何判断算法是否达到会聚点，是较困难的。

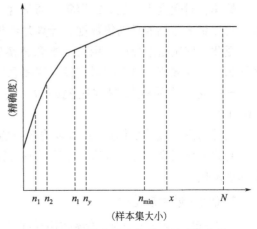

图 4-2　样本集大小与模型精确度曲线

五、现代医院关于脑卒中的数据集成与变换

（一）数据集成

HIS 系统的数据源通常来自多个不同医院的数据库或数据文件，这样就需要首先将这些分散的数据进行集成，获得具有可用格式的数据，形成一个统一的数据集，以便对数据进行处理和挖掘。数据集成是指合并多个数据源中的数据，并将其存放在一个一致的数据存储（如数据仓库）中。这些数据源可能包括多个数据库、数据立方体或一般文件。

在数据集成时，有许多问题需要考虑。首先是模式集成和对象匹配问题。模式集成是从多个异构数据库、文件或遗留系统中提取并集成数据，解决语义二义性，统一不同格式的数据，消除冗余、重复存放数据的现象。譬如，判断某医院使用的数据库中的"fee"与另一家医院数据库中的"cost"是否是相同的属性。因此，模式集成涉及实体识别，即如何表示不同数据库中的字段是同一个实体，如何将不同信息源中的实体匹配来进行模式集成，通常借助于数据库或数据仓库的元数据进行模式识别，帮助避免模式集成中的错误。冗余是另一个重要问题，如果一个属性能由另一个或另一组属性中导出，那么认为该属性可能是冗余的。属性（维）命名的不一致也可能导致结果数据集中的冗余。数据集成的第三个重要问题是数据值冲突的检测与处理。例如，对于临床大数据的同一实体，来自不同数据源的属性值可能不同。这可能是因为表示、比例或编码不同。例如，液体属性可能在一个数据系统中以"mL"为单位存放，而在另一个数据系统中以"cc"为单位存放。

总之，数据集成在整个预处理过程中是具有挑战性的。由多个数据源小心地集成数据，能够帮助降低和避免结果数据集中的冗余和不一致，从而提高其后挖掘过程的准确率和速度。

（二）数据变换

数据变换是将数据转换成适合于各种挖掘模式的形式，需要根据其后所使用的数据挖掘算法，决定选用何种数据变换方法。数据变换主要涉及如下内容：

光滑：去掉数据中的噪声，这种技术包括分箱、回归和聚类等。

聚集：对数据进行汇总或聚集。通常这一步用来为多粒度数据分析构造数据立方体。例如，可以聚集药品的日销售数据，计算月和年销售量。

泛化：使用概念分层，用高层概念替换低层或"原始"数据。例如，分类的属性，如属性为年龄的数值，可以映射到较高层概念如青年、中年和老年。

规范化：将属性数据按比例缩放，使之落入一个小的特定区间，如-1.0~1.0 或 0.0~1.0。

属性构造（或特征构造）：可以构造新的属性并添加到属性集中，以帮助挖掘过程。

有许多数据规范化的方法，常用的有三种：最小-最大规范化、z-score 规范化和按小数定标规范化。

1. 最小-最大规范化

最小-最大规范化是对原始数据进行现行变换。假定 m_A 和 M_A，分别为属性 A 的最小值和最大值。最小-最大规范化通过式4-1计算：

$$v' = \frac{v - m_A}{M_A - m_A}(\text{new\_}M_A - \text{new\_}m_A) + \text{new\_}m_A \tag{4-1}$$

将 A 的值 v 映射到区间 $[\text{new\_}m_A, \text{new\_}M_A]$ 中的 v'。

最小-最大规范化保持原始数据值之间的联系。如果今后的输入落在 A 的原始数据值域之外，该方法将面临"越界"错误。例如，HIS 中某外科手术的"费用"属性，其最小值与最大值分别为 12000 和 98000。我们想将费用映射到区间 $[0.0,0.1]$。根据最小-最大规范化，收入值 73600 将变换如下的结果：

$$\frac{73600 - 12000}{98000 - 12000}(1 - 0) = 0.716$$

2. z-score 规范化

z-score 规范化又称做零均值规范化，是把属性 A 的值 v 基于 A 的均值和标准差规范化为 v'，由式4-2计算：

$$v' = (v - \bar{A})/\sigma_A \tag{4-2}$$

其中为 $\bar{A}$ 和 σ_A 分别为属性 A 的均值和标准差。当属性 A 的实际最大和最小值未知，或离群点左右了最大-最小规范化时，该方法是有用的。

假定属性"平均家庭月总收入"的均值和标准差分别为 9000 元和 2400 元，属性值为 12600 元，使用 z-score 范化转换为：$(12600 - 9000)/2400 = 1.5$。

3. 小数定标规范化

小数定标规范化通过移动属性 A 的小数点位置进行规范化。小数点的移动位数依赖于 A 的最大绝对值。A 的值 v 规范化为 v' 可由式4-3计算所得：

$$v' = \frac{v}{10^j} \tag{4-3}$$

其中，j 是使得 $\text{Max}(|v'|) < 1$ 的最小整数。例如，假定属性 A 的取值是 -975~923。A 的最大绝对值为 975。使用小数定标规范化，用 1000（即 $j=3$）除每个属性值，这样，-975 规范化为 -0.975，而 923 被规范化为 0.923。

规范化将原来的数据改变，特别是上面的后两种方法。有必要保留规范化参数（如均值和标准差），以便将来的数据可以用一致的方式规范化。

六、数据归约

HIS 数据集一般都会含有大量的属性,并且实例也非常庞大。如果在海量数据上进行复杂的数据分析和挖掘将需要很长时间,使得这种直接分析不现实或不可行。数据归约技术可以得到数据集的归约表示,它小得多,但仍接近于保持原数据的完整性。这样,在归约后的数据集上挖掘将更有效,并产生相同或几乎相同的分析结果。数据归约的技术策略较多,主要包括:

数据立方体聚集:聚集操作用于数据立方体结构中的数据。

属性子集选择:可以检测并删除不相关、弱相关或者冗余的属性或维度。

维度归约:使用编码机制减小数据集的规模。

数值归约:用替代的数据表示替换或估计数据。如参数模型(只需要存放模型参数,而不是实际数据)或者非参数方法,如聚类、抽样和使用直方图。

离散化和概念分层:属性的原始数据值用区间值或较高层的概念替换。数据离散化或概念分层是数据归约的一种形式,离散化或概念分层是数据挖掘强有力的工具,允许挖多个抽象层的数据。

(一)数据立方体聚集

数据立方体存储多维聚集信息。每个单元存放一个聚集值,对应于多维空间的一个数据点,每个属性可能存在概念分层,允许在多个抽象层进行数据分析。数据立方体提供对预计算的汇总数据进行快速访问,因此,适合联机数据分析处理和数据挖掘。

假设某医院的 HIS 数据库中收集了 2012 年到 2014 年每季度的医疗器械采购金额的数据。然而,你感兴趣的是年采购金额(每年的总和),而不是每季度的总和。那么可以对这种数据再聚集,使得结果数据汇总每年的总金额,而不是每季度的总金额。该聚集如图 4-3 所示。结果数据量小得多,并不丢失分析任务所需的信息。

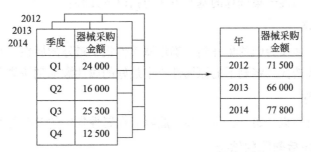

图 4-3 某医院 HIS 数据库 2012—2014 年的医疗器械采购金额的数据
(在左部,采购金额数据按季度显示。在右部,数据聚集以提供年采购金额。)

在最低抽象层创建的立方体称为基本方体(base cuboids)。基本方体应当对应于感兴趣的个体实体。即最低层应当是对于分析可用的或有用的。最高层抽象的立方体称为顶点方体(vertex cuboids)。对不同抽象层创建的数据立方体称为方体(cuboids),因此,数据立方体可以看作方体的格(lattice of cuboids)。每个较高层抽象将进一步减少结果数据的规模。当回答数据挖掘查询时,应当使用与给定任务相关的最小可用方体。例如,图 4-4 所示数据立方体用于所有分部每类器械年采购金额多维数据分析。每个单元存放一个聚集值,对应于多维空间的一个数据点。

每个属性可能存在概念分层，允许在多个抽象层进行数据分析。例如采购金额分布的分层允许聚集成部门。数据立方体提供对预计算的汇总数据进行快速访问，因此它适合联机数据分析和数据挖掘。由于数据立方体提供了对预计算的汇总数据的快速访问，在响应关于聚集信息的查询时应可以使用它们。当响应数据仓库查询或数据挖掘查询时，应当使用与给定任务相关的最小方体。

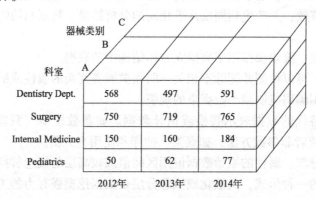

图 4-4　某医院的器械采购金额数据立方体

（二）属性子集选择

用于分析的数据集可能包含数以百计的属性，其中大部分属性与挖掘任务不相关或冗余。研究人员针对具体的分析任务，从大型 HIS 数据库中挑选出有用的属性，是费时费力的，特别是当数据的行为不清楚时挑选工作会更加困难。遗漏相关属性或者留下不相关属性都是不正确的，会导致所用的挖掘算法无所适从。这可能导致知识发现的质量很差。此外，不相关或冗余的属性增加可能会减慢挖掘进程。

属性子集选择的目的是找出最小属性集，使得数据类的概率分布尽可能地接近使用所有属性得到的原分布。属性子集选择的基本方法包括以下几种：

1. 逐步向前选择

该过程由空属性集作为归约集开始，确定原属性集中最好的属性，并将它添加到归约集中。在其后的每一次迭代，将剩下的原属性集中最好的属性添加到该集合中。

2. 逐步向后删除

该过程由整个属性集开始。在每一步，删除尚在属性集中的最差的属性。

3. 向前选择和向后删除的结合

可以将逐步向前选择和向后删除方法结合在一起，每一步选择一个最好的属性，并在剩余属性中删除一个最差的属性。

4. 决策树归纳

决策树算法最初是用于分类的，如经典的 ID3、C4.5 和 CART 算法。决策树归纳在于构造一个类似于流程图的结构，其中每个内部（非树叶）节点表示一个属性的测试，每个分枝对应于测试的一个输出，每个外部（树叶）节点表示一个类预测。在每个节点，算法选择"最好"的属性，将数据划分成类。

(三)维度归约

维度归约使用数据编码或变换，以便得到原数据的归约或"压缩"表示。小波变换和主成分分析是两种流行、有效的维度归约方法。

小波变换离散小波变换（discrete wavelet transform，DWT）是一种线性信号处理技术，当用于数据向量 X 时，将它变换成数值上不同的小波系数向量 x'。两个向量具有相同的长度。当这种技术用于数据归约时，每个元组看作一个 n 维数据向量 $X = (x_1, x_2, \cdots, x_n)$，用来描述 n 个数据库属性在元组上的 n 个测量值。

小波变换后的数据可以截短。仅存放一小部分最强的小波系数，就能保留近似的压缩数据。比如保留大于用户设定的某个阈值的所有小波系数，其他系数置为 0。这样，结果数据表非常稀疏，使得如果在小波空间进行计算，利用数据稀疏特点的操作计算得非常快。该技术也能用于消除噪声，而不会光滑掉数据的主要特征，使得它们也能有效地用于数据清理。

小波变换可以用于多维数据，如数据立方体。常规的做法是：首先，将变换用于第一个维，然后第二个，如此下去。数据立方体的计算复杂性是线性的。对于稀疏或倾斜数据和具有有序属性的数据，小波变换能够获得很好的结果。据资料查证，小波变换的有损压缩比当前的商业标准 JPEG 压缩好。小波变换有许多实际应用，除了数据清理外，还包括指纹图像压缩、计算机视觉、时间序列数据分析等。

主成分分析。主成分分析（principal components analysis，PCA）搜索 k 个最能代表数据的 n 维正交向量，其中 $k \leq n$。这样，原来的数据投影到一个小得多的空间，实现维度归约。主成分分析通过创建一个替换的、更小的变量集"组合"属性的基本要素。原数据可以投影到该较小的集合中。主成分分析常常揭示先前未曾察觉的联系，并因此能够解释不寻常的结果。其基本过程如下：

1. 对输入数据规范化，使得每个属性都落入相同的区间。这一步有助于确保具有较大定义域的属性不会支配具有较小定义域的属性。

2. 主成分分析计算 k 个标准正交向量，作为规范化输入数据的基。这些是单位向量，每一个方向都垂直于另一个。这些向量称为主成分，输入数据是主成分的线性组合。

3. 对主成分按"重要性"或强度降序排列。主成分基本上充当数据的新坐标轴，提供关于方差的重要信息。也就是说，对坐标轴进行排序，使得第一个坐标轴显示数据的最大方差，第二个显示次大方差，如此下去。

4. 主成分根据"重要性"降序排列，则可通过去掉较弱的成分（即方差较小）来归约数据的规模。使用最强的主成分，应当能够重构原数据的很好的近似性。

主成分分析计算开销低，可以用于有序和无序的属性，并且可以处理稀疏和倾斜数据。多于二维的多维数据可以通过将问题归约为二维问题来处理。主成分可以用作多元回归和聚类分析的输入。与小波变换相比，主成分分析能够更好地处理稀疏数据，而小波变换更适合高维数据。

(四)数值归约

数值归约技术指的是选择替代的、"较小的"数据表示形式来减少数据量。几种常用的数值归约技术如下：

1. 回归和对数线性模型

回归和对数线性模型可以用来近似给定的数据。在简单线性回归中，对数据建模使之拟合到一条直线。例如，可以利用式4-4，将随机变量 y（称作因变量）建模为另一随机变量 x（称为自变量）的线性函数：

$$y = wx + b \tag{4-4}$$

其中，假定 y 的方差是常量。在数据挖掘中，x 和 y 是数值数据库属性。系数 w 和 b（称作回归系数）分别为直线的斜率和 y 轴截距。系数可以用最小二乘法求解，它最小化分离数据的实际直线与直线估计之间的误差。多元线性回归是简单线性回归的扩充，允许响应变量 y 建模为两个或多个预测变量的线性函数。

对数线性模型近似离散的多维概率分布。给定 n 维元组的集合，可以把每个元组看作 n 维空间的点。可以使用对数线性模型基于维组合的一个较小子集，估计离散化的属性集的多维空间中每个点的概率。这使得高维数据空间可以由较低维空间构造。因此，对数线性模型也可以用于维归约（由于低维空间的点通常比原来的数据点占据较少的空间）和数据光滑（因为与较高维空间的估计相比，较低维空间的聚集估计较少受抽样方差的影响）。

回归和对数线性模型都可以用于稀疏数据，尽管它们的应用可能是受限制的。虽然两种方法都可以处理倾斜数据，但是回归效果更好一些。当用于高维数据时，回归可能是复杂计算的，而对数线性模型表现出很好的可伸缩性，可以扩展到十维左右。

2. 直方图

直方图使用分箱来近似描述数据分布。属性 A 的直方图将 A 的数据分布划分为不相交的子集或桶。如果每个桶只代表单个属性值频率对，则称为单桶。通常，桶表示给定属性的一个连续区间。

确定桶和属性值的划分规则，包括如下：

（1）等宽：在等宽直方图中，每个桶的宽度区间是一致的。

（2）等频（或等深）：在等频直方图中，创建桶，使得每个桶的频率粗略地为常数（即每个桶大致包含相同个数的邻近数据样本）。

（3）V-最优：给定桶的个数，对于所有可能的直方图，则 V-最优直方图是具有最小方差的直方图。直方图的方差是每个桶代表的原来值的加权和，其中权等于桶中值的个数。

（4）最大化差异度量（maximum difference scaling，MaxDiff）：在 MaxDiff 直方图中考虑每对相邻值之间的差值。桶的边界是具有 $\beta-1$ 最大差值的数对，其中 β 是用户指定的桶数。

V-最优和 MaxDiff 直方图一般认为是最准确和最实用的归约方法。对于近似稀疏和稠密数据、高倾斜和均匀的数据，直方图是高度有效的。多维直方图可以表现属性间的依赖，这种直方图能够有效地近似多达 5 个属性的数据。对于存放具有高频率的离群点，单桶方法较为常用。

3. 聚类

聚类技术将数据元组视为对象。它将对象划分为群或簇，使一个簇中的对象相互"相似"，而与其他簇中的对象"相异"。通常，相似性基于距离函数，用对象在空间中的"接近"程度定义。簇的"质量"可以用直径表示，直径是簇中任意两个对象的最大距离。质心距离是簇质量的另一个度量，它是指簇空间中的平均点到每个簇对象的平均距离。

在数据归约中，用数据的簇表示来替换实际数据。该技术的有效性依赖于数据的性质。如果数据能够组织成不同的簇，该技术会有效得多。

多维索引树在大型数据库系统中主要用于对数据的快速访问。它也能用于分层数据的归约，提供数据的多维聚类。这可以用于提供查询的近似回答。对于给定的数据对象集，索引树递归地划分多维空间，其树根节点代表整个空间。通常，这种树是平衡的，由内部节点和树叶节点组成。每个父节点包含关键字和指向子女节点的指针，子女节点一起表示父节点代表的空间。每个树叶节点包含指向它所代表的数据元组的指针（或实际元组）。

这样，索引树可以在不同的分辨率或抽象层存放聚集和细节数据。它提供了数据集的分层聚类，其中每个簇有一个标记，存放该簇所包含的数据。如果把父节点的每个子女看作一个桶，则索引树可以看作一个分层的直方图。类似地，每个桶进一步分成更小的桶，允许在更细的层次聚集数据。

4. 抽样

抽样可以作为一种数据归约技术使用，因为它允许用数据小得多的随机样本（子集）来表示大型数据集。

最常用的抽样方法有 4 种：①样本无放回简单随机抽样；②样本有放回简单随机抽样；③聚类抽样；④分层抽样。

采用抽样进行数据归约的优点是，得到样本的花费正比于样本集的大小，而不是数据集的大小。对于固定的样本大小，抽样的复杂度仅随数据的维数 n 线性地增加。而其他技术，如使用直方图，复杂度随 n 呈指数增长。

用于数据归约时，抽样最常用来估计聚集查询的回答。在指定的误差范围内，可以确定估计一个给定的函数所需的样本大小。需要抽取的样本集大小相对于总数据集可能非常小。对于归约数据集的逐步求精，只需要简单地增加样本大小即可。

（五）数据离散化与概念分层

数据离散化技术通过将属性值域划分为区间，可以用来减少给定连续属性值的个数。区间的标记可以替代实际的数据值，用少数区间标记替换连续属性的数值，从而减少和简化了原来的数据。

而概念分层可以对给定的数值属性，定义一个离散化的度量。通过收集 HIS 中数据较高层的概念（如青年、中年或老年），并用它们替换较低层的概念（如年龄的数值），来达到归约数据的目的。通过这种数据泛化，尽管细节丢失了，但是泛化后的数据更有意义，更容易解释。

这样做的目的，通常有助于需要多种挖掘任务时实现数据挖掘结果的一致表示。此外，与对大型未泛化的数据集挖掘相比，对归约的数据进行挖掘所需的 I/O 操作更少，并且更有效。正因为如此，离散化技术和概念分层作为预处理步骤，在数据挖掘之前而不是在挖掘过程中进行。

HIS 数据库中的常见属性有数值属性和分类属性。通常，在针对数值属性（如血压、脉搏等）使用概念分层方法之前，我们假定待离散化的值已经按递增的顺序排列。这类属性常用的方法主要有：①分箱：分箱是一种基于箱的指定个数自顶向下的分裂技术。通过使用等宽或等频率分箱，然后用箱均值或中位数替换箱中的每个值，可以将属性值离散化，就像分别用箱的均值或箱的中位数光滑一样。②直方图分析：使用等频率直方图，理想地分割值使得每个划分包括相同个数的数据元组。直方图分析算法可以递归地用于每个划分，自动地产生多级概念分层，直到达到预先设定的概念层数过程终止。③基于熵的离散化：熵（entropy）是最常用的离散化度量之一。它在计算和确定分裂点时利用类分布信息。对离散数值属性 1 选择 A 的具有最小熵的值作为分裂点，并递归地划分结果区间，得到分层离散化。这种离散化自动形成 A 的概念分层。④基于 χ^2 分析的区间合并：采用自底向上的策略，递归地找出最佳邻近区间，然后合并它们，形成较大的区间。一般过程是，先将数值属性 A 的每个不同值看作一个区间。对每对相邻区间进行 χ^2 检验。具有最小 χ^2 值的相邻区间合并在一起，该合并过程递归地进行，直到满足预先定义的终止标准。⑤聚类分析：聚类分析是一种流行的数据离散化方法。将属性 A 的值划分成簇或组，聚类考虑 A 的分布以及数据点的邻近性，可以产生高质量的离散化结果。聚类也可以用来产生 A 的概念分层，其中每个簇形成概念分层的一个节点。

分类属性是指具有有限个（但可能很多个）不同值，这些值之间是无序的。常见的包括患者的联系地址、职业类别等。有很多方法可以产生分类数据的概念分层。如由用户或者专家在数据库的属性模式级，显式地说明属性的偏序或者全序，这样就方便我们定义概念分层。例如，HIS 数据库的维 "联系地址" 可能包含如下属性组：街道、城市、省份，甚至国家等。我们可以在属性模式级说明这些属性的全序，如街道<城市<省<国家，来定义分层结构。另外，也可以通过显式数据分组说明分层结构的一部分，这基本上是人工地定义概念分层结构的一部分。在大型数据库中，通过显式的值枚举定义整个概念分层是不现实的。然而，对于一小部分中间层数据，我们可以很容易地显式说明分组。

七、领域数据预处理

经过数据清理、选样、集成与变换、归约等预处理过程后，一个完整的数据预处理工作就完成了。但是，临床大数据中我们建立的数据库系统往往都是针对特定领域的。我们需要针对不同领域的数据库做进一步的数据预处理，这里称之为领域数据预处理。

分析中医药领域数据库系统，除了常见的数值型以外，有更多的医学术语信息以文本形式保存在数据库表中。然而，由于地域差异、古文献翻译、英译引进等各种原因，医学术语信息名称不统一。基于特定领域的数据库系统构建中术语信息的标准化尤其重要。因此，在数据挖掘与知识发现之前需对这类信息进行数据标准化处理。由于领域术语的特殊性，一般需要借助专家系统或特定语料库，通过人工干预来完成。术语标准化过程包括术语收集和整理、借助语料库进行术语标注和人工校对 3 个步骤（图 4-5）。

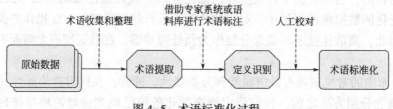

图 4-5　术语标准化过程

仍以 HIS 数据库系统为例。该数据库由患者基本信息表、诊断信息表（包括西医诊断表、中医诊断表）、医嘱记录表、实验室检查信息表四部分构成。在数据采集过程中，系统采用的名称不尽一致，最易出现差异及与分析最密切的部分分别为西医诊断名称、中医证候名称、药物记录名称和实验室检查项目名称。以上内容如果不进行标准化，则会出现名称不统一，信息散在，无法发现规律，甚至分析结果与临床实际不相符等问题。因此，需要分别对以上四部分内容进行标准化。下面针对四部分内容的标准化处理进行详细阐述并举例说明。

（一）西医诊断名称

HIS 数据库整合了多家中西医医院数据，由于系统存在差异，或临床医生对某种疾病可能采用西医标准名称、亚型名称、英文名称、中医名称进行命名，如梗死可能被称为"脑梗塞""缺血性中风""基底节梗死"等，如未对此类疾病进行标准化，则会损失大量可分析数据。

西医诊断名称标准化分为对分析疾病原始名称的标准化和合并疾病标准化两部分。

1. 分析疾病原始名称标准化

分析疾病原始名称标准化为能够最大范围提取所需病种的全部数据，需要对分析疾病的名称进行标准化。研究者根据专业知识，尽量将该种疾病可能出现的关键词列出，用于疾病查询的关键词要准确、全面，数据管理员根据关键词在西医诊断表中的出院诊断原始病名中查找，并整理为 Excel 表格交由研究者进行标准化。

研究者从数据管理员处获得疾病原始名称列表后，根据临床实际及分析主题进行标准化，标准化时原始列名称不变，在原始病名后增加一列"标准化名称"，根据指南或标准对疾病名称进行标准化，如有亚型者尽量在标准化名称后以括号形式标明亚型，以保留原始数据信息。如表 4-1 和表 4-2 范例所示。

表 4-1　缺血性脑血管病病名标准化对照表

原始名称	标准化名称	原始名称	标准化名称
短暂性脑缺血发作	短暂性脑缺血	基底节脑梗死	脑梗死
短暂脑缺血发作	短暂性脑缺血	脑血管病康复治疗	脑梗死后遗症
短暂性脑出血发作	短暂性脑缺血	脑血栓后遗症	脑梗死后遗症
可逆性脑卒中	短暂性脑缺血	多发腔隙性梗塞	腔隙性梗死
脑梗塞	脑梗死	多发腔隙性脑梗死	腔隙性梗死
大脑动脉闭塞性脑梗塞	脑梗死	腔隙性脑梗塞	腔隙性梗死
基底节脑梗死	脑梗死	腔隙性梗塞	腔隙性梗死

表 4-2　异位妊娠病名标准化对照表

原始名称	标准化名称	原始名称	标准化名称
异位妊娠	异位妊娠	陈旧性异位妊娠	异位妊娠(陈旧)
宫外孕	异位妊娠	异位妊娠后出血	异位妊娠(出血)
宫外孕?	异位妊娠	腹腔妊娠	异位妊娠(腹腔)
陈旧性宫外孕	异位妊娠(陈旧)		

2. 合并疾病名称标准化

根据临床实际，患者可能同时患有多种疾病，那么在分析某种疾病时其他疾病则作为合并疾病出现。分析目的不同，疾病名称标准化的程度可能随之而不同，如分析高血压病时，可能更加关注原发性高血压与继发性高血压，在原发性高血压中还可能关注不同等级高血压的不同，因此，进行疾病标准化时需要保留疾病亚型。而在分析脑梗死时对于高血压病则只关注是否患这种疾病，不需要对合并哪种高血压进行深入探究，因此，需要将合并疾病之外中带有亚型的高血压病进行合并，否则无法看出规律性。

在西医诊断表中提取除分析目标疾病之外的所有合并疾病，在原始疾病旁增加新列为"标准化名称"，标准化名称列填写需要修改的名称，但原始列名称不要做任何改动。如表4-3范例所示。

表4-3　缺血性脑血管病合并疾病标准化对照表

合并疾病	频数	标准化名称	合并疾病	频数	标准化名称
高血压病(原发,3级)	9758	高血压病	高血压病(原发,2级)	4901	高血压病
2型糖尿病	8054	2型糖尿病	动脉硬化	3595	动脉硬化
冠心病	7640	冠心病	肺部感染	2713	肺部感染
高血压病(原发)	6857	高血压病	心律失常	2340	心律失常
血脂蛋白紊乱血症	5225	血脂蛋白紊乱血症	前列腺增生	1870	剔除

(二) 证候名称

临床诊疗过程中，由于患者体质、发病等原因，其证候表现多样，而中医师在诊疗过程中，辨证及证候命名不尽相同，对了解患者真实证候演变过程造成困难，因此需对证候名称进行标准化。

标准化前在原始证候名称后新加2列标准化名称，1列"主证"，1列"兼夹证"，根据疾病中医指南或标准，将原始列中的证候名称标准化为证候标准用词，但原始列名称不要做任何改动，如"主证"列不能完整表达，可在"兼夹证"列加入辅助的项目，标准化后的证候尽量不要超过20个。如表4-4范例所示。

表4-4　缺血性中风病中医证型标准化对照表

原始证候名称	人数	主证	兼夹证	原始证候名称	人数	主证	兼夹证
阳闭证	2	闭证		风阳上扰,痰火	1	风火上扰	痰火瘀闭
闭证	1	闭证		痰火扰神	4	风痰火亢	
肺胃热盛	1	肺热亢盛		痰火	1	风痰火亢	
风火上攻,瘀血	1	风火上扰	瘀血内阻	痰火,瘀	1	风痰火亢	瘀血内阻
风火上攻	7	风火上扰		阴虚痰热	3	风痰火亢	
风火上扰	4	风火上扰		风痰	523	风痰瘀阻	
肝肾阴虚,风阳上扰	77	风火上扰	肝肾阴虚	风痰阻络	363	风痰瘀阻	
风阳上扰	17	风火上扰					

(三) 药物名称

根据研究目的，在医嘱信息中剔除与分析疾病治疗无关的药品，如溶媒、外用药物、五官科用药、造影剂、麻醉药、皮试药物、透析液、营养类药物、医疗用品等，同时剔除医嘱表中虽为缺血性中风病治疗药物但使用方式为非治疗性医嘱，如封管、出院带药、冲洗、冲管、麻醉、皮试、退药、外用、造影、眼球注射、局部用药等，然后将药物进行标准化，分别标记中成药与西药。

1. 西药

将药物统一标准化为通用名称，将同种成分药物合并，根据药品说明书，根据缺血性中风病用药特点，参照《中华人民共和国药典》（2010 版）及其药理学作用将西药进行分类。

2. 中成药

将同种药物不同剂型者合并，根据药品说明书的功能主治，参照药物处方组成，参照《中华人民共和国药典》（2010 版）对中成药进行分类。

在药物原始名称旁边增加 3 列，分别为标准化名称、中西医分类和药物作用分类，将需要进行标准化的药物名称填写在该列中，但原始列名称不要做任何改动，同时根据分析主题选出与该种疾病关系密切的药物，不纳入分析的药物标注出"剔除"，在"中西药分类"列中区分中药或者西药，在药物作用分类中列出该类药物的分类，对于中药分类可依据药品说明书的药物功用。如表 4-5 范例所示。

表 4-5　药物标准化对照表

原始药物名称	频数	标准化名称	中西药分类	药物作用分类
匹克隆	236	佐匹克隆	西药	催眠药
盐酸左氧氟沙星氯化钠注射液	338	左氧氟沙星	西药	抗生素
左氧氟沙星	1721	左氧氟沙星	西药	抗生素
逐瘀通脉胶囊	217	逐瘀通脉胶囊	中药	活血化瘀剂
中风回春丸	50	中风回春丸	中药	活血化瘀剂
中风安口服液	86	中风安口服液	中药	益气活血剂
制霉菌素	60	制霉菌素	西药	抗真菌药
止咳合剂	64	止咳合剂	中药	祛痰剂
正心泰胶囊	215	正心泰胶囊	中药	益气活血剂
振源胶囊	52	振源胶囊	中药	补益剂
珍宝丸	205	珍宝丸	中药	活血化瘀剂
扎冲十三味丸	166	扎冲十三味丸	中药	治风剂
枣仁安神	119	枣仁安神	中药	安神剂
愈风宁心	108	愈风宁心口服剂	中药	血管扩张药
尤瑞克林	532	尤瑞克林	西药	血管扩张药
蚓激酶肠溶片	1595	蚓激酶	西药	降纤药
吲哚美辛	545	吲哚美辛	西药	抗血小板药
吲达帕胺	610	吲达帕胺	西药	抗高血压药
0.9%氯化钠注射液	31760	剔除		
5%葡萄糖注射液	16300	剔除		
氯化钠	3087	剔除		
葡萄糖氯化钠注射液	3070	剔除		

(四) 实验室检查项目

在实验室检查原始名称列旁增加一列标准化名称，挑选出与该种疾病最相关的实验室检查项目，如需进行标准化的项目填写入"标准化名称"列，无关项目则在该列中标注"剔除"，但原始列名称不要做任何改动，如表 4-6 所示。

表 4-6 实验室检查项目标准化对照表

项目名称	频数	标准化名称	项目名称	频数	标准化名称
总蛋白	24897	总蛋白	钙	23266	剔除
总胆红素	25262	总胆红素	单核细胞绝对值	21876	剔除
总胆固醇	23685	总胆固醇	尿胆原	21787	剔除
中性粒细胞计数	24484	中性粒细胞计数	尿亚硝酸盐	21777	剔除
中性粒细胞百分比	25377	中性粒细胞百分比	二氧化碳	19900	剔除
直接胆红素	24769	直接胆红素	尿上皮细胞	19248	剔除
载脂蛋白 B	15162	载脂蛋白 B	尿蛋白	19108	剔除
载脂蛋白 A1	15163	载脂蛋白 A1	尿管型	19108	剔除
血小板体积分布宽度	22617	血小板体积分布宽度	总胆汁酸	18451	剔除
血小板聚集试验	4	血小板聚集试验	尿糖	17951	剔除
血小板计数	25395	血小板计数	结晶	17661	剔除
尿酸	23755	剔除			

第二节　统计分析

医学研究中所用的数据通常分为两类：定性数据和定量数据。定性数据是指将观察单位按某种属性归类得到的数据，其结果通常表现为类别；根据其类别是否有顺序又分为顺序数据和分类数据。定量数据是指对每个观察单位某个变量用测量或者其他定量方法获得的结果，其结果表现为具体的数值，一般有计量单位。

一、定性数据的分析

(一) 频数分布

1. 频数

与频率落在某一特定类别（或组）中的数据个数称为频数（frequency）；频数与总数据个数之比称为频率。

2. 频数分布表的编制

把各个类别及落在其中的相应频数全部列出，并用表格形式表现出来，称为频数分布表。对于定性资料，编制频数分布表的方法是直接计算出每一个类别的频数和频率，以及累计频数和累积频率，将它们列在一个表中。

例4-1：某时期某市几家医院400例肠恶性肿瘤死亡患者中，公务员有43例，教师6例，军人37例，体力劳动者263例，专业技术人员24例，其他有27例。

对于定性数据，可用原有的类别作为分组，分别计算各个类别的频数，编制的频数分布表如表4-7。也可以根据分析研究的需要，将类别重新合并划分，如将公务员、教师和专业技术人员归为脑力劳动者，则分类可以为：脑力劳动者、体力劳动者、军人、其他。

表4-7　400名肠恶性肿瘤死亡患者职业的频数分布表

职业	频数	频率(%)	累计频数	累计频率(%)
公务员	43	10.75	43	10.75
教师	6	1.5	49	12.25
军人	37	9.25	86	21.5
劳动者	263	65.75	349	87.25
其他	27	6.75	376	94
专业技术人员	24	6	400	100
合计	400	100	—	—

3. 频数分布图的绘制

可以用图形的方法直观形象地反映表达频数分布的信息，并可与频数分布表互为补充。一般情况下，绘图时以横轴表示观察的类别变量，以纵轴表示频数。表4-7绘制成频数分布图如图4-6。

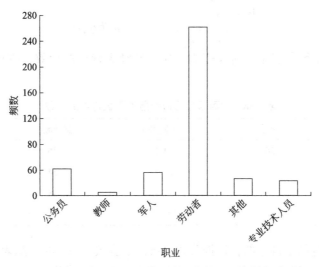

图4-6　400名肠恶性肿瘤死亡患者职业的频数分布图

4. 频数分布的作用

频数分布表和频数分布图可以直观反映数据的分布特征。对于顺序数据来说，频数分布表和频数分布图还可以揭示数据分布的类型。根据频数分布的特征可以将资料的分布分成对称型和不对称型两种类型。对称型的分布是指集中位置在中间，左右两侧的频数大致对称的分布。不对称型的分布是指频数分布不对称，集中位置偏向一侧，有时也称为偏态分布。若集中位置偏向数值较小的一侧（左侧），称为正偏态；若集中位置偏向数值大的一侧（右侧），称为负偏态。

（二）集中趋势的描述

集中趋势是指各个变量值向其中心值聚集的程度。

1. 众数

一组数据中出现次数最多的变量值称为众数（mode），用 M_0 表示，如例 4-1 中的众数出现在"劳动者"这一类别。众数主要用于测量分类数据的集中趋势，也适用于顺序数据以及定量数据集中趋势的测量。一般情况下，只有在数据量较大的情况下，众数才有意义。

2. 中位数与分位数

（1）中位数：一组数据按照从小到大的顺序排序后处于中间位置上的变量值，称为中位数（median），用 M_e 表示。中位数主要用于测度顺序数据的集中趋势，也适用于定量数据，但不适用于分类数据。

$$对于未分组数据，中位数位置 = \frac{n+1}{2} \tag{4-5}$$

$$对于分组数据，中位数位置 = \frac{n}{2} \tag{4-6}$$

n 为数据个数，确定中位数位置后再确定中位数位置上的数值。

设一组数据 $x_1, x_2, \cdots, x_n$ 按从小到大排序后为 $x_{(1)}, x_{(2)}, \cdots, x_{(n)}$，则中位数为：

$$M_e = \begin{cases} x_{\frac{n+1}{2}} & n \text{ 为奇数} \\ \frac{1}{2}\left(x_{\frac{n}{2}} + x_{\frac{n}{2}+1}\right) & n \text{ 为偶数} \end{cases} \tag{4-7}$$

例 4-2：某医生欲了解用中西医疗法治疗急性肾盂肾炎的疗效，收集了 92 例患者的资料，结果见表 4-8。

表 4-8　中西医疗法治疗急性肾盂肾炎的疗效

分组	频数	频率(%)	累计频数	累积频率(%)
痊愈	36	39.13	36	39.13
显效	18	19.57	54	58.7
进步	34	36.96	88	95.65
无效	4	4.35	92	100

由于变量值本身就是排序的，根据公式 4-6，中位数位置 = 46，从表中的累计频数中可以看出第 46 位置上的值是"显效"，因此中位数在显效这一类别。

（2）分位数：中位数是从位置的中间点将全部数据等分成两部分，四分位数（quartile）、十分位数（decile）和百分位数（percentile）等分位数，分别是用 3 个点、9 个点和 99 个点将数据 4 等分、10 等分和 100 等分后各分位点上的值。这里重点介绍四分位数。

通过 3 个点将一组数据等分为四部分，每一部分包括 25% 的数据，四分位数是指处于 25% 位置上的数值（下四分位数）和 75% 位置上的数值（上四分位数）。其计算方法与中位数类似。

如在例 5-2 中，下四分位数在"进步"这一类别，上四分位数在"痊愈"这一类别。

（三）离散程度的描述

离散程度是指各变量值远离其中心值的程度，用于度量数据的分散程度或称变异程度。

1. 异众比率

非众数组的频数占总频数的比率，称为异众比率（variation ratio），用 V_r 表示。异众比率的计算公式为：

$$V_r = \frac{\sum f_i - f_m}{\sum f_i} = 1 - \frac{f_m}{\sum f_i} \tag{4-8}$$

式 4-8 中 $\sum f_i$ 表示变量值的总频数，$\sum f_m$ 表示众数组的频数。

例 4-1 中的异众比率 $V_r = \frac{396 - 263}{396} = 0.34$

异众比率主要用于衡量众数对一组数据的代表程度。异众比率越大，说明非众数组的频数占总频数的比重越大，众数的代表性就越差；异众比率越小，说明非众数组的频数占总频数的比重越小，众数的代表性就越好。异众比率主要适合衡量分类数据的离散程度，顺序数据以及定量数据也可以计算异众比率。

2. 四分位差

上四分位数和下四分位数的差值称为四分位差（quartile deviation），也称为四分位间距（quartile range）。

四分位差用于反映数据的离散程度，其大小说明中位数对一组数据的代表程度。四分位差越小，说明数据越集中，中位数代表性越强；反之，数据越分散，中位数代表性越差。

四分位差不受极值的影响，主要用于衡量顺序数据的离散程度，定量数据也可以计算四分位差，但不适合于分类数据。

（四）常用的相对指标

1. 构成比

构成比指事物内部某一组成部分观察单位数与同一事物各组成部分的观察单位总数之比，用以说明事物内部各组成部分所占的比重，常用百分数表示。计算公式为：

$$构成比 = \frac{某一组成部分的观察单位数}{同一事物各组成部分的观察单位总数} \times 100\% \tag{4-9}$$

例 4-3：在对上市药物的说明书进行评价以确定是否需要增减适应证时，需要对用药患者所患疾病是否是适应证进行统计。按鱼腥草注射液的说明书指出此注射液用于肺脓疡、痰热咳嗽、白带、尿路感染、痈疖，求各个适应证的构成比。五种适应证的统计结果见表 4-9。

表 4-9　五种适应证的统计结果

适应证	咳嗽	尿路感染	白带	肺脓疡	痰热	痈疖
频数	189	53	4	2	1	0

本例中总数 = 189+53+4+2+1+0 = 249，按照式 4-9 计算构成比：咳嗽所占比例 = （189-

249)×100% = 75.9%，然后用同样方法计算出其余适应证的构成比分别为：21.29%，1.61%，0.80%，0.40%，0。

从例子中可以看到构成比具有以下特征：

分子是分母的一部分，各组成部分构成比数值在 0~1 之间波动，各组成部分的构成比数值之和等于 1。

事物内部各组成部分此消彼长，当其中某一组成部分数值增大，其他组成部分构成比数值必然会减少。

在运用构成比时注意不要与概率混淆。

2. OR 与 RR

（1）相对危险度（RR）：暴露于某种危险因素的观察对象的发病危险度与低暴露或非暴露的观察对象的发病危险之间的比值称为相对危险度（relative risk）。相对危险度常用于流行病队列研究中，用来度量暴露的危险性大小。计算公式为：

$$相对危险(RR) = \frac{暴露组发病率}{低暴露(或非暴露)组发病率} \tag{4-10}$$

例 4-4：为了解某地区的糖尿病患病和发病情况，研究者首先对该地区进行横断面调查，分别得到高血压患者的糖尿病患病率为 16%，非高血压患者的糖尿病患病率为 7%。然后对非糖尿病患者进行定期随访，监测这些对象的糖尿病发病情况。高血压患者累积随访 1510 人/年，在随访期间新诊断为糖尿病患者有 201 人，非高血压对象累积随访 1250 人/年，在随访期间新诊断为糖尿病患者有 72 人，计算高血压患者与非高血压患者的糖尿病发病相对危险度 RR。

根据题目信息及式 4-10，计算如下：

$$暴露组露组发 = \frac{201}{1510} \times 100\% = 13.31\%$$

$$非暴露组 = \frac{72}{1250} \times 100\% = 5.76\%$$

$$相对对危险(RR) = \frac{暴露组发病率}{低暴露(或非暴露)组发病率} = \frac{13.31\%}{5.76\%} = 2.31$$

可见高血压患者发生糖尿病的危险性是非高血压患者的 2.31 倍。

（2）比值比（odds ratio，OR）：是指病例组有无暴露于某危险因素的比值与对照组有无暴露于同一危险因素的比值之比，常用于流行病学病例对照研究中，以度量暴露的危险性。计算公式为：

$$比值比(OR) = \frac{病例组暴露的比值}{对照组暴露的比值} = \frac{a/c}{b/d} = \frac{ad}{bc} \tag{4-11}$$

式中，a 为病例组暴露的人数；b 为对照组的暴露人数；c 为病例组未暴露人数；d 为对照组中未暴露的人数。

例 4-5：为了研究胃癌发病率与基因 A 突变的关联性，某研究者对某地区进行横断面调查，并且收集每个调查对象的血液样品进行妥善保存，然后对这些对象中的正常人随访 5 年，共发现 210 名新诊断为胃癌的患者，并且作为病例组，根据这些胃癌患者的年龄和性别进行匹配，从患胃癌对象中随机抽样出 420 名对象作为对照组，然后取出横断面调查时的血样品进行基因 A 检测，得到基因 A 突变与胃癌发病资料如表 4-10 所示。计算 OR。

表 4-10　基因 A 突变与胃癌发病资料

	基因 A 突变	基因 A 未突变	合计
病例组	50	160	210
对照组	70	350	420

根据式 4-11 计算:

$$比值比(OR) = \frac{病例组暴露的比值}{对照组暴露的比值} = \frac{a/c}{b/d} = \frac{ad}{bc}$$

(五) 常用的统计检验方法

1. 分类资料的统计检验方法

(1) 卡方检验

① 卡方检验的用途:卡方检验是一种适用范围十分广泛的统计检验方法,在定性资料分析中,可以用于两个或多个样本对应总体率的比较,两个或多个样本构成比的比较,资料的关联分析以及拟合优度检验等,在医学科研领域具有重要的应用价值。

② 四格表资料的卡方检验

a. 完全随机设计的四格表资料卡方检验

基本思想:

表 4-11　独立样本资料的四格表

组别	属性		合计
	Y_1	Y_2	
1	$a(T_{11})$	$b(T_{12})$	$N_1 = a+b$
2	$c(T_{21})$	$d(T2_2)$	$N_2 = c+d$
合计	$m_1 = a+c$	$m_1 = b+d$	$N = a+b+c+d$

为检验组别 1、组别 2 某属性的率是否存在显著性差异,资料往往被整理成如表 4-11 所示的四格表形式,a、b、c、d 分别代表某组某属性的实际频数,括号内的 T_{ij} 代表理论频数。

H_0:组别 1,组别 2 某属性的率相同,即属性在两样本的总体分布相同。

由于总体分布未知,把 m_1/N、m_2/N 作为属性 Y_1、Y_2 的理论频率。因此在 H_0 成立的条件下,a 的理论频数 $T_{11} = n_1 m_1/N$,b 的理论频数 $T_{12} = n_1 m_2/N$,c,d 的理论频数同理。

因此,可以得到理论频数的计算公式:

$$T_{ij} = \frac{n_i m_j}{N} \tag{4-12}$$

当 H_0 成立,N 较大时,理论频数与实际频数应相差不大,这个差异可以通过卡方检验统计量衡量:

$$x^2 = \sum \frac{(A-T)^2}{T} \tag{4-13}$$

原假设成立时,检验统计量服从自由度为 1 的卡方分布,其自由度=(行数-1)×(列数-1)在 a 取 0.05 时,若 $P < 0.05$,应拒绝原假设,可以认为组别 1、组别 2 中某属性的率不

相同。概率 P 是在 H_0 成立条件下，用样本信息计算得到 H_0 这一结果发生的概率。如果 P 很小，如小于 0.05，表明 H_0 这一事件发生的可能性很小，拒绝 H_0。

使用条件：

完全随机设计的四格表卡方检验，有如下几种情况：

当 $N \geq 40$ 且 $T \geq 5$ 时：

$$x^2 = \frac{(ad-bc)^2 N}{(a+b)(a+c)(c+d)(b+d)}$$

或者

$$x^2 = \sum \frac{(A-T)^2}{T} \tag{4-14}$$

当 $N \geq 40$ 且 $1<T<5$ 时：

$$x^2 = \frac{(|ad-bc|-N/2)^2}{(a+b)(a+c)(c+d)(b+d)}$$

或者

$$x^2 = \sum \frac{(|A-T|-0.5)^2}{T} \tag{4-15}$$

当 $N<40$ 或 $T<1$ 时选用 Fisher 确切概率法。

（2）CMH 卡方检验

在流行病学研究中，研究结果常常会受到混杂因素的影响，其具体表现为：

与暴露因素和疾病均有关联的非研究因素的存在使得暴露和疾病之间的关联被夸大或者掩盖。因此，在研究的分析阶段，常常将资料按照可能的混杂因素分层，每一层都对应一个四格表。CMH 卡方检验用于对这种分层四格表资料进行分析。下面以病例对照研究为例进行说明。假设表 4-12 是第 h 层所对应的四格表，总共分为 H 层。

表 4-12　按某因素分层后第 h 层四格表

	危险因素		合计
	有	无	
病例组	a_h	b_h	n_{1b}
对照组	c_h	d_h	n_{oh}
合计	m_{1h}	m_{2h}	N_h

把 H 层四格表数据均考虑在内以后计算出的总的 OR 称为公共优势比，其公式为：

$$\overline{OR} = \frac{\sum_{h=1}^{H} \frac{a_h d_h}{N_h}}{\sum_{h=1}^{H} \frac{b_h c_h}{N_h}} \tag{4-16}$$

通过将分层后的公共优势比 OR 与未分层的 OR 进行对比，可以了解混杂因素对研究结果的影响有多大。也可以对公共优势比 OR 作 CMH 卡方检验，判断总体的公共优势比是否为 1，即判断分层后，危险因素与疾病是否仍然存在关联。

H_0：总体公共优势比为 1。

H_1：总体公共优势比不为 1。

$$x^2_{M-H} = \frac{\left(\sum_{h=1}^{H} a_h - \sum_{h=1}^{H} T_h\right)^2}{\sum_{h=1}^{H} V_h} \tag{4-17}$$

其中 V_h 是第 h 层中 a_h 对应的方差，T_h 是第 h 层中 a_h 对应的理论频数

$$V_h = \frac{n_{1h} n_{0h} m_{1h} m_{0h}}{N_h^3 - N_h} \tag{4-18}$$

当 $P < 0.05$，则拒绝 H_0，说明分层后，危险因素与疾病仍然存在关联。

例 4-6：灯盏细辛、苦碟子治疗脑梗死治愈率比较。对患者按性别进行分层（表 4-13）。对每一层分别进行卡方检验，并对公共优势比作 CMH 卡方检验。

表 4-13　按性别分层后灯盏细辛、苦碟子治疗脑梗死的治愈率比较

水平	药物	非治愈	治愈	合计	检验方法 P 值
男	灯盏细辛	556	24	580	卡方检验
		95.86	4.14		<0.0001
	苦碟子	698	108	806	
		86.6	13.4		
	合计	1254	132	1386	
女	灯盏细辛	325	18	343	卡方检验
		94.75	5.25		<0.0001
	苦碟子	545	84	629	
		86.65	13.35		
	合计	870	102	972	
平衡后					CMH 分层卡方检验
					<0.0001

由检验结论可知：

在男性组中，卡方检验的 P 值小于 0.0001。说明在统计学上，两药物治愈率差异显著。

在女性组中，卡方检验的 P 值小于 0.0001。说明在统计学上，两药物治愈率差异显著。

平衡性别混杂后，CMH 分层卡方检验的 P 值小于 0.0001。说明在统计学上，两药物治愈率差异显著。

b. 匹配四格表卡方检验：医学研究中，匹配四格表卡方检验常用于比较两种检验方法的结果是否有差别。

不同于表 4-11 的四格表，表 4-14 所示的两个样本并非相互独立。McNemar 检验适用于此类四格表资料的统计检验。

表 4-14　两种检验方法结果比较的匹配四格表

甲法	乙法		合计
	+	−	
+	a	b	$n_1 = a+b$
−	c	d	$n_2 = b+d$
合计	$m_1 = a+c$	$m_2 = b+d$	$n = a+b+c+d$

当 $b+c \geqslant 40$ 时：

$$x^2 = \frac{(b-c)^2}{b+c}, v=1 \qquad (4-19)$$

当 $b+c<40$ 时：

$$x^2 = \frac{(|b-c|-1)^2}{b+c}, v=1 \qquad (4-20)$$

例4-7：某实验室采用两种方法对 58 名可疑红斑狼疮患者的血清抗体进行测定，判断两方法阳性检出率是否有差别？

表4-15　两种方法的检测结果

免疫荧光法	乳胶凝集法		合计
	+	−	
+	11	12	23
−	2	33	35
合计	13	45	58

建立检验假设：

H_0：两方法的阳性检出率相等。

H_1：两方法的阳性检出率不相等。

计算 x^2 统计量：

$$x^2 = \frac{(|b-c|-1)^2}{b+c} = \frac{(|12-2|-1)^2}{12+2} = 5.79, v=1$$

得出结论

本例 $x^2=5.79>x_{0.05}^2$ (1)= 3.84，以 a=0.05 水准，$P<0.05$，拒绝 H_0，可以认为两方法阳性检出率不相等。

c. R×C 表资料卡方检验：R×C 表资料是四格表资料的推广，其形式与表 4-15 类似，当 R=2，C=2 时，即为普通的四格表资料（表 4-16）。

表4-16　完全随机设计的 R×C 表

组别	属性			合计
	Y_1	Y_2	Y_c	
1	$A_{11}(T_{11})$	$A_{12}(T_{12})$	$A_{1c}(T_{1c})$	n_1
2	$A_{21}(T_{21})$	$A_{22}(T_{22})$	$A_{2c}(T_{2c})$	n_2
…	…	…	…	…
R	$A_{R1}(T_{R1})$	$A_{R2}(T_{R2})$	$A_{Rc}(T_{Rc})$	n_n
合计	m_1	m_2	m_e	N

对于多个独立样本的 R×C 表资料卡方检验，运用式 4-21，其自由度 $df=$（R-1）（CT）。

$$x^2 = N\left(\sum \frac{A^2}{n_R n_C}-1\right) \qquad (4-21)$$

$$x^2 = \sum \frac{(A-T)^2}{T}$$

当 $P<0.05$ 时，可以认为，不同组别各属性的分布不全相同。

对 R×C 表资料作卡方检验，要求不应该有超过 1/5 格子的理论频数小于 5，或者有一个理论频数小于 1。

如理论频数不符合上述要求，可以增加样本量，或结合专业知识把该格所在的行和列合并。

如果无法使理论频数变大，可考虑 Fisher 确切概率法。

③ Fisher 确切概率法：当 N 选用 40 或 $T<1$ 时，一般选用 Fisher 确切概率法，本部分主要介绍 Fisher 确切概率法的基本方法。

基本思想：

首先在四格表边缘合计不变的情况下，列出频数变动时的各种组合，计算各种组合的概率，其公式为：

$$P_i = \frac{(a+b)!\ (c+d)!\ (a+c)!\ (b+d)!}{a!\ b!\ c!\ d!\ n!} \tag{4-22}$$

其次，按照假设检验要求，求累积概率 P，P 是有利于拒绝 H_0 的各种四格表对应的概率之和。

例 4-8：比较两种药物治疗某种疾病的有效率差异（表 4-17）。

表 4-17　两种药物治疗某种疾病的效果

组别	有效	无效	合计
甲药	13	3	16
乙药	7	6	13
合计	20	9	29

通过计算理论频数，发现四格表中有理论频数小于 1，故使用 Fisher 确切概率法。

建立假设：H_0：两种药物治疗效果相同。

H_1：两种药物治疗效果不同。

$a=0.05$。

各种组合的四格表如表 4-18 所示，其中 $|P_甲 - P_乙|$ 是甲药与乙药有效率差的绝对值，P_i 为每种组合出现的概率。

表 4-18　各种四格表组合的确切概率

	(1)	(2)	(3)	(4)	(5)
	7　9 / 13　0	8　8 / 12　1	9　7 / 11　2	10　6 / 10　3	11　6 / 9　4
$\|P_甲 - P_乙\|$:	0.5625	0.4231	0.2837	0.1442	0.0048
P_i	0.00114	0.01670	0.08909	0.22868	0.31184

	(6)	(7)	(8)	(9)	(10)
	12　4 / 8　5	13　3 / 7　6	14　2 / 6　7	15　1 / 5　8	16　0 / 4　9
$\|P_甲 - P_乙\|$:	0.1346	0.2740	0.4135	0.5529	0.6923
P_i	0.23388	0.09595	0.02056	0.00205	0.00007

本例的研究目的是比较甲乙两种药物的治疗效果是否一致，所以采用双侧检验。将表

4-18 中 $|P_甲 - P_乙| \geqslant 0.2740$ 的七个四格表的 P_i 相加，$P = 0.225586 > 0.05$。所以不拒绝原假设，差异没有统计学意义，可以认为两种药物的治疗效果相同。

2. 等级资料的统计检验方法

（1）非参数检验及其优缺点：当总体分布类型已知，对参数进行估计或检验的方法称为参数检验。当总体的分布类型未知，资料一端或者两端无界，或者资料本身是等级资料，一般选用非参数检验方法。

非参数检验是一种不依赖总体分布的具体形式，也不对参数进行估计或检验，而是对总体分布的位置做检验的统计方法。本节主要介绍基于秩次比较的非参数检验方法。

非参数检验对总体无严格的条件限制，且多数非参数检验方法较为简便，易于理解和掌握，故应用范围广泛。但由于非参数检验会损失原始资料的部分信息，因而当资料满足参数检验的条件时使用非参数检验方法，会降低检验效能。

（2）完全随机设计的两样本比较 Wilcoxon 秩和检验

例 4-9： 用某药治疗两种不同病情的老年慢性支气管炎患者，疗效如表 4-19 所示分为控制、显效、有效、无效四类，比较此药对两种病情的老年慢性支气管炎患者的疗效有无差别（表 4-19 中列出的是整理后的频数表数据而非原始数据）。

表 4-19　某药对两种不同病情的老年慢性支气管炎患者的疗效频数表

疗效	单纯性 (1)	合并肺气肿 (2)	合计 (3)	秩次范围 (4)	平均秩次 (5)	秩和 单纯 (6)	秩和 合并 (7)
控制	65	42	107	1~107	54	3510	2268
显效	18	6	24	108~131	119.5	2151	717
有效	30	23	53	132~184	158	4740	3634
无效	13	11	24	185~208	24	2554.5	2161.5
合计	126	82	208			12955.5	8780.5

由于疗效为等级资料，如果使用卡方检验，将会损失资料中原有的等级信息。因此，选用 Wilcoxon 秩和检验，其检验步骤如下：

建立假设

H_0：某药对两种病情的疗效相同。

H_1：某药对两种病情的疗效不同。

$a = 0.05$。

编秩首先将某药对两种病情的疗效合并后列于表 4-19 的第三列，其次，按照控制、显效、有效、无效的次序进行编秩，并计算平均秩次。例如表中疗效为控制的总人数为 107 人，秩次范围为 1~107，也就是说疗效为控制的个体均赋予秩号 1，平均秩次 = （1+107）/2 = 54。

求秩和根据第 5 列和第 1 列、第 2 列，可以计算每组的秩和。

对于单纯慢性支气管炎组：

$$T_1 = (65 \times 54) + (18 \times 119.5) + (30 \times 158) + (13 \times 196.5)$$
$$= 3510 + 2151 + 4740 + 2554.5 = 12955.5$$

对于合并肺气肿的慢性支气管炎组：

$$T_2 = (42 \times 54) + (6 \times 119.5) + (23 \times 158) + (11 \times 196.5)$$
$$= 2268 + 3634 + 2161.5 + 8780.5 = 16844$$

此例中 $n_1 = 126$，$n_2 = 82$，$n_1 - n_2 = 44$。

计算统计量 T 为样本量较小的那一组所对应的秩和，n 为样本量较小的那一组的样本量，$|n_1 - n_2|$ 为两样本量差的绝对值，因此 $T = 8780.5$，$n = 82$，$|n_1 - n_2| = 44$，查两独立样本比较秩和检验用 T 临界值表可得到 P 值。

当样本量较大时，可使用正态近似法进行检验：

$$u = \frac{|T - n_1(N+1)/2| - 0.5}{\sqrt{n_1 n_2(N+1)/12}} \tag{4-23}$$

当相同秩次较多时，按式 4-23 计算的以偏小，应采用矫正公式：

$$u_c = u / \sqrt{C} \tag{4-24}$$

其中

$$C = 1 - \sum (t_j^3 - t_j) / (N^3 - N) \tag{4-25}$$

t_j 为第 j 个相同秩次的个数。

对于此例，$u_c = 0.541 < 1.96$，$P > 0.05$，不拒绝 H_0，可认为该药对以上两种病情的老年慢性支气管炎患者的疗效尚看不出差别。

（3）完全随机设计的多样本比较 K-WH 检验：完全随机设计的多样本比较 K-W 检验是对 Wilcoxon 秩和检验的推广，主要解决的是多个独立样本某指标是否存在显著性差异的问题。在进行检验时，也需要经过建立假设、编秩、求秩和、计算检验统计量、得到 P 值等步骤。建立假设、编秩、求秩和这些步骤与两样本比较 Wilcoxon 秩和检验类似，这里不再赘述。

对于第 4 步计算检验统计量，选用 H 检验统计量，其中 R_i 为各组秩和，n_i 为各组样本量。

$$H = \frac{12}{N(N+1)} \sum \frac{R_i^2}{n_i} - 3(N+1) \tag{4-26}$$

当相同秩次较多的时候，同样需要对 H 值进行校正。

$$H_c = \frac{H}{1 - \frac{\sum (t_j^3 - t_j)}{N^3 - N}} \tag{4-27}$$

最终得到的检验统计量 H_c 应服从自由度为 $k-1$ 的卡方分布，其中 k 为分组数。

二、定量数据的分析

（一）频数分布

1. 频数分布表的编制

定量数据常常根据研究的需要，按照某种标准化成不同的组别，称为分组或分类。分组的目的是观察数据的分布特征。

这里通过例 4-10 来介绍定量数据的频数表编制。全距是数据的最大值（maximum）与最小值（minimum）的差。组距（class width）是一个组的上限和下限的差。一般采用等距分组，但在某些情况下，不等距分组更能反映现象的本质和特点。

例 4-10：某医生收集某区 162 例健康成年男性血液总胆固醇（mmol/L）资料，测定结果如表 4-20，试编制频数分布表。

表 4-20　162 例健康成年男性血液总胆固醇（mmol/L）测定结果

5.53	4.34	5.60	3.55	4.13	3.93	4.20	4.35	4.31
4.81	5.80	4.08	4.90	4.92	3.94	6.34	4.89	4.16
3.05	4.50	4.48	3.62	4.52	3.97	4.11	4.37	5.26
4.39	2.72	5.39	3.75	3.70	4.94	3.90	6.10	4.56
4.98	4.09	3.76	4.82	4.69	4.02	4.54	3.78	5.33
4.44	4.53	4.50	3.79	4.28	4.53	4.55	5.20	4.49
5.57	4.21	4.88	4.44	4.96	4.70	4.57	4.45	4.33
3.53	4.84	4.88	4.44	4.96	4.70	4.57	4.45	4.33
4.21	4.56	3.989	4.73	4.86	5.10	4.67	5.40	3.22
4.98	3.52	4.11	3.82	3.59	5.02	4.66	5.23	5.05
4.23	4.68	4.90	5.00	4.75	2.96	4.74	4.35	4.71
4.85	5.25	4.25	5.14	4.29	3.39	4.72	3.43	5.08
5.17	4.96	5.21	4.27	6.12	4.91	5.43	4.93	4.87
4.46	4.26	4.76	4.69	4.79	5.22	4.61	4.78	4.24
4.51	4.71	4.56	3.86	4.45	5.29	4.50	4.72	4.00
4.54	4.20	5.30	5.18	5.73	4.97	4.66	5.49	4.37
5.34	4.68	3.66	4.38	5.41	5.53	5.07	4.78	4.69
4.71	5.03	5.37	5.68	5.83	5.93	4.62	6.01	5.77

频数表的编制步骤如下：

（1）计算全距：本例中 $R = \text{Max} - \text{Min} = 6.34 - 2.72 = 3.62(\text{mmol/L})$。

（2）确定组数与组距：根据样本数的多少，选择适当的组数，如果组数过少会导致资料分布不太清晰，反之过多会导致个别组的频数太少甚至频数为 0，以致资料分布出现较多的大幅度波动，无法看出数据的分布特征和规律。样本量在 100 左右时，通常取 8~15 组为宜，也可以采用 $2^k > n$ 的方法。其中，k 是组数，n 是观测数据的个数。确定组距时通常采用一个较为简单的方法，即组距=全距/组数。例如，本例全距 $R = 3.62$，如果组数取 10，则组距 $= 3.62/10 = 0.362$，为了方便，取小于这个值的 0.35 作为本例的组距。在没有特定医学背景的要求条件下，组距取 10 或 10 的倍数较为适宜。

（3）确定组的上下限：每一个组的起点和终点，分别称为该组的下限和上限。第一组必须包括最小值，最后一组必须包括最大值，统计时，各组的频数按照"上组限不在内"的原则统计，即各组区间左闭右开，也就是包含下限，不包含上限。本例，最小值为 2.72，组距定为 0.35，则第一组的下限可取为 2.70，上限为 2.70+0.35 = 3.05。通常情况下，前一组的上限亦为后一组的下限。本例从第一组开始，共 11 个不重叠的组。本例分组结果列在表 4-21 的第 1 列。计算各组内的观察值的个数，作为频数列在第 2 列，再分别列出频率、累计频数和累计频率。

表 4-21　162 例成年男子血清胆固醇（mmol/L）频数分布表

组段(mol/L)	频数	频率(%)	累计频数	累计频率(%)
2.70~	2	1.23	8	1.23
3.05~	3	1.85	5	3.09
3.40~	8	4.94	14	8.64
3.75~	16	9.88	29	17.90
4.10~	27	16.67	56	34.57
4.45~	45	27.78	101	62.35
4.80~	29	17.90	130	80.25
5.15~	18	11.11	148	91.36
5.50~	9	5.56	157	96.91
5.85~	4	2.47	161	99.38
6.20~6.55	1	0.62	162	100.00
合计	162	100.00	—	—

2. 频数分布图

根据表 4-21 绘制成频数分布图（图 4-7）：

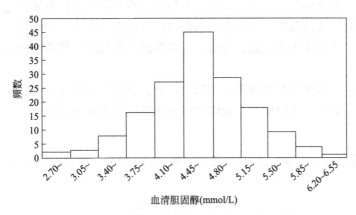

图 4-7　162 例成年男子血清胆固醇频数分布图

3. 频数分布表和频数分布图的主要用途

（1）揭示频数分布的特征：从频数分布表和频数分布图可以反映集中趋势和离散程度。

（2）揭示频数分布的类型：频数分布表和频数分布图还可以揭示数据分布的类型，如从图 5-7 中，可以看出数据集中在中间位置，两侧呈对称分布，这组数据是对称型分布。了解数据分布的类型和特征，便于选择适当的统计方法。

（二）集中趋势的描述

1. 算术平均数

一组数据相加后除以数据的个数所得到的结果，称为算术平均数。总体算术平均数用希

腊字母 μ 表示，样本算术平均数用符号 $\bar{X}$ 表示。如果用 n 表示样本量，X_i 表示个体观察值，则算术平均数的计算公式为：

$$\bar{X} = \frac{1}{n}\sum_{i=1}^{n} X_i \tag{4-28}$$

按照式4-28，求例4-10中的162例健康成年男性血液总胆固醇的算术平均数：

$$\bar{X} = \frac{1}{n}\sum_{i=1}^{n} X_i = \frac{1}{162} \times (5.53 + 4.43 + 5.6 + \cdots + 5.77)$$

$$= \frac{1}{162} \times 749.79 = 4.63\,(\text{mmol/L})$$

算术平均数适用于频数分布对称的数据。例如，图4-7显示成年男性血清总胆固醇值的频数分布图是近似对称的，所以，在例4-10中计算得到的均值4.63mmol/L很好地描述了这个变量的中心位置。大多数正常人的生理、生化指标，如身高、体重、胸围、血红蛋白含量、白细胞计数等都适宜用算术平均数来描述其集中趋势。

有时，数据中存在极端值（outlier），也称为离群值或异常值，即与样本中其他点相差较大的值（极端值的计算公式可查阅有关参考资料）。在有极端值的情况下，或资料分布明显是偏态分布时，算术平均数不能较好地描述一个变量的中心位置。

2. 中位数定量数据中位数的计算同定性数据。

中位数具有的重要作用是：①中位数对极端值不敏感，所以，当数据中有极端值，含不确定值的资料，数据呈偏态分布或分布类型未知时，均宜采用中位数来描述集中趋势；②当数据呈对称分布时，均值和中位数接近；当数据呈右偏态分布时，均值大于中位数，当数据呈左偏态分布时，均值小于中位数。所以，可以根据中位数和均值的差别大小，粗略判断数据的分布类型。

一般情况下，均值和中位数相等或无明显差异，数据多为对称分布；若有较大差异，则表明数据呈非对称分布，这时用中位数作为集中趋势的代表值更为合适。

3. 几何均数

n 个变量乘积的 n 次方根，称为几何平均数（geometric mean），用 G 表示。几何均数的计算公式为：

$$G = \sqrt[n]{X_1 X_2 X_3 \cdots X_n} \tag{4-29}$$

几何平均数适用于观察值呈偏态分布，但经过对数转变后呈正态分布或近似正态分布或者其观察数值相差极大甚至达到不同数量级的数据。

例4-11：某医院测得10个某种传染病人的白细胞计数（$\times 10^3$），测量值为：11、9、35、5、9、8、3、10、12、8。计算这10个观察值的几何均数。

采用以10为底的对数，按式4-29计算，可以得到：

$$GG = \lg^{-1}[(\lg 11 + \lg 9 + \lg 35 + \lg 5 + \lg 9 + \lg 8 + \lg 3 + \lg 10 + \lg 12 + \lg 8)/10]$$

$$= \lg^{-1}(0.95554)$$

$$= 9.03$$

即10个病人的白细胞计数的几何均值是9.03（$\times 10^3$）。根据式4-28可以得知其算术均数是 11×10^3，两者有所不同。

几何均数适用于取对数后近似呈对称分布的数据，一般用于右偏态分布的数据。医学研究中经常遇到比例数据，如抗体滴度，这样的数据在大多数情况下呈右偏态分布，因此通常采用几何均数来描述其集中趋势。

众数、中位数和算术平均数的关系从分布的角度看，众数始终是一组数据分布的最高峰值，中位数是处于一组数据中间位置上的值，而算术平均数则是全部数据的平均值。因此，对于具有单峰分布的大多数数据而言，众数、中位数和算数平均数之间具有以下关系：如果数据的分布是对称的，众数 M_0、中位数 M_e 和均数 $\bar{X}$ 是相等的，即：$M_0 = M_e = \bar{X}$，如果数据是左偏态分布，说明数据存在极小值，必然拉动均数向极小值一方靠近，而众数和中位数由于是位置代表值，不受极限值的影响，因此三者之间的关系表现为 $\bar{X} < M_e < M_0$；如果数据是右偏态分布，说明数据存在极大值，必然拉动均数向极大值一方靠近；则 $M < M_e < \bar{X}$。

众数是一组数据分布的峰值，它是一种位置代表值，不受极端值的影响。其缺点是具有不唯一性，对于一组数据可能有一个众数，也可能有两个或多个众数，也有可能没有众数。虽然对于顺序数据以及定量数据也可以计算众数，但是众数主要适合于作为分类数据的集中趋势的测度值。

中位数是一组数据中间位置上的代表值，其特点是不受数据极端值的影响。中位数以及其他分位数主要适合于作为顺序数据的集中趋势测度值。虽然对于顺序数据也可以使用众数，但以中位数为宜。算术平均数是就定量数据计算的，而且利用了全部数据信息，它是实际中应用最广泛的集中趋势测度值。作为算术平均数变形的几何均数，是适用于特殊数据（主要是计算比率的数据）的代表值。均数主要适合于作为定量数据的集中趋势测度值，虽然对于定量数据也可以计算众数和中位数，但以均数为宜。当数据呈对称分布或接近对称分布时，三个代表值相等，这时应选择均数作为集中趋势的代表值。但均数的主要缺点是易受数据极端值的影响，对于偏态分布的数据，均数的代表性较差。因此，当数据为偏态分布，特别是偏斜的程度较大时，可以考虑选择众数或者中位数等位置代表值，这时它们的代表性要比均数好。

（三）离散程度的描述

1. 方差和标准差

对于单峰对称数据，为了全面反映一组资料中每个观察值的变异情况，需要先寻找一个可供比较的标准，由于均值具有优良的性质，可以衡量每个观察值相对均值的偏差，构造出综合描述资料离散程度的指标。

（1）方差：方差用于度量定量数据中观测值与均值的离散程度。总体方差用 σ^2 表示，其公式为：

$$\sigma^2 = \frac{1}{N} \sum_{i=1}^{N} (X_i - \mu)^2 \qquad (4-30)$$

实际中往往收集到的是样本资料，总体均数 μ 未知，可用样本均数 $\bar{X}$ 作为 μ 的估计值，为避免用样本方差估计总体方差时偏小，需要用自由度作为分母进行调整，样本方差的公式为：

$$S^2 = \frac{1}{n-1} \sum_{i=1}^{n} (X_i - \bar{X})^2 \qquad (4-31)$$

方差越大说明变量值之间的差异越大。方差没有量纲，因此没有实际含义只有运算意义。

例 4-12：根据体格检查，某医院甲科室 15 例住院患者的体重（kg）和身高（cm）数据如下：

体重：65，62，50，78，65，45，51，74，60，62，88，50，74，66，70。

身高：171，169，157，183，160，155，165，174，166，170，186，154，160，159，161。

乙科室 10 例住院患者的体重（kg）和身高（cm）数据如下：

体重：63，62，55，70，60，66，73，69，58，75。

身高：170，160，165，159，185，180，167，155，168，179。

计算甲科室和乙科室住院患者体重的方差：

① 计算甲乙两个科室住院患者体重的均数 $\bar{X}_{W甲}$、$\bar{X}_{W乙}$：

$$\bar{X}_{W甲} = \frac{1}{n} \sum_{i=1}^{n} X_i = \frac{1}{15}(65 + 62 + 50 + \cdots + 70) = 64$$

$$\bar{X}_{W乙} = \frac{1}{n} \sum_{i=1}^{n} X_i = \frac{1}{10}(63 + 62 + 55 + \cdots + 75) = 65.1$$

② 计算甲乙两个科室住院患者体重的方差：

$$S_{W甲}^2 = \frac{1}{15-1}[(65-64)^2 + (62-64)^2 \cdots + (70-64)^2] = 139.95$$

$$S_{W乙}^2 = \frac{1}{10-1}[(63-65.1)^2 + (62-65.1)^2 \cdots + (75-65.1)^2] = 43.66$$

（2）标准差

标准差是方差开平方取正根的结果。总体标准差用 σ 表示，样本标准差用 S 表示，公式如式 4-32、式 4-33。

$$\sigma^2 = \sqrt{\frac{1}{N} \sum_{i=1}^{N} (X_i - \mu)^2} \tag{4-32}$$

$$S = \sqrt{\frac{1}{n-1} \sum_{i=1}^{n} (X_i - \bar{X})^2} \tag{4-33}$$

根据例 4-12，求其标准差：

$$S_{W甲} = \sqrt{\frac{1}{15-1}[(65-64)^2 + (62-64)^2 \cdots + (70-64)^2]} = 11.83$$

$$S_{W乙} = \sqrt{\frac{1}{10-1}[(63-65.1)^2 + (62-65.1)^2 \cdots + (75-65.1)^2]} = 6.61$$

$S_{W甲} > S_{W乙}$，甲科室住院患者的体重离散程度大于乙科室。

样本标准差越大，说明变量值之间的差异就越大，距均值这个"中心值"的离散程度越大。样本标准差是有计量单位的，其单位即为所研究的变量的单位。因此在比较不同数据的离散程度时，应注意数据的单位，如例 4-12 中，体重和身高的单位不同，因此不能直接比较标准差。当两个均值不相等时，也不能直接用标准差度量均值的代表性，可以利用离散系数即变异系数加以评价。

在医学应用中，一般情况下，单峰对称分布数据的标准差小于均值；若出现标准差接近均值甚至大于均值的情况，则说明数据离散程度很大，且非单峰对称分布，不宜用均数和标准差测度数据的集中趋势和离散程度。

2. 全距和四分位差

（1）全距：也称为极差，是数据的最大值（maximum）与最小值（minimum）之间的绝对差。全距是刻画变量所有取值离散程度的另一个统计量。在相同样本容量下的两组数据，全距大的比全距小的分散程度高。全距越小说明数据越集中在一起。

（2）四分位差

见定性数据的相关内容。

3. 变异系数

变异系数（coefficient of variation，CV）是一个度量相对离散程度的指标，其计算公式为：

$$CV = \frac{S}{\bar{X}} \times 100\% \tag{4-34}$$

变异系数可以用来比较几个量纲不同的指标变量之间的离散程度的差异，也可以用来比较量纲相同但是均数相差悬殊的变量之间的离散程度的差异。CV 值越大，表示离散程度越大，反之，则越小。

如例 4-12 中欲比较甲科室住院患者身高和体重的变异程度，由于身高和体重的单位不同，不宜直接比较其标准差，应采用变异系数来比较。甲科室身高计算如下：

$$\bar{X}_H = \frac{1}{n} \sum_{i=1}^{n} X_i = \frac{1}{15}(171 + 169 + 157 + \cdots + 161) = 166$$

$$S_H = \sqrt{\frac{1}{15-1}\left[(171-166)^2+(169-166)^2\cdots+(161-166)^2\right]} = 9.62$$

$$CV_H = \frac{9.62}{166} \times 100\% = 5.8\%$$

根据前面的计算知甲科室体重的变异系数为：$CV_W = \frac{11.83}{64} \times 100\% = 18.49\%$

从计算结果可以看出，15 名患者体重的离散程度比身高大。

4. 描述离散程度的指标的比较

比较度量离散程度的几个指标：全距简单易求，单位和原变量的单位相同。它的缺点是：仅使用了原变量中很少部分的信息；没有涉及数据的集中位置的信息；对极端值很敏感；与样本含量 n 有关，n 越大，全距可能越大，一般来说，样本全距低估了总体全距。分位数对极端值的敏感性远远低于全距，受样本含量的影响较小。它的缺点是：仅使用了原变量中部分的信息；没有涉及数据集中位置的信息。方差计算使用了变量的全部信息，因此用方差来度量数据的离散程度远远优于全距和分位数。由于方差的单位是原变量的单位的平方，使用起来不够方便。标准差是方差的算术平方根，度量衡单位和原变量相同，使用方便，是描述离散程度的最常用的度量指标。变异系数是无量纲指标，可以用来比较不同量纲变量之间的变异程度，也可以用来比较量纲相同但均数相差较大变量之间的变异程度。

（四）常用统计检验方法

本节主要围绕两样本总体均值比较，通过考察样本量的大小，资料的正态性，方差齐性，选用三种不同的检验方法，分别是 u 检验，t 检验以及非参数检验。下面分别对每种检验的使用条件，检验方法做介绍。并简要介绍常见的正态性检验和方差齐性检验方法。

1. u检验两样本总体均值比较 u检验的运用条件

当两样本分别来自相互独立的正态总体，或者样本量较大时（如 $n \geq 40$），可以使用 u 检验来对两样本总体均值进行比较。

检验方法：

H_0：$\mu_1 = \mu_2$

H_1：$\mu_1 \neq \mu_2$

$a = 0.05$

$$u = \frac{|(\bar{X}_1 - \bar{X}_2) - (\mu_1 - \mu_2)|}{\sqrt{\dfrac{\sigma_1^2}{n_1} + \dfrac{\sigma_2^2}{n_2}}} = \frac{(\bar{X}_1 - \bar{X}_2)}{\sqrt{\dfrac{S_1^2}{n_1} + \dfrac{S_2^2}{n_2}}} \tag{4-35}$$

当原假设成立时，$\mu_1 - \mu_2 = 0$，又由于总体标准差一般未知，所以用样本标准差作估计。当 $|u| < 1.96$，$P > 0.05$，差别无统计意义，尚不能认为两总体均值不同。当 $|u| > 1.96$，$P < 0.05$，差别有统计意义，拒绝 H_0，可以认为两总体均值不同。

例 4-13：某医院在心肾内科普查工作中，测得 40 至 50 岁年龄组男性 193 人的脂蛋白平均数为 397.5（mg/L），标准差为 104.30（mg/L）；女性 128 人的脂蛋白平均数为 357.89（mg/L），标准差为 89.67（mg/L）；男性与女性脂蛋白平均数有无差别？

H_0：$\mu_1 = \mu_2$

H_1：$\mu_1 \neq \mu_2$

$a = 0.05$

将数据代入式 4-35，得 $|u| = 3.636 > 1.96$，故 $P < 0.05$，可以认为男性与女性脂蛋白平均数有差别。

2. t检验

（1）两独立样本比较 t 检验

运用条件：主要用于两个小样本总体均数比较，要求样本个体测量值相互独立，样本资料服从正态或近似正态分布，两样本对应的总体方差相等。归纳起来就是小样本，独立，正态性，方差齐性。

检验方法：当资料满足以上所有条件

$$t = \frac{\bar{X}_1 - \bar{X}_2}{S_{\bar{X}_1 - \bar{X}_2}} \tag{4-36}$$

$$S_{\bar{X}_1 - \bar{X}_2} = \sqrt{S_c^2 \frac{1}{n_1} + \frac{1}{n_2}} \tag{4-37}$$

$$S_c^2 = \frac{(n_1 - 1)S_1^2 + (n_2 - 1)S_2^2}{n_1 + n_2 - 2} \tag{4-38}$$

在式 4-36 中，需要先求出合并方差 S_c^2，再求出两样本均数之差的标准误项 $S_{\bar{X}_1 - \bar{X}_2}$，最后算出统计量 t。当 H_0 成立，即 $\mu_1 = \mu_2$ 时，t 服从自由度为 $n_1 + n_2 - 2$ 的 t 分布。

当资料不满足方差齐性时，使用 t' 检验。

$$t' = \frac{\bar{X}_1 - \bar{X}_2}{\sqrt{\dfrac{S_1^2}{n_1} + \dfrac{S_2^2}{n_2}}} \tag{4-39}$$

$$V = \frac{\left(\dfrac{S_1^2}{n_1} + \dfrac{S_2^2}{n_2}\right)}{\dfrac{\left(\dfrac{S_1^2}{n_1}\right)^2}{n_1 - 1} + \dfrac{\left(\dfrac{S_2^2}{n_2}\right)^2}{n_2 - 1}} \tag{4-40}$$

当 H_0 成立时，检验统计量 t 服从自由度为 V 的 t 分布。

例 4-14： 某医院研究乳酸脱氢同工酶（LDH）测定对心肌梗死的诊断价值时，曾用随机抽样方法比较了 10 例心肌梗死患者与 10 例健康人 LDH 测定值的差别，结果如下，LDH 测定值在两组间有无差别？（假设方差齐性）

患者（X_1）23.245.045.040.035.044.142.052.550.058.0

健康人（X_2）20.031.030.523.124.238.035.537.839.0131.0

建立假设

H_0：$\mu_1 = \mu_2$

H_1：$\mu_1 \neq \mu_2$

$a = 0.05$

计算统计量将上述数据代入式 4-36，得：

$$S_{\bar{x}_1 - \bar{x}_2} = \sqrt{\frac{1974.230 - 434.8^2/10 + 10025.59 - 310.10^2/10}{10 + 10 - 2}\left(\frac{1}{10} + \frac{1}{10}\right)} = 3.7217\%$$

$$t = \frac{|43.48 - 31.01|}{3.7217} = 3.506, \quad v = 10 + 10 - 2 = 18$$

确定 P 界，做出结论本例 $t \geqslant t_{0.05,18} = 3.197$，则 $P < 0.05$。

得出结论按 $a = 0.05$ 水平，拒绝 H_0，可以认为乳酸脱氢同工酶测定值在心肌梗死与健康人之间有差别。

（2）两匹配样本比较 t 检验：匹配设计是将观察单位按照某些特征（如性别、年龄、病情等可疑混杂因素）配成条件相同或相似的对子，每对中的两个观察单位随机分配到两个组，给予不同的处理，观察指标的变化。

匹配 t 检验是将对子差数 d 看作变量，先假设两种处理的效应相同，$\mu_1 - \mu_2 = 0$，即 $\mu_d = 0$，再检验样本差值的均数 $\bar{d}$ 与 0 之间的差别有无显著性，从而推断两种处理因素的效果有无差别或某处理因素有无作用。

$$t = \frac{\bar{d}}{s_{\bar{d}}} \tag{4-41}$$

$$s_{\bar{d}} = \frac{s_d}{\sqrt{n}} \tag{4-42}$$

其中 d 为各个对子的差数，$\bar{d}$ 为差数的平均数。S_d 为差数的标准差，$S\bar{d}$ 为差数的标准误，n 为对子数。当 H_0 成立时，t 服从自由度为 $n-1$ 的 t 分布。

例 4-15：将大白鼠配成 8 对，每对分别饲以正常饲料和缺乏维生素 E 饲料，测得两组大白鼠肝中维生素 A 的含量如表 4-22 所示，试比较两组大白鼠中维生素 A 的含量有无差别。

表 4-22 不同饲料组大白鼠肝中维生素 A 的含量（U/g）

大白鼠匹配号	正常饲料组	维生素 E 缺乏组	差数 d
1	3550	2450	1100
2	2000	2400	-400
3	3000	1800	1200
4	3950	3200	750
5	3800	3250	550
6	3750	2700	1050
7	3450	2500	950
8	3050	1750	1300
合计			6500

建立假设

$H_0: \mu_d = 0$

$H_1: \mu_d \neq 0$，$a = 0.05$

计算检验统计量

$$\bar{d} = \frac{\sum d}{n} = \frac{6500}{8} = 812.5\,(\text{U/g})$$

$$S_{\bar{d}} = \frac{S_d}{\sqrt{n}} = \sqrt{\frac{\sum d^2 - (\sum d)^2/n}{n(n-1)}} = \sqrt{\frac{7370000 - (6500)^2/8}{8 \times (8-1)}} = 193.1298\,(\text{U/g})$$

$$t = \frac{|\bar{d} - \mu_d|}{S_d/\sqrt{n}} = \frac{812.5 - 0}{193.1298} = 4.2070, v = 7$$

得出检验结论

查 t 分布表（双侧），$t_{0.05}(7) = 3.499$，$P < 0.01$，因此，按 $a = 0.01$ 水平，拒绝 H_0，可以认为两种饲料喂养的大白鼠肝中维生素 A 的含量有差别。

3. 非参数检验

当资料不满足正态性，方差齐性要求，对于小样本资料而言，一般使用非参数检验方法。

两独立样本比较的 Wilcoxon 秩和检验

例 4-16：为了比较甲乙两种香烟的尼古丁含量（mg），对甲种香烟做了 6 次测定，对乙种香烟做了 8 次测定，数据见表 4-23 第 1、3 列，问这两种香烟的尼古丁含量有无差别。

表 4-23 两种香烟尼古丁含量得秩和检验

甲种香烟	秩次	乙种香烟	秩次	甲种香烟	秩次	乙种香烟	秩次
25	6	28	9.5	22	3	27	8
28	9.5	31	13			24	8
23	4	30	12			20	1
26	7	32	14	$n_1 = 6$	$T_1 = 40.5$	$n_2 = 8$	$T_1 = 64.5$
29	11	21	2				

1. 建立假设

H_0：两总体分布位置相同

H_1：两总体分布位置不同

$a = 0.05$

2. 混合编秩将全部 14 个观察值从小到大标出其秩次，见表 4-23 第 2、4 栏。其中甲乙两种香烟测定值均有 28，则应取其平均秩次 9.5。

3. 计算检验统计量以样本含量较少组的秩和作为检验统计量 T，本例 $n_1 = 6$，$n_2 = 8$，则 $T = 40.5$。

4. 确定 P 值查两样本比较秩和检验用 T 界值表，当 $n_1 = 6$，$n_2 - n_1 = 8 - 6 = 2$ 时，40.5 在 29~61 之间，$P > 0.05$，按 $a = 0.05$ 水平不拒绝因此尚不能认为两种香烟的尼古丁含量有差别。

多个独立样本比较的 K-W 检验

例 4-17：某医院外科用三种手术方法治疗肝癌患者 15 例，每组 5 例，进入各组的患者用随机方法分配，每例术后生存月数如表 4-24 的第 1、3、5 栏所示。试问三种不同手术方法治疗肝癌的效果有无差别。

表 4-24　三种手术方法治疗肝癌患者的术后生存月数

甲种手术后生存月数	秩次	乙种手术后生存月数	秩次	丙种手术后生存月数	秩次
3	4	9	13	1	1
7	10	12	15	2	2.5
7	10	11	14	6	7.5
6	7.5	8	12	4	5
2	2.2	5	6	7	10
$n_1 = 5$	$T_1 = 34$	$n_2 = 5$	$T_2 = 60$	$n_3 = 5$	$T_3 = 26$

1. 建立假设

H_0：三个总体分布位置相同

H_1：三个总体分布位置不全相同

$a = 0.05$

2. 混合编秩

见表 4-24 第 2、4、6 列。

3. 求秩和

见表 4-24 下部。

4. 计算检验统计量 H 值

$H = 6.32$

表中有较多相同的秩次，需计算 H_C

$H_C = H/c$，其中

$$C = 1 - \frac{\sum (t_j^2 - t_j)}{N^2 - N} \tag{4-43}$$

本例 $N=15$，n_1，n_2，n_3 均等于 5，$H_{0.05}=5.78$，$H_C=6.39$，$6.39>5.78$，则 $P<0.05$。按 $a=0.05$ 水平拒绝 H_0，可认为三种手术方法后生存月数不全相同。

4. 数据的正态性检验和方差齐性检验

（1）数据的正态性检验

1）正态性检验的原因：正态性检验是通过样本推断总体是否服从正态分布的检验方法。它决定描述中使用的统计量。如果数据服从正态分布，选用均值和标准差对资料进行基本的描述，如果数据不服从正态分布，则选用中位数和四分位数间距的组合。

此外，在参数检验中，对总体常常有正态性的假定。这也是进行正态性检验的原因之一。

2）常用的正态性检验方法

① 图示法

P-P 图

以样本的累计频率作为横坐标，以按照正态分布计算的相应累计概率作为纵坐标，把样本值表现为直角坐标系中的散点。如果资料服从正态分布，则样本点应围绕第一象限的对角线分布。

Q-Q 图

以样本的分位数作为横坐标，以按照正态分布计算的相应分位点作为纵坐标，把样本值表现为宜角坐标系中的散点。如果资料服从正态分布，则样本点应该围绕第一象限的对角线分布。

② 统计检验法

W 检验

W 检验全称 Shapiro-Wilk 检验，是一种基于相关性的算法。计算可得到一个相关系数，它越接近 1，表明数据和正态分布拟合得越好。W 检验适用于小样本的正态性检验。

W 检验是建立在次序统计量的基础上的，将 n 个独立观测值按照升序排列，得到 X_1，X_2，…，X_n

计算公式为：

$$W = \frac{\left[\sum_{i=1}^{[n/2]} a_i(X_{(n+1-i)} - X_i) \right]^2}{\sum_{i=1}^{n} (X_i - \bar{X})^2} \tag{4-44}$$

卡方拟合优度检验

拟合优度检验是根据样本频率分布检验总体分布是否服从某一给定分布的方法。首先提出原假设：总体 X 的分布函数为 $F(x)$，其次根据样本经验分布和所假设的理论分布之间的吻合程度来决定是否接受原假设。

这里主要介绍正态分布的卡方拟合优度检验

其基本思想为：

设 $X=(X_1,X_2,\cdots,X_n)$ 是从正态总体中抽取的简单随机样本，把 X 分成个组段或类别。记 A_i 为 n 个样本观察值中落在第 i 个组段的个数，即观察频数，记 P_i 为正态分布条件下，样本值落在第 i 个组段的概率，概率可以通过对组段的上下限作标准正态变换后，查正态分布表得到。记 T_i 为正态分布条件下计算的理论频数，$T_i = nP_i$。如果样本观察频数和理论频数相符，那么当 n 足够大时，A_i 与 T_i 之间的差异会越来越小，A_i 与 T_i 之间的差异程度可以反映样本的频率分布是否服从正态分布。

Pearson 提出用卡方检验统计量来衡量：

$$x^2 = \sum \frac{(A-T)^2}{T} \tag{4-46}$$

当总体服从正态分布时，若 n 足够大，该统计量近似服从自由度为 $k-1$ 的卡方分布。值得注意的是，在计算 T_i 时，有 s 个总体参数是用样本统计量来估计的，如用样本均数估计总体均数，用样本标准差估计总体标准差，则自由度为 $v = k-1-s$。

（2）方差齐性检验：在两样本总体均数比较的 t 检验中，除了要求总体服从正态分布或近似正态分布，还要求两总体方差相等，即满足方差齐性。

F 检验：

H_0：两总体方差相等

H_1：两总体方差不等 $a = 0.1$（a 较大以减少第二类错误）

$$F = s_1^2 / s_2^2 \tag{4-47}$$

其中 s_1 为两样本标准差中较大的那一个。

在 H_0 成立的条件下，F 检验统计量服从第一自由度为 $V_1 = n_1 - 1$，第二自由度为 $V_2 = n_2 - 1$ 的 F 检验。若 $F > F_{0.1, V1, V2}$，则拒绝 H_0，可认为两总体方差不等。此时，可对变量进行变换，使资料满足方差齐性要求，或者使用非参数检验方法进行两总体均数的比较。

除了 F 检验，常见的方差齐性检验方法还有 Bartlett 检验和 Levene 检验，与 F 检验不同的是，这两种方法可以进行多样本的方差齐性检验。

Levene 检验既可以用于正态分布的资料，也可以用于非正态分布的资料或分布不明的资料，故其检验效果比较理想。而 F 检验和 Bartlett 检验仅适用于正态分布资料的方差齐性检验。

三、统计图表

统计表（statistic table）和统计图（statistic chart）是描述性统计分析中常用的重要工具，以形象直观、简单明了、清晰易懂的方式对数据的基本特征进行描述，使人们对所要研究的数据有一个整体上的直观的印象。统计学对统计表和统计图有一定的规定和要求，应充分了解和严格把握，以免因表述错误而引起误解。

（一）统计表

1. 统计表的意义

统计表用简洁的表格形式，有条理地罗列数据和统计量，方便阅读、比较和计算。在统计描述过程中，统计表可展示统计数据的结构、分布和主要特征，便于在进一步分析中选择和计算统计量。

2. 制表原则

统计表的制表原则首先是重点突出，即一张表一般只表达一个中心内容，不要把过多的内容放在一个庞大的表里。其次，统计表要层次清楚，标目的安排及分组要符合逻辑，便于分析比较。最后，统计表应简单明了，文字、数字和线条都应尽量从简。

3.统计表的基本结构与要求

从外形上看，统计表通常由标题、标目、线条、数字4部分组成。

（1）标题：它是每张统计表的名称，高度概括表的主要内容，一般包括研究时间、地点和研究内容，左侧加表序号，置于表的正上方。

（2）标目：标目分为横标目和纵标目，分别说明表格每行和每列数字的意义。横标目位于表头的左侧，代表研究的对象；纵标目位于表头右侧，表达研究对象的指标，应标明指标的单位。

（3）线条：统计表中的线条力求简洁，多采用三线表，即顶线、底线、纵标目下横线。其中，表格的顶线和底线将表格与文章的其他部分分隔开，纵标目下横线将标目的文字区与表格的数据区分隔开来。部分表格可再用短横线将合计分隔开，或用短横线将两重纵标目分隔开。其他竖线和斜线一概省去。

（4）数字：用阿拉伯数字表示。同一指标小数点位数一致，位次对齐。表内不留空项，无数字用"－"表示，缺失数字用"…"表示，数值为0者记为"0"。表中数据区不要插入文字，也不列备注项。必须说明者标"＊"号，在表下方以注释的形式说明。

不同类型的数据，统计表的内容和形式有所不同。本章前面给出的表都是统计三线表。一般来说，定性资料的统计表包含各组的频数和百分数等，而由定量资料构成的统计表包含各组的频数、均数（或中位数、百分位数）和标准差等（表4-25）。

表4-25 4个小区居民的冠心病3个危险因素水平比较

分组	人数	空腹血糖(mmol/L)	吸烟量(支/天)	饮酒量(g/d)
小区1	252	6.11±1.49	8±1	60.1±7.5
小区2	253	6.22±1.62	10±2	78.2±8.5
小区3	252	6.35±1.24	15±2	79.3±6.8
小区4	253	6.85±1.65	15±2	106.8±10.2

（二）统计图

统计图是利用点的位置、线段的升降、直条的长短与体积的大小等各种几何图形，将研究对象的内部构成、对比情况、分布特点与相互关系等特征形象而又生动地表达出来，给读者留下深刻而又清晰的印象。在科研论文中统计图常与统计表联合使用。常用的统计图有条图、百分条图、圆图、线图、半对数线图、箱线图、散点图等。目前很多计算机软件都可以方便地绘制各种统计图。

所有的统计图都应包含标题，它位于图的正下方，概括地说明图的内容。一般情况下，标题应包含图的编号，以便在文字说明时使用方便。有时标题也包含资料产生的时间、地点或来源。对统计图的其他规定要因图而论。

1.条形图

条形图显示各个项目之间的比较情况。适用于分类资料各组之间的指标的比较。条形图分为横向条图和纵向条形图两种，一般常用纵向条形图。纵向条形图的横坐标轴是组别，纵坐标轴是频率（图4-8、图4-9）。

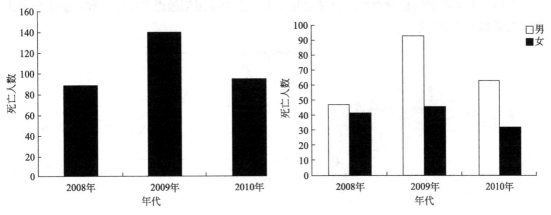

图 4-8 某市某医院 3 年肠恶性肿瘤
死亡病例数比较

图 4-9 某市某医院 3 年肠恶性肿瘤
男女死亡病例数比较

2. 百分条形图

百分条形图适用于描述分类资料的构成比或者比较多个分类资料的构成比。竖条形的百分条形图中横坐标是组别，纵坐标是百分数；横条形的百分条形图中纵坐标是组别，横坐标是百分数（图 4-10）。

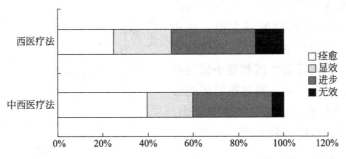

图 4-10 两种治疗急性肾盂肾炎方法的疗效比较

3. 饼图

饼图显示一个数据系列中各项的大小与各项总和的比例。图表中的每个数据系列具有唯一的颜色或图案并且在图表的图例中表示。可以在图表中绘制一个或多个数据系列。饼图中的数据点显示为整个饼图的百分比。

例如，将某种药物的用药天数分为 5 组：1~3 天、4~7 天、8~14 天、15~20 天和 21 天以上，得到各组用药天数的分布图 2 所示。

从图 4-11 看到，大多数病人的用药天数在正常范围内，用药时间在 8~14 天的患者数约占 37.3%；有 15.4% 的患者用药时间在 3 天以下，21.6% 的患者用药天数在 4~7 天；用药时间在 15~20 天之间的患者数约占 14.9%，用药时间在 21 天及以上的患者数约占 10.9%。

4. 线图

如果数值型数据是在不同时间上取得的，那么可以绘制线图，来反映现象随着时间变化的特征。

例如，为了考察病症种类与用药时间的关系，使用线图刻画患者住院天数和患病患者比例的关系如图4-12所示。

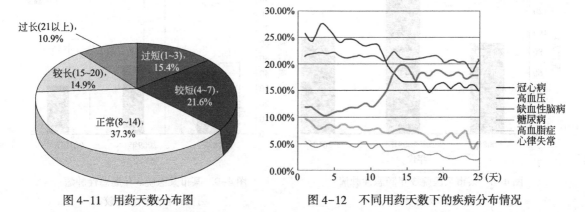

图4-11　用药天数分布图　　　　　　图4-12　不同用药天数下的疾病分布情况

5. 箱线图

箱线图是由一组数据的最大值、最小值、中位数、两个四分位数这5个特征值绘制而成的，主要用于反映原始数据分布的特征，还可以进行多组数据分布特征的比较。箱线图的绘制方法是：先找出一组数据的最大值、最小值、中位数和两个四分位数，然后，连接两个四分位数画出箱子；再将最大值和最小值与箱子连接，中位数在箱子中间。通过箱线图的形状可以看出数据分布的特征。对于多组数据，可以将各组数据的箱线图并列起来，从而进行分布特征的比较（图4-13）。

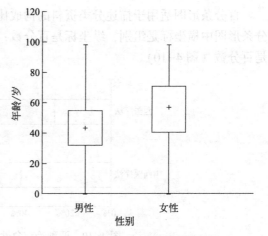

图4-13　某时期某医院躯干骨折
男女患者年龄分布比较

6. 散点图

散点图使用二维坐标展示两个变量之间关系的一种图形。它是用坐标横轴代表变量 x，用坐标纵轴代表变量 y，在坐标系中用一个点表示每组数据 (x,y)。这样就可以形成全部数据的散点图（图4-14）。

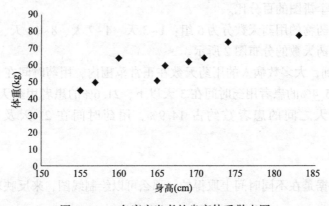

图4-14　9名癌症患者的身高体重散点图

7. 雷达图 雷达图是显示多个变量的常用图示方法，也称为蜘蛛图。设有 n 组样本 S_1，$S_2\cdots\cdots S_n$，每个样本测得 P 个变量 X_1，$X_2\cdots\cdots X_p$，要绘制这 P 个变量的雷达图，其具体做法是：先做一个圆，然后将圆 P 等分，得到 P 个点，令这 P 个点分别对应 P 个变量，再将这 P 个点与圆心连线，得到 P 个辐射状的半径，这 P 个半径分别作为 P 个变量的坐标轴，每个变量值的大小由半径上的点到圆心的距离表示，再将同一个样本的值在 P 个坐标上的点连线。这样，几个样本形成的几个多边形就是一个雷达图。雷达图在显示或对比各变量的数据总和时十分有用。

例 4-18：根据某时期某医院肠恶性肿瘤死亡人数与节气的频数分布表（表 4-26），做雷达图（图 4-15）。

表 4-26 肠恶性肿瘤死亡人数与节气的频数分布表

节气	频数	百分比	节气	频数	百分比
01 立春	11	3.34	13 立秋	8	2.43
02 雨水	18	5.47	14 处暑	14	4.26
03 惊蛰	13	3.95	15 白露	12	3.65
04 春分	14	4.26	16 秋分	8	2.43
05 清明	20	6.08	17 寒露	17	5.17
06 谷雨	12	3.65	18 霜降	15	4.56
07 立夏	10	3.04	19 立冬	14	4.26
08 小满	13	4.56	20 小雪	11	3.34
09 芒种	20	6.08	21 大雪	15	4.56
10 夏至	17	5.17	22 冬至	19	5.78
11 小暑	18	5.47	23 小寒	12	3.65
12 大暑	6	1.82	24 大寒	10	3.04

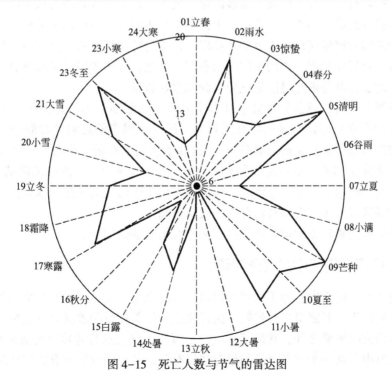

图 4-15 死亡人数与节气的雷达图

8. 常用统计图的绘制目的和规定

常用统计图的绘制目的和规定归纳如表 4-27。

表 4-27　常用统计图的绘制目的和规定

图形类型	适用的数据类型	主要目的	说明
条图	定量/定性	比较各组之间的统计指标的差别	一个坐标轴为组名称;另一个坐标轴为频率;可多个指标变量放在一个图中,这时需要图例
百分条图	定性	比较多个指标变量的构成比	一个坐标轴为各变量名称,另一个坐标轴刻度为0~100%;必须使用图例来区分各个部分
饼图	定性	描述变量构成比	没有坐标轴,必须用图例区分各个部分
线图	定量	描述一个变量随另一个变量变化而变化的趋势	两个变量的观察值必须一一对应;横轴为自变量,纵轴为因变量
箱线图	定量	比较一个变量在多个组上的分布	一个坐标轴为各组的名称,另一个坐标轴为该变量的取值范围
散点图	定量	描述两个指标之间的关系	两个变量的观察值可以不一一对应,通常横轴为自变量,纵轴为因变量
雷达图	定量	描述或对比多个变量	每个变量值的大小由半径上的点到圆心的距离表示,需要图例

四、混杂因素的控制

前面介绍的常用统计分析方法中（如比较均数间差别的 t 检验和 F 检验、比较几个率差别的卡方检验等）,都假设"样本来自同一总体",所以要求在研究开始前进行随机分组,以保证各组数据具有可比性。然而,许多医学研究尤其是对 HIS 来源的数据所开展的研究都是无法做到随机分组的,如不可能将一个人群随机分为两组,一组服用某种药物,另一组作为对照,一段时间后比较这两组人群的治愈率。也不可能将病人随机分两组,分别在甲、乙两个医院就医,然后比较甲、乙两医院的治愈率。因此,在医学研究尤其是 HIS 来源数据研究中,大部分的数据都是未经过随机化分组的观察性数据。

在这类数据中,由于观察的对象来自不同总体（如服药和不服药,甲、乙两个医院）,观察结果（如治愈率）必定会受到研究因素之外的一些因素的影响（如病情严重程度、就诊者的疾病构成等都会影响疾病治愈率）。当这些干扰因素在所观察的不同总体中分布不均匀时（如服药者病情偏重、甲医院外科病人多）,就会造成偏差,使得观察结果无法解释。例如,当甲医院的治愈率高于乙医院时,可能确实由于甲医院的医疗技术高,也可能是由于甲医院收治的外科病人多,而外科治愈率一般都较高。

这种由非研究因素导致的偏差就是接下来要介绍的混杂偏倚。

（一）流行病学研究中的混杂偏倚

在流行病学病因研究中,为了探讨某因素（如某种药物）与结局（如治疗效果）的关系,需要设立处理组和对照组进行比较,而做此比较的前提是两者具有可比性,也就是说对比两者除了所研究的因素之外,其他因素应该尽可能齐同,这样才能凸显处理因素的效应。但如果研究人群中存在一个或多个既与研究结局有关,又与处理因素有关的外来因素,那么就可能会掩盖或夸大所研究的处理因素与研究结局之间的联系。这种影响称之为混杂偏 W（confounding bias），这些外来因素称为混杂因素（confounding factors）。例如：在未随机分组的观察性研究中，研究对象被分配到各组的机会往往取决于研究对象的基线特征，如年龄、性别、合并症、病情严重程度以及分级等，如比较腹腔镜与开放手术治疗乙状结肠憩室病的结果（如术后并发症或住院时间）时，年轻、健康状况较好的以及憩室病早期的患者接受腹腔镜切除的可能性较大，而年老体弱的、存在肠穿孔和脓肿的患者则更倾向于接受开放性外科手术。所以，各组间病人的基线特征（年龄、合并症、病情等）往往不同，而这些基线特征又会对术后结局产生影响，此时，直接比较各组间术后结局（如治愈率）的差异是不恰当的，因为这种由术式不同导致的真正差异可能会被由基线特征不同导致的差异所歪曲。

由此可以看出：混杂偏倚的本质是既与所研究的处理因素有关，又与研究结局有关的混杂因素在处理组和对照组中的分布不均造成的。

在随机对照研究中，可以通过随机化分配研究对象，使混杂因素在处理组和对照组中的分布趋于平衡，然后分析处理因素与结局之间的关系，因而随机对照研究是验证因果联系最理想的流行病学方法。

但随机对照研究在人群中受到诸多条件的限制，如实施费用昂贵、医学伦理问题等。此外，大多数随机对照研究方案对研究人群有严格的入选标准，排除了部分人群，其研究结果的外推性受到了限制。因此，与随机对照研究相比，非随机对照研究（如观察性研究和非随机干预研究）由于不受上述限制而在人群研究中得到了广泛的应用。

虽然非随机对照研究应用广泛，但如何利用非随机化研究的资料探索处理因素与结局之间的因果关系，一直是流行病学研究中探讨的问题。

传统的控制混杂偏倚的方法包括在研究设计阶段进行匹配，限制一定条件的研究对象进入。在数据分析阶段使用标准化法，或按照混杂因素分层，以及采用多因素数学模型进行调整等。但这些方法都有一定的局限性，如匹配设计、分层分析需要考虑的混杂因素都不能太多，否则匹配的混杂因素太多会导致找不到合适的匹配对象，分层因素太多会由于所分层数太多导致每个层内的分析样本量太少而无法分析。多因素回归模型较为常用，但往往需要注意回归模型的适用条件。而倾向评分法则不受以上限制，它可以在分析和设计阶段有效平衡非随机对照研究中的混杂偏倚，使研究结果接近随机对照研究的结果。

（二）倾向评分法及其原理介绍

倾向评分法（propensity score）是由 Rosen-baum 和 Rubin 于 20 世纪 80 年代提出的一种方法。它将考虑到的混杂因素综合为一个变量（倾向评分值），通过平衡两对比组的倾向评分值而有效地均衡各个混杂因素的分布，达到一种类似随机化的状态，从而达到控制混杂偏倚的目的。

2000 年之后，倾向评分法日益受到人们的关注。国际上越来越多的研究者将倾向评分法应用到流行病学、健康服务研究、经济学以及社会科学等许多领域。

倾向评分法的基本原理

Rosenbaum 和 Rubin 对倾向评分值（或称倾向值）的定义如下：倾向评分值是在给定某些协变量的条件下，研究对象进入处理组的条件概率，即：

$$e(x_i) = pr(W_i = 1 \mid X_i = x_i) \tag{4-48}$$

其中 $e(x_i)$ 表示研究对象 i 的倾向值，$W_i=1$ 表示 i 进入处理组，$W_i=0$ 表示 i 进入对照组，$X_i=x_i$ 表示控制了 i 除处理因素以外的所有已知的混杂因素。

Rosenbaum 和 Rubin 推导并证明了一系列反映倾向值性质的原理，下面简要介绍两个比较重要的原理：

倾向值可以平衡样本中处理组和对照组之间的差异。Rosenbaum 证明了具有相同倾向值的一名处理组个体和一名对照组个体在协变量上具有同样的分布。也就是说，只要有相同的倾向值，那么处理组和对照组的个体即使在协变量 X 的具体取值上有所差异（例如性别不同），这些差异也只是随机差异，而不是系统差异。

在给定倾向值的情况下，处理分配和协变量相互独立。也就是说，在控制了倾向值的情况下，协变量可以认为是独立于处理分配的。所以，对于倾向值相同的个体来说，协变量的分布在处理组和对照组是一样。这一性质也就意味着，在控制了倾向值的情况下，每一个个体分配到处理组和对照组的概率是一样的，从而达到了一种类似随机的状态。

从以上两个原理可以看出：我们可以将处理组和对照组间的多个混杂因素综合为一个变量一个倾向值，并且可以认为具有相同倾向值的两个个体在这些混杂因素上没有系统差异，两个个体是可比的。也可以认为具有相同倾向值的个体在分组结果上达到了一种类似随机的结果。因而可以认为在倾向值相同的前提下，处理组和对照组在混杂因素上是均衡的。

倾向评分法的具体步骤在了解了倾向评分法的原理后，我们不难设想倾向评分法的基本步骤：计算每个研究对象的倾向值，然后通过匹配或其他一些方法使得处理组和对照组的倾向值同质（严格相等实际上是很难做到的），最后基于匹配样本进行统计分析。另外，我们也可以不匹配，而是使用倾向值作为权重进行多元分析，或者使用倾向评分进行回归调整分析。

现将具体步骤归纳如图 4-16。

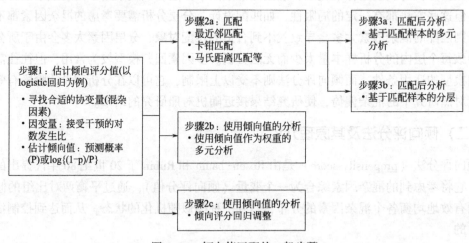

图 4-16　倾向值匹配的一般步骤

步骤 1：寻找合适的可能会导致研究结果产生偏倚的混杂因素，将这些混杂因素以协变量的形式放到模型中估计出倾向值。这一阶段的主要难点在于是确定影响研究结果的混杂因素并进一步为倾向值模型中的变量设定函数形式。那么哪些因素可以被怀疑为混杂因素呢？一般说来，混杂因素需具备以下三个条件：

（1）必须是所研究结局的独立危险因素，且在两比较组间分布不均衡。

（2）必须与研究因素有关，但不是这一研究因素的结局。

（3）一定不是研究因素与所研究结局因果链上的中间变量。

对于符合以上三个条件的变量，才将其列为可疑的混杂因素放入模型中分析。一般说来，年龄、性别、种族是通常考虑的一些混杂因素。

在估计倾向值时，大体上可以根据分组变量的不同类型选用不同的函数。例如，二分类变量通常选用 Logistic 回归模型、probit 回归模型或者判别分析，多分类变量则可以选用多分类 logit 模型。具体倾向值的估计将在后续内容中介绍。

步骤 2a：匹配。获得倾向值后，数据分析人员可以使用这些值来匹配处理组个体和控制组个体。使用倾向值的优点在于可以解决基于多个协变量进行匹配时出现的匹配失败问题。由于估计的倾向值所形成的共同支持阈（common support region）并不总是覆盖研究的全部个体，对于一些处理组个体，可能找不到来匹配的对照组个体，并且一些对照组个体可能不会被使用，因此匹配通常会导致样本量的损失。

即使原始样本中处理组和对照组在协变量上并不平衡，经过匹配后，处理组和对照组在协变量上也会变得平衡。这一阶段的核心目标是使得两组个体在倾向值上尽量相似。目前已经发展出了多种算法来匹配具有相似倾向值的个体，这些方法包括最近邻匹配、卡钳匹配以及马氏距离匹配等。这些算法采用不同的办法来处理那些因倾向值的极端取值而导致匹配困难的个体。

步骤 3a：基于匹配样本的匹配后分析。大体上，分析人员可以把经过步骤 2a 后得到的新样本当作经过随机化得到的样本进行多元分析。

步骤 3b：使用倾向值分层进行的匹配后分析。研究者也可以不进行多元分析，而是采用倾向值进行分层。这一分层可以采取一种类似于随机化试验样本分析处理因素效应的方式，也就是说，比较同一倾向值层内处理组和对照组之间结局的差异。

如图 4-16 所示，倾向值模型也可以被使用在两步分析过程中。这种类型的模型使用几乎完全相同的方法来估计倾向值并且和上述三步模型中的第一步特征完全相同。但是两步模型跳过了匹配环节，以不同的方式来使用倾向值。对两步模型而言，步骤 2 的主要特征如下：

步骤 2b：使用倾向值作为权重的多元分析。这一方法并不对数据进行匹配，因此避免了不必要的研究对象的丢失。将倾向值用作权重类似于抽样调查中的再加权程序，根据样本的概率对研究对象进行调整。倾向值加权解决了样本个体的丢失问题。

步骤 2c：将各个对象的倾向值一起放入后续的回归模型中。分析处理因素与结局变量之间的因果联系及联系强度。

以上这些步骤中的方法将在后续的内容中具体介绍。

（三）倾向值及效应估计

1. 倾向值的估计

前文介绍了倾向评分法的整体过程，那么倾向值是怎么估计的呢？

之前提到过，有多种方法可以用来估计倾向值，包括 Logistic 回归、probity 回归以及判别分析。可以根据分组变量和协变量的不同类型选用不同的函数。如分组变量为二分类变量时通常选用 Logistic 回归模型、probit 回归模型或者判别分析，其中如果协变量均为正态分布的计量数值，可以选用判别分析法估计各个研究对象的倾向值，如果协变量中包含有分类变量，应该选用 Logistic 回归方法，而分组变量为多分类变量则可以选用多分类 logit 模型。

由于二分类 Logistic 回归是最主要的方法，所以在此仅介绍上述方法中的二分类 Logistic 回归。

另外，近年发展起来的 GBM 法具有以上方法所不具备的一些优点，所以在此也介绍 GBM 方法。

（1）二分类 Logistic 回归：当存在两种分组状态（即处理和对照）时，接受处理的条件概率是通过二分类变量 Logistic 回归来进行估计的，它将接受处理的条件概率表达如下：

$$P(W_i|X_i=x_i)=E(W_i)=\frac{e^{x\beta_i}}{1+e^{x\beta_i}}=\frac{1}{1+e^{-x\beta_i}} \tag{4-49}$$

其中，W_i 是第 i 个对象的二分类处理状态，即如果研究对象处于处理组，$W_i=1$，如果研究对象处于对照组，那么 $W_i=0$，X_i 代表各协变量，β_i 是各协变量对应的参数。

式 4-49 经过 logit 变换后可写为：

$$\log_e\left(\frac{P}{1-P}\right)=x\beta_i \tag{4-50}$$

式 4-50 中，P 代表式 4-49 中的 $P(W_i)$，可以采用最大似然估计对式 4-50 进行估计，但实际中经常是依赖于数值程序（即迭代）的方法来找到 β_i 的估计值。

估计得到的 β_i 的值是使样本观测再现的可能性最大化时的 Logistic 回归系数。将这些回归系数代入到式 4-50 中去，就能获得每一研究对象接受处理的预测概率（即估计的倾向值）。

在利用数据建模的时候，需要评估所建模型对数据的拟合情况。目前已有很多统计量可以用来评估模型的拟合优度，在此概略介绍一些统计方法并指出使用它们需要注意的地方。

① 皮尔逊卡方拟合优度检验（personchi-squaregoodness-of-fittest）：该检验检测对 Logistic 反应函数的偏离程度。当统计量的值较大时（即对应的 P 值较小）表明该 Logistic 反应函数是不恰当的。但是，该检验对较小的偏离并不敏感。

② 所有系数的卡方检验（chi-square test of all coefficients）：该检验是一个似然比检验，它类似于线性回归模型的 F 检验。可以使用对数似然比进行卡方检验：

模型卡方=完全模型对数似然值的 2 倍-只含截距项的模型对数似然值的 2 倍

如果模型卡方>x^2（$1-a$，$v=$条件变量的个数），那么拒绝除了截距之外的所有系数都等于 0 的假设。最大似然比检验要求样本量大，当样本较小时，这一检验是有问题的。

③ Hosmer-Lemeshow 拟合优度检验（Hosmer-Lemeshowgoodness-of-fittest）：这一检验首先将样本分为较小的组，如：g 个组，然后计算由 2×g 个观测频数和估计的期望频数所组成的表格的皮尔逊卡方检验统计量。如果统计量小于 $x^2(1-a,v=g-2)$ 就意味着模型拟合效果好，该检验对样本量很敏感，所以，在通过分组简化数据的过程中，可能会错过由于一小部分个体数据点造成的对拟合的重大偏离，因此，主张在判断模型拟合情况之前，要对个体残差和有关诊断统计量进行分析。

④ 虚拟 R^2（pseudo R^2）：由于 Logistic 回归是通过非线性估计量来进行估计的，所以无法得到因变量变异被自变量所解释的比例（即决定系数 R^2）。但是，已有类比于定义线性回归 R^2 的虚拟 R^2 应用于 Logistic 回归模型，这些虚拟 R^2 包括调整 R^2、计数 R^2、调整的计数 R^2。一般来说，虚拟 R^2 取值较高表明拟合效果较好，但是需注意：虚拟 R^2 不能用于比较不同数据间的拟合效果，只能用于比较同一数据的同一结果的多个模型拟合效果。

（2）GBM 法：Logistic 回归方法所估计的倾向值的正确性在很大程度上依赖于所选入的协变量是否以正确的函数形式纳入模型，如果所选入的协变量未以正确的形式纳入模型

（而函数形式的设定通常是主观的），那么所估计得到的倾向值的正确性是很值得怀疑的。McCaffrey 等（2004）发展出一种程序，这种程序使用一般化加速建模（generalized boosted modeling，GBM）来寻找两个组在协变量上的最佳平衡。

GBM 是一个一般性的、自动的、数据自适应的算法，它并不像 Logistic 回归那样提供 β_i 等估计的回归系数，而是通过回归树的方式拟合多个模型，然后合并由每个模型得到的预测结果。

回归树方法的主要优点和特征就是分析人员不需要设定预测变量的函数形式，因为回归树的结果不会因为自变量的一对一转换而变，因此，"不管以使用年龄、年龄的对数还是年龄的平方作为研究对象的特征，都会获得完全相同的倾向值"。

GBM 不产生估计的回归系数，但是，它会给出影响力（influence），它代表每一个输入变量所解释的对数似然函数的百分比，所有预测变量的影响力的总和为 100%。例如，假设有 3 个预测变量：年龄、性别以及处理前的风险因素，GBM 的输出结果可能显示年龄的影响力是 20%，性别的影响力是 30%，风险因素的影响力是 50%，这说明，处理前风险因素对估计的对数似然函数的贡献最大，即该因素在两对比组间分布最为不平衡。

[**应用实例**]用倾向评分法探究服用双环醇片的患者与未服用患者治疗"肝硬化、病毒性肝炎"的疗效差异。

暴露组：选取双环醇片数据库中的患者，并且用药前 7 天有谷丙转氨酶（ALT）检查，且检查提示异常，停药后 7 天内有谷丙转氨酶检查的患肝硬化或病毒性肝炎的人群，同时，需满足双环醇片用药天数 15 天以上、住院天数 30 天以内的要求。最后选取基线 ALT 为 40 到 200 的患者，暴露组共 251 人。

非暴露组：选取肝硬化数据库、病毒性肝炎中的患者，住院天数 30 天以内，15 天以上，未使用双环醇片，且住院期间有两次及以上的谷丙转氨酶检查，第一次检查提示谷丙转氨酶异常者，最后选取基线 ALT 为 40~200 的患者，非暴露组共 5988 人。

使用 GBM 法得到估计的倾向评分值，并根据各个协变量对模型对数似然函数的贡献，对它们在处理分配上的重要程度进行测量和排序。

图 4-17 选取了相对影响程度前十位的协变量进行展示，而表 4-28 则列出了全部协变量的相对影响程度。

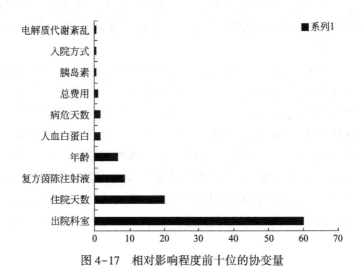

图 4-17　相对影响程度前十位的协变量

表 4-28　混杂因素对处理分配的影响程度表（全部协变量）

协变量	重要程度	协变量	重要程度
出院科室	60.25404	性别	0
住院天数	20.06045	阿德福韦酯	0
复方茵陈注射液	8.298267	奥美拉唑	0
年龄	6.361182	多烯磷脂酰胆碱	0
人血白蛋白	1.564307	复方氨基酸注射液	0
病危天数	1.251326	还原型谷胱甘肽	0
总费用	0.869639	螺内酯片	0
胰岛素	0.638881	乳果糖口服溶液	0
入院方式	0.400082	维生素 K_1	0
电解质代谢紊乱	0.231666	胸腺肽	0
职业	0.065757	呋塞米	0
病重天数	0	腹腔感染	0
入院科室	0	腹腔积液	0
婚姻	0	肝良性肿瘤	0
费别	0	乙肝肝硬化	0
入院病情	0	原发性肝癌	0

2. 效应估计

反事实框架与因果推断研究的目的是探索处理因素的效应，所以在了解了倾向评分的具体过程之后，还需要介绍一下如何获得处理因素的效应，这就需要用到接下来要讲的反事实框架与因果推断。

流行病学研究中通常要回答这样的问题：因素 x（如某种药物）对因素 y（如疾病结局）有什么样的影响？影响有多大？或者影响因素 y（如某疾病的发生）的因素有哪些？这些因素（x）的影响有多大？以上问题本质上都是对因素 x 与因素 y 之间因果关系的研究，它们旨在回答这样一个问题：在其他因素保持不变的情况下，处理组（有因素 x）和对照组（无因素 x）之间在结果上观测到的净差异在多大程度上能够归因于该处理？所以这本质上是一个因果推断的问题。

反事实框架（counter factual framework）是探究因果关系的一个重要概念。什么是反事实？反事实就是在假设的情况下会发生的潜在结果或事件状态。例如，假设把一个处于处理组的研究对象分配到对照组，那么其相应发生的结局就是反事实，之所以称之为反事实就是因为这种结果是假设的，实际上不会发生。反事实框架强调，选入处理组或对照组的研究对象在两种状态中都有其潜在结果，即被观测到的状态和未被观测到的状态。更正式的说法是：如果令 $W_i = 1$ 表示接受处理，$W_i = 0$ 表示未接受，Y_i 表示所测量的结果变量，那么每一个个体 i 将会有两种潜在结果（Y_{0i}，Y_{1i}），分别对应对照和处理状态中的潜在结果。当考察组的平均结果时，用 $\mathrm{E}\left[Y_1 \mid W_i\right]$ 来表示在吃分组下的平均结果，具体见表 4-29。

表 4-29 反事实框架

分组	潜在结果	
	Y	Y
处理组（$w_i = 1$）	观测的结果 $E[Y_1 \mid W_1 = 1]$	反事实 $E[Y_0 \mid W_1 = 0]$
对照组（$w_i = 0$）	反事实 $E[Y_1 \mid W_1 = 0]$	观测的结果 $E[Y_0 \mid W_1 = 0]$

在反事实框架中，考察处理因素的因果效应的指标有多个，在此仅介绍主要的三个：

（1）平均处理效应（average treatment effect，ATE）：所有个体在接受处理的条件下的潜在结果减去未接受处理的潜在结果。即：

$$
\begin{aligned}
E(\delta) &= E(Y_1 - Y_0) \\
&= E(Y_1) - E(Y_0) \\
&= [\pi E(Y_1 \mid W_i = 1) + (1-\pi) E(Y_1 \mid W_i = 0)] - \\
&\quad [\pi E(Y_0 \mid W_i = 1) + (1-\pi) E(Y_0 \mid W_i = 0)]
\end{aligned}
\tag{4-51}
$$

其中，π 是个体被分配到处理组的概率。

在随机分组的情况下，可以认为随机分配到处理组和对照组的研究对象具有相同的特征，则可以假定：

①如果处理组的个体没有接受处理的话，其结果与对照组观察到的相同。即：

$$
E(Y_0 \mid W_i = 1) = (Y_0 \mid W_i = 0)
\tag{4-52}
$$

②如果对照组的个体接受处理的话，其结果与处理组观察到的相同。即：

$$
E(Y_1 \mid W_i = 0) = (Y_1 \mid W_i = 1)
\tag{4-53}
$$

那么，式 4-51 可以转换为：

$$
\begin{aligned}
E(\delta) &= [\pi E(Y_1 \mid W_i = 1) + (1-\pi) E(Y_1 \mid W_i = 0)] - \\
&\quad [\pi E(Y_0 \mid W_i = 1) + (1-\pi) E(Y_0 \mid W_i = 0)] \\
&= E(Y_1 \mid W_i = 1) - E(Y_0 \mid W_i = 0)
\end{aligned}
\tag{4-54}
$$

也就是说在随机分组的情况下，群体层次真正的因果效应可以由观测到的处理组的平均效应减去观测到的对照组的平均效应。

（2）处理组的平均处理效应（average treatment effect on the treated，ATT）：是接受处理的对象产生的结果与其如果未接受处理的情况下产生结果的差，表示处理因素在处理组产生的效应。表达为：

$$
E(Y_1 \mid W_i = 1) - E(Y_0 \mid W_i = 1)
\tag{4-55}
$$

（3）未处理组的平均处理效应（average treatment effect on the untreated，ATU）：是未处理组的与 ATT 平行的一个效应。表达为：

$$
E(Y_1 \mid W_i = 0) - E(Y_0 \mid W_i = 0)
\tag{4-56}
$$

（四）倾向评分值的利用

1. 倾向评分匹配

倾向得分匹配法是倾向得分分析时最常用的方法。传统的匹配只能针对某较少的协变量进行一对一的匹配，当存在高维数据时，并不适用。而倾向性得分匹配可以综合多个变量影响，克服传统匹配的缺点。通过计算对照组、处理组个体的得分后，在两组之间选出得分相同或相近的研究对象进行配比，通过对所有符合匹配规则的处理组研究对象进行匹配，来达到均衡两组之间协变量分布之间的不同，进而增大两组之间的可比性。

（1）倾向评分匹配的原理：假定观察性研究共抽取了 n 个被观察对象，其中 m 个施行了处理措施（比如技能培训），属于处理组；其中 n-m 个没有进行处理措施，属于控制组。规定如下记号：随机变量 Y_1 表示进行处理措施的潜在结果，随机变量 Y_0 表示没有进行处理措施的潜在结果。T 为哑变量，等于 1 表示对象属于处理组，等于 0 表示属于控制组。X 表示所观察到的全部协变量。通常最感兴趣的参数是处理组的平均处理因果效应：

$$\text{ATT} = E(Y_1 \mid T=1) - E(Y_0 \mid T=1) \tag{4-57}$$

对 ATT 进行估计的难点在于：对于处理组的被研究对象，既然已经对其进行了处理，那么没有进行处理只是一种假设，即为我们前述过的反事实，因此其结果 Y_0 是观测不到的。而且由于在观察性研究中处理组和控制组之间存在着系统的差异，简单利用 $E(Y_0 \mid T=0)$ 来估计 $E(Y_0 \mid T=1)$ 将导致较大的估计偏差。

一个典型的基于倾向性得分匹配的方法的估计具有如下形式：

$$\text{ATT}_M = \frac{1}{n_1} \sum_{i \in I_1 \cap S_p} [y_{1i} - E(y_{0i} \mid T_i = 1, P_i)] \tag{4-58}$$

其中 $E(y_{0i} \mid T_i=1,\ P_i) = \sum_{j \in I_0} W(i,j) y_{0j}$，$I_1$ 表示处理组，I_0 表示控制组，S_p 表示共同支撑域。所谓共同支撑域是指使处理组向得分密度函数 $f(P \mid T=1)$ 及控制组倾向得分密度函数 $f(P \mid T=0)$ 均大于 0 的那些倾向值。在实际应用中，如果被研究对象的倾向得分不属于共同支撑域，那么此研究对象将被舍弃，不参与对 ATT 的估计。n_1 是中 $I_1 \cap S_p$ 被研究对象的数量，y_{1i} 和 y_{0i} 在第 i 个被研究对象上的取值。p_i 为第 i 个被研究对象的倾向得分，其含义是给定相关协变量的条件下被研究对象接受某项处理措施的条件概率。

此估计量的基本思想是：处理组的第 i 个被研究对象在没有进行处理措施这一假设下的匹配值等于控制组观察值的加权平均值 $\sum_{j \in I_0} W(i,j) y_{0j}$，其权重 $W(i,j)$ 的大小取决于第 i 个被研究对象的倾向得分 p_i 和控制组第 j 个被研究对象的倾向得分 p_i。

Rubin 于 1983 年在假定倾向得分已知的情况下从理论上证明在如下条件下 ATT_M 为 ATT 的无偏估计：

假设 1：在给定所观测的协变量 X 的条件下，$(Y_0,\ Y_1)$ 与 T 独立。

假设 2：在给定所观测的协变量 X 的条件下，T 等于 1 的条件概率不等于 0 和 1。

（2）倾向评分匹配的具体方法：获得倾向评分值后，我们还无法估计出 ATT，原因在于，$p(X)$ 是一个连续变量，这使得我们很难找到两个倾向得分完全相同的样本，从而无法实现对照组和试验组之间的匹配。因此，文献又提出了许多匹配方法来解决这一问题。也就是选择匹配算法和进行匹配。

主要的算法分为两种，全局最优匹配法（global optimal algorithms）和局部最优匹配法（local optimal algorithms）。全局最优匹配法是将匹配的问题转化为运筹学中网络流（network flows）问题，即将处理组和对照组的研究对象当作一个个节点（node），把匹配的问题转化为求节点之间总距离之和最小的算法。这虽然不能保证每个处理组与对照组匹配的倾向性得分差值最小，但可以保证匹配数据集倾向性得分总体差值最小。但当数据量特别大时，这种方法需要建立高维距离矩阵，在计算量上过于庞大，因此实际应用并不常用。

局部最优匹配法是指对处理组研究对象进行随机排序后，从第一个研究对象开始，在对照组中查找倾向得分与其最接近的研究对象，直到处理组所有研究对象都形成匹配，它的优点在于匹配集的最大化，最大程度保留原始样本的信息。因为其运算速度快，现在主要的算法，在本质上也都属于局部最优算法。

这里要考虑是否存在放回（replacement）的问题，指在对照组与试验组匹配的过程中重复利用研究对象，匹配后的研究对象允许参加下一个匹配。允许放回使匹配数据集在局部最优匹配法的条件下，组间倾向得分差异总体可以达到最小。能在一定程度上减少不良匹配，特别是在对照组研究对象倾向得分只有少部分与处理组相近时。

如果匹配时允许放回考虑到匹配数据集内包含重复的研究对象，一个对照组可能要和多个试验组相匹配，这里就要分析某些研究对象之间不独立的特点，选用什么样的方法估计处理效应以及如何评价匹配之后协变量的均衡性等问题都有待解决，所以实际应用中，一般是不允许放回，即匹配之后的研究对象，不再被考虑进行匹配。

常用的倾向得分匹配方法有最近邻匹配（nearest neighbor match）、核匹配（kernel matching）、卡钳匹配（caliper matching）、马氏矩阵配比法（mahalanobis metric matching）和半径匹配（radius matching）等。国内外研究当中应用最多的为最近邻匹配和卡钳匹配。

最近邻匹配的是最简单的匹配方法。其规则是先根据之前倾向值估计得分按大小对两组受试对象进行排序，从处理组中顺次选出研究对象，从对照组中再选出倾向性得分分值与处理组差值最小的1个对象作为匹配个体。假如对照组中倾向得分差值相同的个体有2个或2个以上，就按随机的原则选择。当处理组的所有对象都完成则匹配结束。

卡钳匹配（caliper matching）是 Cochran, W. 和 Rubin, D. B, 两位学者早在1973年就提出来。当我们在上面的基础上加一个差值的限制，即处理组与对照组的倾向性得分之间的差值在某一范围内，才可以进行匹配，卡钳值就是事先设定的这个范围限值。可以看出，卡钳设置越小，匹配之后的样本均衡性会越好，但是由于有部分研究对象没有可相应的匹配对象，会造成匹配集样本量会变小，从而降低估计处理效应的准确性。反之，卡钳值越大，能完成匹配的个体就越多，从而匹配集样本量就越大，但同时也会产生一些部分不良匹配，即倾向得分差值较大的对照组与处理组研究对象形成匹配，导致估计处理效应的偏倚增大。卡钳值的设定目前还没有统一的标准，在实际研究中，研究者选用了不同的卡钳值进行分析。卡钳的设定一直没有一个统一的标准。Cochran 和 Rubin 的研究表明，卡钳值取倾向得分标准差的60%可以减少86%~91%的偏倚，取倾向得分标准差的20%可以减少98%~99%的偏倚。Austin 等人总结了以往两分组资料中倾向得分匹配法研究用到的8种卡钳值，比较这些卡钳值在估计处理效应时的精度和偏度，模拟结果提示最优卡钳值是0.02、0.03或者是倾向得分经过 logit 变换后标准差的20%。

马氏矩阵配比法（mahalanobis metric matching）：马氏矩阵配比是通过矩阵计算两个观察对象的马氏距离的一种匹配办法。马氏距离是由印度统计学家 P. C. Mahalanobis 提出的，表示 m 维空间中2个点之间的协方差距离。它不受量纲的影响，还可以排除变量之间的相关性的干扰，但马氏距离夸大了方差很小的变量的作用，同样也不适用协变量较多的情况。Rubin, D. B, 在1980年提出了 "Bias Reduction Using Mahalanobis-Metric Matching" 的方法。处理组研究对象 i 与对照组 j 之间的马氏距离可以用式4-59表示：

$$d_{(i,j)} = (u-v)^T C^{-1}(u-v) \qquad (4-59)$$

其中 u 和 v 分别表示处理组中匹配变量的值，C 表示对照组全部对象匹配变量的协方差阵。将马氏距离与倾向性评分匹配法结合可以增加变量之间平衡能力。具体方法是：一种是把之前计算得出的倾向性评分值作为一个变量，再同其他还要重点平衡的变量一起来计算马氏距离，然后进行矩阵匹配。另外一种是首先在一定精度同上文提到的卡钳匹配相似，在倾向评分差值范围内选择对照组中全部可以匹配的对象，然后根据少数重点变量计算马氏距离，选择马氏距离最小的一个对象作为最终的对照。这一方法要求计算马氏距离的变量不能太多，可以看出，这种实现过程比较复杂。

Radius（半径）匹配法：基本思想是，预先设定一个常数 r，包含于对照组中的 PS 值与试验组中 PS 值差异小于 r 的都被选定为匹配象。其筛选原则可表示如下：

$$C(i) = \{p_j \mid \|p_i - p_j\| < r\} \qquad (4-60)$$

其中 $C(i)$ 表示试验组中第 i 个观测值对应的匹配样本（来自对照组）构成的集合相应的倾向的分为 p_i。完成匹配后我们可以进一步计算平均处理效果 ATT。对于试验组中第 i 个观测值，即 $i \in T$，假设它有 N_i^C 个匹配象，若 $j \in C(i)$，则权重定为 $w_{ij} = 1/N_i^C$，否则设定权重为 $w_{ij} = 0$。设试验组有个 N^T 观测对象，则平均处理效果的估计式为：

$$T^K = \frac{1}{N^T} \sum_{i \in T} Y_i^T - \frac{1}{N^T} \sum_{j \in C} w_j Y_j^C \qquad (4-61)$$

在半径匹配法里，所有在半径内的控制者样本都会使用到。它的目的就是通过减少控制者之间的噪声来改善效率。

分层（或分区）法：R 的共同支撑被划分为很多区间或层。对比每一层的参与者和控制者，ATT 就是平均所有层的估计值。这里如果控制者和参与者在同一层则权重为 1。

核匹配（kernel matching）是 Heckman. J. J 等人在 1997 年提出的，这种方法基于非参数估计方法进行匹配，其基本思想是：抽取若干个来自对照组的样本以构成一个虚拟样本，使该虚拟样本的特征与控制组中某个样本的特征最为接近。每一个参与者有多个控制者，权重随着距离的减小而增大。形式是：

$$A\hat{T}E_M = \frac{1}{n_T} \sum_{i \in I_T} \left\{ y_{1i} - \sum_{j \in I_C} y_{0j} \frac{G\left(\dfrac{P_j - P_i}{a_n}\right)}{\sum_{k \in I_C} G\left(\dfrac{P_k - P_i}{a_n}\right)} \right\} \qquad (4-62)$$

这里 $G(.)$ 是一个 Kernel 函数（如 epaneshnikov, gaussian），a_n 是参数带宽。这里权重函数是 $W(i,j) = \dfrac{G\left(\dfrac{P_j - P_i}{a_n}\right)}{\sum_{k \in I_C} G\left(\dfrac{P_k - P_i}{a_n}\right)}$，这里保证了权重加总是 1。

在完成匹配后，可以得到经过倾向性得分调整后的样本。下一步是要评价倾向性得分后组间协变量的均衡性，协变量均衡性好坏是衡量倾向得分方法应用的关键。以往常用的均衡性评价方法是假设检验，Reidwyl 和 Flury 在 1986 年提出了一种新的均衡性评价方法，即标准化差异。现在标准化差异法在近年来应用较多。

对于连续型变量，其定义是：

$$d = \frac{|\bar{x}_T - \bar{x}_C|}{\sqrt{\dfrac{s_T^2 + s_C^2}{2}}} \tag{4-63}$$

其中 $\bar{x}_T$ 和 $\bar{x}_C$ 分别表示处理组和对照组中待检验变量的均值，s_T^2 和 s_C^2 分别表示处理组和对照组中待检验变量的方差。

对于分类变量，其定义是：

$$d = \frac{|p_T - p_C|}{\sqrt{\dfrac{p_T(1-p_T) + p_C(1-p_C)}{2}}} \tag{4-64}$$

其中，P_T 和 P_C 分别表示处理组和对照组中待检验变量的阳性率。一般认为，当标准化差异小于 0.1 时，组间该变量的均衡性较好。

综上来看，这种方法的优势是：①匹配法相对于分层法能在很大程度地减少选择性偏倚，匹配法的协变量均衡能力要优于分层法；②对处理效应的估计方面，匹配法可以做到无偏估计，而分层法往往是有偏估计，因此匹配法可以做到更加准确；③匹配后的数据集可以利用适当的方法比较不同组间协变量的均衡性，从而评价不同组间是否具有可比性，而分层法只能在每个层内比较协变量的均衡性；④在完成倾向性评分匹配后，可以采用敏感性分析来评价未测量的混杂因素对处理效应估计产生的影响，但针对回归校正法的敏感性分析没有提出；⑤有研究表明，当不同组之间协变量方差不齐的时候，回归校正法会增加偏倚，而在观察性研究中，不同组间协变量方差不齐的情况却非常常见。

但是，倾向性评分匹配法也有要继续深入研究的地方，除了上文提到的卡钳值的选择、选择无放回匹配的问题，还有匹配数量的选择，目前对于两分类资料最常用的匹配形式是 1∶1 匹配，即一个处理的研究对象同一个对照组的研究对象进行匹配。但 1∶1 匹配会舍弃较多的对照组研究对象，特别是对照组的研究对象显著多于处理组时，1∶1 匹配会极大地减少样本量，降低检验效能，研究结果很难进行推广。为了解决这个问题，一些学者尝试用 1∶n(n>1) 匹配，一般不超过 4，但是这种方法现在无法很好地评估灵敏度，所以现在大部分都是 1∶1 的匹配方法。

在匹配后因为去除了无法匹配的研究对象从而导致样本量的减少，如果对照组和处理组间样本量差别比较大，可能会造成匹配样本占原始样本的比例过小，从而改变样本特征，会降低估计处理效应的准确性。在实际应用中，倾向得分匹配法是最常用的倾向得分研究方法。

（3）倾向评分匹配资料的要求：要想合理应用倾向评分匹配，研究者必需首先明确所获取的资料是否适合进行倾向评分匹配。一般来说，倾向评分匹配适合于下列几种情况：①处理因素（或病例）在人群中的比例远低于非处理因素（或对照），这样保证有足够的对照人群可供选择和匹配，对照人群越大，匹配效果越好；②需要平衡的因素较多；③研究的结局变量的调查难度较大或费用较高，选择部分可比的观察对象无疑会保证研究的可行性和结果的准确性。所以在应用的过程中，应当注意倾向评分匹配前后处理组与对照组协变量分布的平衡性的评价不能仅仅根据各变量在匹配前后分布差异的显著性来评价。这是因为倾向评分匹配后对照组只选择了与处理组可以匹配的部分个体作为研究对象，因此样本量较原来的人群要小。由于样本量的改变，将会导致匹配后两组比较的显著性检验统计量减小，P 值增大。因此，需要使用与样本量改变无关的评价指标。

2. 倾向评分分层

在流行病学研究中，分层分析是资料分析阶段控制混杂偏倚的重要手段。将倾向评分法与传统的分层分析结合，则可更有效地控制混杂偏倚，同时可以克服传统方法的一些局限性。

（1）倾向评分分层的原理和方法：传统的分层分析是按照可能的混杂因素的不同水平将研究对象分为若干层，处在同一层的研究对象混杂因素趋于一致，可以直接比较效应。混杂因素的数量增加，分层数将成指数倍数增加。例如所有混杂变量为 2 分类变量，则平衡 k 个混杂变量的分层数为 2 的 k 次方，如果 k 很大，很可能在某些层中只有处理组或非处理组的研究对象，从而无法估计这些层的效应。

倾向评分分层分析（propensity score stratification）又称为亚分类分析（subclassification），原理与传统的分层分析方法基本相同，只是分层变量不是每个混杂变量，而是倾向评分值。

倾向评分分层分析的具体步骤如下：

第一步：根据协变量和处理分组计算倾向评分值，将倾向评分值排序，然后按照倾向评分值的百分位数将全部研究对象划分为若干个亚组或层（一般 5~10 层）。

第二步：研究者根据两组人群的倾向评分或某一组人群的倾向评分来确定每一层的临界值。最常用的方法是根据两组共同倾向评分等分为若干层。

第三步：在每一层内对两组的协变量和倾向评分分布进行均衡性分析。对连续性协变量做方差分析或 t 检验，对分类协变量作 x^2 检验。如果均衡性较差，则要重新分层或修改模型重新计算倾向评分值，如增加或减少某个协变量或交互项，然后用与传统分层分析相同的方法计算并合并各层统计量和效应尺度。

其中，在上述的第二步，分层方法可以多种多样，而不是固定不变的。研究者可以根据样本情况决定分层数量和各层临界值，主要原则是分层后能最大限度地保证各层倾向评分值的一致性。理论上讲，分层越多，层间距越小，则层内残余偏倚越小，可比性越强。如果分层过少，则层内可比性差，按层调整后也不能很好地消除组间差异。但是，如果分层过多，就会减少层内样本量，从而影响效应估计的稳定性，使推论可靠性下降。也可能导致某一层中的研究对象太少而无法进行效应估计。

一般根据估计的倾向值以升序排列样本，使用估计的倾向评分值的五分位刻度将样本分为 5 个层，在每一层内计算处理组和控制组成员之间的均值差和差值的方差，估计整个样本（即包括所有的 5 个层）的均值差（ATE），并检验样本结果的均值差是否统计显著。

整个样本的处理效应是这 5 个分类在两种处理状态下的平均反应差值的均值。即：

$$\hat{\delta} = \sum_{k=1}^{K} \frac{n_k}{N} [\bar{Y}_{0k} - \bar{Y}_{1k}] \tag{4-65}$$

式 4-65 中，k 是倾向值子类（subclass）的标识，N 是成员的总数，n_k 是第 k 个子类中成员数目，$\bar{Y}_{0k}$，$\bar{Y}_{1k}$ 是第 k 个子类中与两个处理组相对应的平均反应。此估计值的方差采用下面的公式：

$$\text{var}(\hat{\delta}) = \sum_{k=1}^{K} \left(\frac{n_k}{N} \right)^2 \text{var}[\bar{Y}_{0k} - \bar{Y}_{1k}] \tag{4-66}$$

最后使用 $z* = \delta / SE(\delta)$ 这一公式，可以进行无方向的显著性检验（即双尾检验）或者有方向假定的检验（即单侧检验）。

倾向评分分层降低了由于非随机分组所带来的组间偏倚，改善了组间可比性，从而得到对真实效应更精确的估计。由于倾向评分分层将各种混杂变量综合为一个变量，只按照一个变量进行分层，因此解决了传统分层方法中当需要平衡的混杂因素较多，导致分层数量太大而不可行的问题。与倾向评分匹配相比，由于其纳入了全部或绝大多数的研究对象，因此其分析结果外推到一般人群的代表性更好。当然，倾向评分分层分析方法也有同倾向评分匹配类似的局限性，例如该方法只能调整观察到的变量，而不能像随机化那样同时平衡所有变量的分布。

（2）应用实例：为了示范样本 ATE 的计算及其显著性检验，下面使用 Perkins、Zhou 和 Murray（2000）提供的例子。基于倾向值分层，Perkins 等（2000）报告了如表4-30中结果变量的均值及其标准误。

表4-30　分层后估计整体的处理效应

层	成员数量	结果均值		差值	标准误	
		处理一	处理二		处理一	处理二
子类一	1186	0.0368	0.0608	-0.0240	0.0211	0.0852
子类二	1186	0.0350	0.0358	-0.0008	0.0141	0.0504
子类三	1186	0.0283	0.0839	-0.0556	0.0083	0.0288
子类四	1186	0.0653	-0.0106	0.0759	0.0121	0.0262
子类五	1186	0.0464	0.0636	-0.0172	0.0112	0.0212
合计	5950					

将式4-65应用于这些数据，样本的 ATE 为

$$\hat{\delta} = \sum_{k=1}^{K} \frac{n_k}{N} [\bar{Y}_{0k} - \bar{Y}_{1k}]$$

$$= \frac{1186}{5930}(-0.024) + \frac{1186}{5930}(-0.0008) + \frac{1186}{5930}(-0.0556) +$$

$$\frac{1186}{5930}(-0.759) + \frac{1186}{5930}(-0.0172) = -0.00434$$

同理，运用式4-66，得到样本的方差和标准差：

$$\mathrm{var}(\hat{\delta}) = \sum_{k=1}^{K} (\frac{n_k}{N})^2 \mathrm{var}[\bar{Y}_{0k} - \bar{Y}_{1k}]$$

$$= \left(\frac{1186}{5930}\right)^2 [(0.0211)^2 + (0.0852)^2] + \left(\frac{1186}{5930}\right)^2 [(0.0141)^2 + (0.0505)^2] +$$

$$\left(\frac{1186}{5930}\right)^2 [(0.0083)^2 + (0.0288)^2] + \left(\frac{1186}{5930}\right)^2 [(0.0121)^2 + (0.0262)^2] +$$

$$\left(\frac{1186}{5930}\right)^2 [(0.0112)^2 + (0.0212)^2] = 0.000509971$$

$$SE(\hat{\delta}) = \sqrt{\mathrm{var}(\hat{\delta})} = \sqrt{0.000509971} = 0.023$$

由于-00043/0.023 = -0.1887，所以整个样本的处理组之间的均值差（即平均的样本处理效应）在 a = 0.05 水平统计不显著。

（3）倾向评分分层分析中需要注意的问题：在进行倾向评分分层分析时，研究者应该首先对两组的倾向评分值的范围进行分析和比较。处理组和对照组的倾向评分值必须有足够的重叠范围，否则无法做出有效的平衡。

如处理组的倾向评分值范围为 0.05~0.8，对照组的倾向评分值范围为 0.3~0.95，则合理的评价范围在 0.3~0.8 之间。对于处理组中远离倾向评分重叠范围的极端个体，识别和剔除它们将能够保证边缘层研究对象的可比性。传统的多因素分析方法难以识别这些极端个体，可能受到模型的误判。如 Glynn 等在新泽西州的研究发现，体质较弱并有多种疾病的老年人较少使用降脂药物。研究者通过计算倾向评分识别出这类极端个体，剔除了这些没有对照的极端个体后进一步进行分析发现，降脂药物对老年人群有明显的益处。

另外，倾向评分估计建立在样本量足够大的条件下。在某些情况下，对于样本量较小的研究或混杂变量组间差异过大的研究（倾向评分重叠范围小），即使使用倾向评分分层进行调整，也无法消除该变量的组间不均衡性。

3. 倾向评分回归调整

在流行病学研究中，回归分析是资料分析阶段控制混杂偏倚的另一种重要手段。将倾向评分法与回归结合，则可更有效地控制混杂偏倚。

（1）倾向评分回归调整原理：倾向评分回归调整（propensity score regression adjustment）是将倾向评分作为协变量与传统的回归分析方法相结合的一种方法。在观察性研究中，尤其队列研究中，有些变量并不是导致分组差异的因素，这些变量就不能放入倾向性评分模型中，而是在计算各个对象的评分后一起放入后续的回归模型中。分析处理因素与结局变量之间的因果联系及联系强度。即先根据已知的协变量求出每个研究对象分组的倾向评分，然后将倾向评分作为协变量引入回归模型中，分析结果变量在协变量的影响下与分组变量的因果关系。另外，研究人员在实际中还可以把一些重要的变量与倾向评分一同加入最终的模型进行调整，这样可以更好地平衡重要变量的影响，还有一种方法是研究者在倾向性评分分层基础上进行倾向评分回归调整，进一步消除层内的残余混杂。

（2）倾向评分回归相比于 Logistic 回归模型估计的比较：多元 Logistic 回归分析和倾向评分在原理上有着本质的区别，多元 Logistic 回归分析是通过多因素模型直接得出结果和处理因素在调整其他协变量的条件下的效应关系。而倾向评分调整的是潜在混杂因素和分析变量之间的关系，通过倾向评分的分层或匹配，从而均衡处理组间的差异，达到一个类似随机化的状态，最后分析分组因素和结果因素的关联。

简单来说，如果用 Logistic 回归计算了倾向评分值，最终效应也用了 Logistic 回归模型估计，计算倾向评分的协变量不变，则直接用各个协变量进行调整后的效应点值与用倾向回归调整后的效应点值相同，其主要优势是研究者可以首先构建复杂模型，比如当纳入较多的变量或增加复杂多级交互项来计算倾向评分，然后在最后的效应模型中使用少量重点变量与倾向评分共同调整。

许多文献提到，当结果事件与协变量个数的比值（EPV）低于 7 时，使用多元 Logistic 回归分析的结果会产生偏倚，因此一般建议 EPV 的个数大于等于 10 才能得到较为准确的结果。比如评价药物疗效的分析中，如果我们考虑了 7 个协变量，那么用药结果是阳性的受试对象应该大于 70 人。而文献一致认同的是 EPV 的大小不会对倾向评分的结果产生影响。

在计算估计 OR 值的方法上，也与 Logistic 回归方法不同，倾向性评分调整是综合性的估计 OR 值。而 Logistic 回归分析通过含有混杂变量的模型来评价 OR 值。在基本条件相同时，这两个 OR 值常常不一致，这主要是求出每个研究对象的 OR 值的平均值并不等于整个研究对象群体的 OR 值。

多元 Logistic 回归分析和倾向性评分调整筛选协变量的方法不同，多元 Logistic 回归模型首先对协变量进行共线性分析，从多个具有共线性的变量中选择方差组最大的，对所描述的方面最具代表性的变量选入模型。而倾向性评分回归调整入选的方式是将所有可观察到的协变量选入模型，这种协变量筛选方法不会丢失信息。

多元 Logistic 回归模型对多元共线性敏感，当数据不独立时，统计软件产生的模型的有效性是存在问题的，因此在处理观察性资料时，常常选择最具代表的一个变量代表整个领域，虽然符合 Logistic 回归模型对数据的要求，但同时损失了很多有用信息，导致结果偏倚的产生。但也有文章指出，不同的处理方法的两组间比较，当两组协变量都为正态分布而且组间分布一致时，多因素调整和未调整协变量的结果没有区别。但如果两组协变量存在偏态分布，多因素调整和未调整协变量的结果并不一致。

倾向评分回归调整对数据并没有严格要求，数据非正态或数据之间存在相关性时，也能得到良好的估计值。

注意的问题：有文献表明，如果处理组和对照组的协方差差别很大，此时判别函数不是倾向评分的单调函数，则倾向评分调整可能增加预期的偏倚。在这种情况下，我们可以考虑倾向评分匹配或分层法。

当然倾向评分法也有其不足之处，如处理变量只能是二或三分类的，对更多分类变量和连续性变量无法处理，对各个变量的缺失值也没有很好的处理方法，其实也并不能处理未知的混杂偏倚，而且倾向性评分法也不能够代替 Logistic 回归分析，但在某些条件下，和传统的 Logistic 相比，倾向评分会得到更为真实的效应值。

4. 倾向评分加权标化

倾向评分的加权分析法（propensity score weighting）是将倾向评分与传统标准化法结合发展成的一种新型的分析方法，可以称之为"基于个体的标准化法"。

传统的标准化法（standardization method）的基本思想就是指定一个统一的"标准人口"，按"标准人口"中混杂因素构成的权重来调整两组观察效应的平均水平，以消除比较组之间由于内部混杂因素构成不同对平均水平比较的影响。如在比较两组人群的死亡率时，年龄往往是重要的混杂因素，老年人口的死亡率高于低年龄组的死亡率。如果两组人群的年龄构成存在差别，即年龄在两组中的分布不同，就不宜直接比较各组人群总死亡率的差别，而应统一使用标准的人口构成，使两组在年龄分布相同的情况下计算标准化死亡率，然后比较两组标准化死亡率的高低水平。该方法常用于消除两组或多组人群内部某些混杂因素构成不同而导致的对观察效应平均水平（率、比或均数等）比较的影响。标准化法也是流行病学中在数据分析阶段消除混杂偏倚的传统方法之一。

（1）倾向评分加权的原理：倾向评分加权法首先将多个主要混杂变量的信息综合为一个变量倾向评分，然后将倾向评分作为需要平衡的混杂因素，通过标准化法的原理加权，使各对比组中倾向评分分布一致，则达到使各混杂因素在各比较组分布一致的目的。

该方法将每一观察单位看作一层，不同倾向评分值预示这一观察单位在两组中的概率不同。在假定不存在未识别混杂因素的条件下，加权调整是基于在一定条件下的两种相反事件的对比来对数据进行调整的，即假设使每个观察对象均接受处理因素和使每个观察对象均不接受处理因素两种相反情况。用倾向评分估计的权重对各观察单位加权产生一个虚拟的标准人群，在虚拟人群中，两组的混杂因素趋于一致，均近似于某一预先选定的标准人口分布。

倾向评分加权调整方法：逆处理概率加权法与标准化死亡比加权法选择的标准人群不同，调整的方法也不同。根据调整后标准人群的不同，又可分为两种加权方法：逆处理概率加权法（inverse probability of treatment weighting，IPTW）和标准化死亡比加权法（standardized mortality ratio weighting，SMRW）。

IPTW 法是以所有观察对象（处理组与对照组合并的人群）为"标准人群"进行调整。计算方法是：处理组观察单位的权数 $W_t = 1/PS$，对照组观察单位的权数 $W_C = 1/(1-PS)$。PS 为观察单位的倾向评分值。

这一方法得到的人群往往与原来人群的数量不同，因此虚拟人群各变量的方差大小发生了变化，Hernan 将整个研究人群的处理率和非处理率加入公式进行调整得到稳定权数，从而调整了计算方法。处理组观察单位的权数 $W_t = P_t/PS$，对照组观察单位的权数 $W_C = (1-P_t)/(1-PS)$。P_t 为整个人群中接受处理因素的比例。

SMRW 法是将处理组观察对象作为"标准人群"进行调整。Sato 和 Matsuyama 给出的加权系数计算方法是：处理组观察单位的权数 $W_t = 1$，对照组观察单位的权数 $W_C = PS/(1-PS)$。

当每一个观察单位的权数计算出来后，就可以对每个观察单位加权后用传统的方法（如直接效应比较或 Logistic 回归）进行效应估计。

（2）应用实例：仍选用之前引用的倾向评分法探究服用双环醇片的患者与未服用患者治疗"肝硬化、病毒性肝炎"的疗效差异的实例。在计算得到倾向评分之后，接下来探讨双环醇片对疗效变化的影响。

首先建立指标异常变化的对数似然比关于分组变量是否用双环醇片的 Logistic 回归模型，则分组变量的回归系数值即为处理效应的估计值。采用以下三种方法估计处理效应：①未使用倾向评分加权的 Logistic 回归，同时也没有协变量调整，即不考虑任何混杂因素；②倾向性评分加权的 Logistic 回归。通过倾向性评分的加权，平衡了大部分混杂因素，此时相当于一个随机试验，所以不再加入协变量调整；③带协变量调整的倾向性评分加权 Logistic 回归。有时，倾向性评分加权后并不能平衡所有的混杂因素，为了获得更稳健的处理效应估计，可把这些协变量也加入 Logistic 回归模型中。以上三种方法，准确性依次递增。

具体结果如表 4-31 所示，首先采用单变量的 Logistic 回归，得到的回归系数 0.2393 大于 0，P 值 0.181 > 0.05，统计检验不显著，不能认为双环醇片组的治疗结果差于对照组。（Logistic 回归系数 β 的意义：$\ln(OR) = \beta$，即 $OR = e^{\beta}$，所以当 β 小于 0 时，OR 小于 1）。在使用倾向评分对非暴露组个体进行加权处理后，再次进行单变量 Logistic 回归，回归系数大于 0，P 值 0.0996 > 0.05，统计检验不显著，不能认为双环醇组的疗效优于对照组。最后，把加权后 K-S 检验 P 值依然小于 0.05 的协变量纳入带协变量的倾向评分加权 Logistic 回归（当然此步骤也可以纳入感兴趣的希望能估计对结局效应大小的变量，比如年龄、性别等）。计算带协变量的倾向评分加权 Logistic 回归处理变量的回归素数以及对该系数进行检验，发现系数仍大于 0，且系数不显著，尚不能认为双环醇组的疗效优于对照组。

表 4-31　3 种方法对谷丙转氨酶异常变化分析表

方法	回归系数 β	P
Logistic 回归	0. 02393	0. 1810
不带协变量的倾向评分加权 Logistic 回归	0. 3272	0. 0996
带协变量的倾向评分加权 Logistic 回归	0. 3456	0. 0876

（3）倾向评分加权应用中需要注意的问题：通常情况下，选择 IPTW 和 SMRW 两种方法调整混杂因素的结果基本一致。但如果有影响处理因素分配的重要混杂变量或交互项没有纳入模型，或者混杂因素对处理效应具有较强的效应修饰作用时，IPTW 和 SMRW 两种方法的调整结果之间将存在较大的差异。

如 Kurth 等在研究组织纤维蛋白溶解酶原活化剂使用与缺血性脑卒中病人死亡危险性的关系时发现：如果不调整混杂因素，其 OR 值为 3. 35（95%CI：2. 28~4. 91），用 IPTW 调整的 OR 值为 10. 77（95%CI：2. 47~47. 04），而用 SMRW 调整的 OR 值为 1. 11（95%CI：0. 67~1. 84），两者相差约 10 倍。究其原因，是由于部分混杂因素存在较强的效应修饰作用，通过倾向评分分层可以发现各层 OR 值存在较大差别。在这种情况下，SMRW 调整的 OR 值结果与倾向评分匹配结果及随机对照研究的结果相似。因为，倾向评分匹配和 SMRW 均以处理组作为参照，而随机对照研究由于规定了部分入选条件，其研究对象也趋于与处理组一致。而 IPTW 是以整个人群为参照，更全面地考虑了一般人群的特征，因此在效应估计上可能不及前面几种方法稳定，但在识别效应修饰因子或没有纳入的重要变量或交互项方面则具有较大优势；虽然 SMRW 与倾向评分匹配的平衡结果基本一致，但 SMRW 在数据分析阶段更具优势，这是因为倾向评分匹配只是选择了部分对照个体，而 SMRW 利用了全部对照个体的信息，其方差与原人群相近；SMRW 过程要比倾向评分匹配过程容易实现。

如果倾向评分估计和多变量效应估计所用的协变量和模型相同，则直接用各协变量进行调整后的效应点值应该与用倾向评分调整后的效应点值相同。但倾向评分的优势是研究者可以首先构建复杂的模型（如纳入较多的变量或增加复杂多级交互项来计算倾向评分），然后在最后的效应模型中使用少量的重点变量与倾向评分共同调整。由于倾向评分综合了全部混杂因素的共同作用，将众多的因素综合为一个变量，使最终估计因果联系的模型简单化，对模型的诊断比同时纳入较多变量要容易和可靠，同时避免了效应估计时参数过多及共线性的问题所导致的偏倚。

（五）倾向评分法的优势和局限性

1. 倾向评分方法的优势

（1）能减少非随机观察性研究中的选择性偏倚。通过倾向评分方法来均衡处理组和对照组间的协变量分布，减少估计处理效应时的选择性偏倚。

（2）通过倾向值调整组间的混杂因素，使临床观察性数据可以成为循证医学的诊疗证据，而这些数据获取成本低且量大，更能够反映医疗实践中实际存在的疾病谱。

（3）该方法适用于混杂因素很多，而结局变量发生率很低的情况，而传统多元模型并不适合。

（4）在无法实现随机化的药物临床试验以及医疗器械临床试验中，可以通过倾向评分方法，均衡组间的混杂因素。

（5）在意向性治疗（intention to treat，ITT）分析中，综合考虑脱落病例的基线水平与结局发生情况，采用倾向评分方法对其完成临床试验的条件概率进行估计并纳入 ITT 分析，与传统分析中对于脱落病例只采用末次观察推进法（last observation carried forward）进行数据接转完成 ITT 分析相比，对外部人群具有更强的外推性。

2. 倾向评分方法的局限性

（1）该方法只能均衡观测到的变量，对潜在的未知混杂因素引起的偏倚无能为力（但目前也有学者认为使用工具变量分析可以均衡未知混杂因素引起偏倚，具体方法请参考相关文献）。对于倾向评分不能控制潜在的未知混杂因素引起的偏倚这一局限性，目前通常采用敏感性分析来判断倾向评分过程中是否遗漏了重要的混杂因素（敏感性分析具体方法见后文"3. 敏感性分析"）。

（2）样本量较小时，即使通过倾向评分方法调整，组间协变量的分布也不能达到满意的均衡效果。

（3）如果匹配后样本占匹配前样本的比例过小，会改变样本构成，从而影响对处理效应的估计。

（4）当处理组和对照组倾向值没有重叠或者重叠范围较少时，组间缺乏可比性，无法进行合适的匹配。

总之，倾向评分方法在大样本观察性临床研究中的应用日益广泛，但在运用时，仍要考虑其是否使用于所分析数据。

3. 敏感性分析

倾向评分法能够平衡处理组和对照组间混杂因素的前提条件是所有的混杂因素都考虑到了，但是如果仍有重要的混杂因素被遗漏了，那么这种遗漏会导致回归方程中由误差项所反映的未被观测到的异质性变得不随机，由此产生的偏差称为隐藏偏倚。隐藏偏倚的存在会导致这样一种现象的发生：具有相同协变量（即混杂因素）观测值的个体却具有不同的处理分配概率，即处理分配依赖于未考虑到的协变量。例如，两个研究个体具有相同协变量观测值，但是由于存在一些潜在的协变量没有被考虑到，而它们在这些潜在变量上的取值可能是不同的，那么研究个体实际被分配到处理组的概率也不同，因而我们估计出来的倾向值和平均处理效应就会有误差。

潜在偏倚是无法从数据中估计的，但是可以通过敏感性分析来检验或评估研究结果对潜在偏倚的敏感程度。

敏感性分析的具体过程为：从原模型中移除一个协变量，重新进行倾向评分，得到一系列 range（E_0），如果其与没有移除变量时的相比，变化不大，则说明原模型平均处理效应估计对潜在偏倚不敏感；或者协变量对应的 break even（p）都很小，也说明原模型平均处理效应估计对潜在偏倚不敏感。

下面以灯盏细辛注射液对肝功能的影响为例介绍敏感性研究。

在研究中，我们考虑了阿司匹林、总费用等 50 多个变量，但做敏感性分析时，在不影响分析结果的情况下，表中只给出部分重要变量的敏感性分析结果，如表 4-32。第 1 列 Var 表示从倾向评分模型中移除的协变量名称；第 2 列 E_0 表示排除 Var 后由倾向评分模型估计的 E_0 和 range（E_0），第 3 列为 break even（p）。

表 4-32　部分重要变量敏感性分析结果

Var	E_0	Range(E_0)		break even(p)
阿司匹林	0.05	0.02	0.18	−0.01
总费用	0.07	0.02	0.13	−0.02
费别	0.08	0.02	0.13	0.00
参麦注射液	0.05	0.04	0.09	0.01
住院天数	0.09	0.04	0.12	0.00
职业	0.06	0.04	0.07	−0.02
辛伐他汀	0.07	0.04	0.09	0.02
头孢硫脒	0.07	0.058	0.08	0.01
硝苯地平	0.05	0.04	0.07	0.01
美托洛尔	0.07	0.05	0.07	0.01
前列地尔	0.06	0.05	0.07	0.01
苦碟子注射液	0.05	0.04	0.07	0.01
地高辛片	0.08	0.05	0.09	0.00
硝酸异山梨酯	0.05	0.04	0.06	0.01

表 4-32 的结果表明，大多数协变量的 range（E_0）与 E_0 比较，变化都不大，且它们对应的 break even（p）都很小，则说明平均处理效应估计对潜在偏倚不敏感，即表本研究可能不存在没有考虑到的混杂因素。

第三节　数据挖掘

信息时代里，大数据在给人们提供方便的同时也带来一系列问题。由于数据量过大，超出了人们掌握、理解数据的能力，因而，如何正确使用数据是一个问题。数据挖掘和知识发现是 20 世纪 90 年代兴起的一门信息处理技术，它是在数据和数据库急剧增长，远远超过人们对数据处理和理解能力的背景下产生的，也是数据库、统计学、机器学习、可视化与高性能计算技术等多学科发展融合的结果。

知识发现是指从大量数据中提取有效的、新颖的、潜在有用的、最终可被理解的模式的非平凡过程。数据挖掘是整个知识发现过程中的一个重要步骤，它运用一些算法从数据库中提取用户感兴趣的知识。由于数据挖掘对知识发现的重要性，目前大多数知识发现的研究都集中在数据挖掘的算法和应用上，因此很多研究者往往对数据挖掘与知识发现不做严格区分，把两者等同使用。

数据挖掘涉及各种各样的算法来完成不同的任务。所有这些算法都试图为数据建立合适的模型，利用算法来分析数据，并确定与所分析数据的特征最符合的模型。一般来说，数据挖掘算法由模型、偏好和搜索三部分组成。算法的目的就是找到适合于数据的模型，但必须使用一些标准来进行模型选择。所有的算法都要使用搜索与优化技术对模型进行搜索。

如图 4-18 所示，数据挖掘模型在本质上可分为预测型模型和描述型模型两类。在图中可以看到，每类模型都用来完成一些数据挖掘任务。

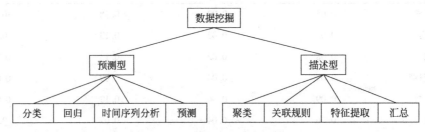

图 4-18　数据挖掘模型与任务

预测型模型是对数据的值进行预测。它能够完成的数据挖掘任务包括分类、回归、时间序列分析和预测等。描述型模型是对数据中的模式或关系进行辨识。与预测型模型不同的是，描述型模型提供了一种探索被分析数据性质的方法，而不是预测新的性质。聚类、关联规则、特征提取和汇总都通常都被视为是描述型的。

一、数据挖掘的基本步骤

知识发现是一个包含了许多不同步骤的过程，这个过程的输入是原始数据，而过程的输出则是用户期望的有用信息和知识。然而，由于挖掘目标可能是不清楚或不准确的，因此，过程本身是人-机交互的，而且可能要花费大量的时间。为了保证知识发现过程最终结果的有用性和准确性，整个过程都离不开交互作用，并且需要领域专家和技术专家的参与。图4-19列出了知识发现的全过程。

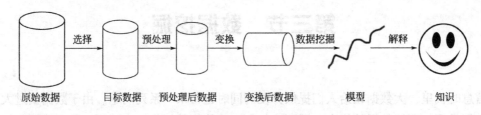

图 4-19

知识发现过程由以下五个基本步骤组成：

步骤 1：选择。数据挖掘过程所需要的数据可能从不同的异构数据源获取，因此，第一步就是从各种数据库、文件和非电子数据源中获取数据。

步骤 2：预处理。初始数据中可能会有一些错误的或者缺失的数据。由于数据源、数据类型以及度量的多样性，可能会有一些不规则数据，还会有一些同时实施的不同操作。错误的数据可以被修正或剔除，但缺失的数据必须被补充或者预测（通常使用数据挖掘工具）。

步骤 3：变换。为了便于挖掘，从不同数据源获取的数据必须转换成统一的格式。一些数据可能需要编码或者变换成更容易使用的格式，或者采用数据归约来减少所考虑的数据属性值的数量。

步骤 4：数据挖掘。基于所进行的数据挖掘任务，应用算法于变换后的数据来产生期望的挖掘结果。

步骤5：解释/评价。数据挖掘的结果如何提交给用户是一个非常重要的问题，这是因为数据挖掘结果的有用性主要取决于这一步。在知识发现最后一步，通常使用各种可视化工具和图形用户界面来展现结果。

为了使数据适于挖掘以及提供更有意义的结果，需要使用数据变换技术，即数据的实际分布需要一定的变换，以便于要求特殊类型数据分布的技术更容易使用；在某些情况下将实值属性离散化可能更适于处理；有些数据可能还需要剔除，如异常点和不经常发生的极端值等；还可以利用函数对数据进行变换，如一个常用的变换函数就是对数函数，即使用数值的对数而不是数值本身。不论是降低维数（属性数），还是减轻数据值的可变性，以上这些技术都使得数据挖掘任务更加容易进行。异常点的剔除实际上可以提高挖掘结果的质量。但在整个知识发现过程中，进行变换时一定要谨慎小心。如果错误地使用变换改变了数据，很可能导致数据挖掘的结果不准确。

这里所说的可视化是指数据的视觉展现。当考查数据结构的时候，可视化是非常有用的技术。例如，一个展现数据变量分布的折线图要比用公式表示的数据变量分布更容易理解，并可能提供更多的信息。将挖掘结果的数学符号表示与文本型描述相比，可视化技术使用户更容易概括、抽取和掌握复杂的结果。可视化工具不但可以作为一项数据挖掘技术来汇总数据，而且数据挖掘任务的复杂结果也可用可视化技术来展现。

数据挖掘过程本身也很复杂，有许多不同的数据挖掘应用方法和算法。为了使算法更加有效，每种算法都要谨慎地使用。而为了保证挖掘结果准确和有意义，一定要正确地解释和恰当地评价发现的模式。

二、数据挖掘的主要任务与基本方法

数据挖掘的主要任务包括降维与特征提取、关联规则、分类与回归、聚类和异常检测等。

（一）降维与特征提取

在数据挖掘中，一个经常碰到的情形就是数据具有高维特征。传统的数据库模式都是由许多不同属性组成的，但在求解某一给定的数据挖掘问题时可能并不需要全部属性。事实上，其中的一些属性可能会对数据挖掘任务的正确执行造成干扰，而另一些属性则可能增加算法的复杂性并降低算法的效率。这个问题有时被称作"维数灾难"，即由于涉及属性过多，导致难以确定使用哪些属性。高维问题的一个解决方案是降维，即减少属性的个数。但是，确定哪些属性是多余的，并非能够轻易完成。在模式分类、回归分析和聚类分析等数据挖掘任务中，降维通常是一个重要的数据预处理步骤。降维的主要方法包括特征选择和特征提取两类。

特征选择包括信息增益、互信息、卡方检验等多种方法，其中信息增益和卡方检验是比较常用的两种方法。特征选择方法的基本思想是首先将各个特征的重要程度进行量化，然后根据各个特征的重要性得分值进行选择。因此，如何量化特征的重要性，建立特征评估函数，就成了各种特征选择方法间最大的不同。以模式识别为例，在卡方检验中使用特征与类别间的关联性来进行这个量化，关联性越强，特征得分越高，该特征越应该被保留。在信息增益中，重要性的衡量标准就是看特征能够为分类系统带来多少信息，带来的信息越多，说明特征越重要。

特征提取是指对输入模式的原始观测数据所进行的一组变换，以便在比原始观测数据维数较低的特征空间对模式进行有效的描述或分类。在模式识别系统设计等实际问题中，原始数据经常包含一些多余的或重复的信息，为了减少整个识别系统获取原始观测数据的费用和相应的计算工作量以及改善识别系统的性能，有必要通过特征提取把模式变换到较低维数的特征空间中去。事实上，特征提取是模式识别的一个关键步骤。

特征抽取的方法主要有主成分分析、独立成分分析、因子分析以及多维尺度分析等多元统计分析方法。

（二）关联规则

1. 算法原理

关联规则是数据挖掘中最重要的任务之一，它的目标是发现事务（transactions）数据库中项目（items），之间有趣的关联。关联规则算法分析（association rule analysis）是被广泛应用于大规模单维或多维数据项目集内部隐藏关联的解析，其原理简洁、形式简单、易于解读，适用于 HIS 数据挖掘，常被应用于不同类别中、西药物联合用药规律的探索性研究。

Apriori 算法是最为常用的经典的关联规则数据挖掘算法，其算法核心为基于两阶段频繁项目集递推思想，对数据集进行逐层搜索以迭代识别所有的频繁项目集（frequent item sets）并据此构造关联规则。识别全部频繁项目集是 Apriori 算法的关键过程，此过程中关联规则模型的建立受到支持度和置信度的双重约束。

在 Apriori 算法分析过程中，每一条关联规则都呈现为 $A \rightarrow B$ 形式的蕴含式，支持度（support）与置信度（confidence）是必备的重要约束参数，其公式分别为：$\text{Support}(A \rightarrow B) = P(A \cup B)$；$\text{Confidence}(A \rightarrow B) = P(A \mid B)$。任何事件间的关联规则都是在支持度与置信度的条件约束下建立的。简而言之，对于事件 A 与事件 B 的关联规则而言：支持度即为在所有的事务中同时出现事件 A 和事件 B（两种事件同时发生）的概率，描述关联规则的频度，是对关联规则重要性的度量。置信度是在所有事务中，在出现事件 A 的基础上再出现事件 B（从一个事件发生可以推断另一个事件发生）的概率，属于条件概率，描述关联规则的强度，是对关联规则准确度的度量。最小支持度（min-support）表示筛选提取的项目集在统计意义上的最低重要性，最小置信度（min-confidence）表示建立的关联规则的最低可靠性。因此，基于关联规则的数据分析，就是寻找全部同时满足预先设定最小支持度、最小置信度条件的关联规则。

Apriori 算法是最著名的关联规则算法，已经为大部分商业软件所使用。该算法在关联规则挖掘过程主要包含两个阶段：第一阶段必须先从数据集合中找出所有的高频项目组（frequent itemsets），第二阶段再由这些高频项目组中产生关联规则。

关联规则挖掘的第一阶段必须从原始数据集合中找出所有高频项目组。高频的意思是指相对于所有记录某一项目组出现的频率，必须大于等于所设定的最小支持度阈值。一个满足最小支持度的 k-itemsets，则称为高频 k-项目组（frequent k-itemsets）。算法从高频 k-项目组中再产生高频 $(k+1)$-项目组，直到无法再找到更长的高频项目组为止。

关联规则挖掘的第二阶段是要从高频项目组产生关联规则。利用前一步骤的高频 k-项目组来产生规则，在最小置信度的条件阈值下，若一规则所求得的置信度满足最小置信度，称此规则即为关联规则。

2. 优势与缺点

Apriori 算法的突出优势在于算法架构简单、易于操作、对数据要求低，可以定量地精细刻画变量间相互影响的复杂关系。在药物核心关联网络的可视化构建中，可以用来阐明临床联合用药特征等关键规律。

Apriori 算法的缺点为分析过程中伴随大量候选集的产生与数据库全部记录的重复扫描，由此导致的庞大计算量占据过多资源，这在大规模临床数据库分析中表现得较为突出。

关联规则网络图对变量关联性的呈现具备良好直观性，如图 4-20 所示：在相应支持度、置信度的筛选与建立条件约束下，10 种类别的中西药物被纳入关联规则网络图，粗线表示联合使用频率 30% 以上，细线表示联合使用频率 10%~30%，虚线表示联合使用频率 10% 以下。

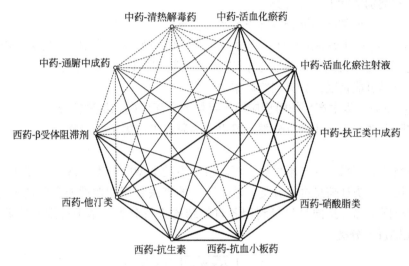

注：粗线表示联合使用频率30%以上，细线表示联合使用频率10%~30%，虚线表示联合使用频率10%以下

图 4-20 冠心病患者各类中西药物联合使用关联规则网络例图

从上面的介绍还可以看出，关联规则挖掘通常比较适用于记录中的指标取离散值的情况。如果原始数据库中的指标值是取连续的数据，则在关联规则挖掘之前应该进行适当的数据离散化，数据的离散化是数据挖掘前的预处理环节，离散化的过程是否合理将直接影响关联规则的挖掘结果。随着许多实际应用问题越加复杂，已有大量研究从不同的角度对关联规则做了扩展，将更多的因素集成到关联规则挖掘方法之中，以此丰富关联规则的应用领域，拓宽支持管理决策的范围。例如，考虑属性之间的类别层次关系、时态关系和多角度挖掘等。近年来围绕关联规则的研究主要集中于两个方面，即扩展经典关联规则挖掘能够解决问题的范围和改善经典关联规则挖掘算法的效率。

（三）分类与回归

分类是指将数据映射到预先定义好的群组或类。因为在分析观测数据之前，类别就已经被确定了，所以分类通常被称作有指导的学习。分类算法通常通过观察已经知道所属类别的数据特征来描述类别。模式识别就是一类分类问题。输入的模式根据它与预先定义好的类别的相似度，被划分到某一类中去。作为最常用的一种数据挖掘技术，分类技术已经被广泛应用于许多领域，如图像识别、医疗诊断、贷款审批、工业应用中的故障检测和金融市场走势分类等。分类与预测有着密切的关系。通常认为，当被预测的值是连续值时，称之为预测；

当被预测的值是离散值时，称之为分类。回归分析是预测中最重用的一种建模方法。

进行分类的所有方法都假设已知训练数据的类别标签。通常利用训练集来计算分类技术需要确定的参数，训练数据由样本输入数据与数据的类别归属组成。完成这个过程一般需要领域专家辅助。下面给出分类问题的定义：

给定一个由元组（条目，记录）组成的数据库 $D = \{t_1, t_2, \cdots, t_n\}$ 和一个类别集合 $C = \{C_1, C_2, \cdots, C_m\}$，分类问题是指定义一个映射 $f: D \to C$，其中每个元组 t_i 被分配到一个类中。一个类 C_j 精确地包含了被映射到它中的元组，即 $C_j = \{t_i | f(t_i) = C_j, 1 \leq i \leq n, t_i \in D\}$。

上述定义将分类视为一个从数据库到类别集合的映射。注意到类别是预先定义的，不重叠的，且分割了整个数据库。数据库中的每个元组都被精确地分配到某个类中。对于一个分类问题的所有类别实际上是等价类。

实际上，一个分类问题要分成如下两步来实现：

步骤 1：通过对训练集进行计算产生一个特定的模型（分类器）。在这个步骤中，以训练数据（包括对每个元组定义的类别）作为输入数据，以计算得到的模型作为输出数据。产生的模型要尽可能精确地分类训练数据。

步骤 2：将第 1 步中产生的模型应用于目标数据库中的元组进行分类。

虽然实际上在步骤 2 才进行分类，但更多的研究工作集中在步骤 1，步骤 2 通常是很简单的。

根据分类算法所采用的基本思想，可以给出不同类型的分类算法，如图 4-21 所示。其统计算法直接基于统计信息进行分类，基于距离的算法利用相似性或者距离度量进行分类。决策树、神经网络和支持向量机等利用各自的结构进行分类，基于规则的分类算法则生成 IF-THEN 规则进行分类。

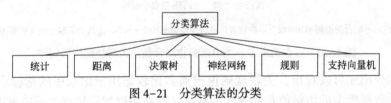

图 4-21　分类算法的分类

在实际的模式分类问题中，我们不但有多种不同类型的分类器可供选择，而且在每种类型的分类器中也有多种参数需要选择，比如在 k-最近邻分类器中选择多少近邻、在决策树分类器中的叶节点数目和在神经网络的隐层中有多少个神经元。不同的选择就对应着不同的分类器。一个自然的、判断分类器表现的评价准则是这个分类器做出错误分类的概率有多大。一个没有发生错误的分类器可能是完美的，但由于存在噪声数据，在实际中我们并不希望构建这样的分类器，这就是过拟合问题。如果分类器精确地拟合训练数据，则它可能不会很好地应用于更广泛的数据总体。解决过拟合问题的有效途径是依据结构风险最小化准则来选择和设计分类器。所谓的结构风险最小化就是在保证分类精度（经验风险）的同时，降低分类器的模型复杂度，从而使分类器在整个样本集上的期望风险得到控制。

回归是指将数据项映射到一个实值预测变量。事实上，回归涉及学习一个可以完成该映射的函数。回归首先假设一些已知类型的函数（如线性函数、Logistic 函数等）可以拟合目标数据，然后利用某种误差分析确定一个与目标数据拟合程度最好的函数。

下面用简单的一元线性回归公式描述一下回归建模过程。假设在训练样本中有 k 个点，则可以得到下列为 k 个等式。

$$y_i = c_0 + c_1 x_i + \varepsilon_i, i = 1, 2, \cdots, k \tag{4-67}$$

对于简单的线性回归，给定观测值 (x_i, y_i)，可以用平方误差技术来表示误差 ε_i。为了使平方误差极小化，需要应用最小二乘法。用这种方法找到适当的系数 C_0、C_1 以使平方误差在观测值集合上最小化。误差的平方和为：

$$L = \sum_{i=1}^{k} \varepsilon_i^2 = \sum_{i=1}^{k} (y_i - c_0 - c_1 x_i)^2 \tag{4-68}$$

取相应系数的偏导数并令其为零，求解后可以得到系数的最小二乘估计 $\hat{c}0$ 和 $\hat{c}1$。

回归分析与相关关系之间有紧密的联系。相关分析研究的是现象之间是否相关、相关的方向和密切程度，但一般不区别自变量或因变量。而回归分析则要分析现象之间相关的具体形式，确定其数量依存关系，并用数学模型来表现具体关系。比如说，从相关分析中我们可以得知"质量"和"用户满意度"变量密切相关，但是这两个变量之间到底是哪个变量受哪个变量的影响，影响程度如何，则需要通过回归分析方法来确定。

一般来说，回归分析是通过规定因变量和自变量来确定变量之间的数量依存关系，建立回归模型，并根据实际观测数据来求解模型的各个参数，然后评价回归模型是否能够很好地拟合实测数据。如果能够很好地拟合，则可以根据自变量做进一步预测。

（四）聚类与异常点检测

聚类作为数据挖掘的一个重要的研究领域，近年来备受关注。从机器学习的角度看，聚类是一种无监督的机器学习方法，它是将样本数据集合划分为由类似的样本点组成的多个类的过程。聚类方法作为一类非常重要的数据挖掘技术，其主要是依据样本点间相似性的度量标准将数据集自动分成几个群组，且使同一个群组内的样本点之间相似度尽量高，而属于不同群组的样本点之间相似度尽量低的一种方法。聚类中的组不是预先定义的，而是根据实际样本数据的特征，按照样本点之间的相似性来定义的，聚类中的组也称为簇。一个聚类分析系统的输入数据是一组样本和一个度量样本点间相似度（或距离）的标准，而输出则是簇集，即数据集的几个类，这些类构成一个分区或者分区结构。

聚类的过程可以分为特征选择和特征提取、聚类算法选择和设计、聚类验证以及结果解释和可视化四个基本步骤，如图 4-22 所示。

根据聚类算法所采用的基本思想，可以给出不同类型聚类算法的分类，如图 4-23 所示。其中层次聚类方法与划分聚类方法是最主要的两大类方法。所谓层次聚类是指产

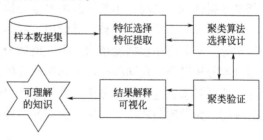

图 4-22　聚类过程

生一个嵌套的簇集。在层次体系中，每一层都有一些分开的簇；在最低层，每一个元组都组成一个单独的簇；在最高层，所有的元组都属于同一个簇。在层次聚类中，不必输入簇的数目。所谓划分聚类是指利用算法构造成一个簇集，其中簇的数目由用户指定或系统指定。传统的聚类算法为了满足内存要求，一般都是针对数值型的小型数据库设计的。但是，近来的许多算法都是针对大型动态数据库设计的，并且能够处理类别数据。为了满足内存约束，这些针对大型数据库设计的算法或者采取对数据进行抽样，或者利用数据结构来压缩或修剪数据库。基于是否产生重叠或非重叠的簇也可得到其他的聚类算法。

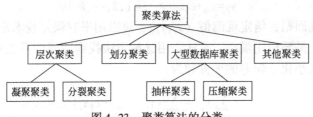

图 4-23　聚类算法的分类

聚类分析的一个附加的结果是对每个类的综合描述，这种结果对于更进一步深入分析数据集的特性是尤其重要的。聚类方法尤其适合用来讨论样本间的相互关联从而对一个样本结构做一个初步的评价。数据挖掘中的聚类研究主要集中在针对海量数据的有效和实用的聚类方法上。聚类方法的可伸缩性、高维聚类分析、分类属性数据聚类、具有混合属性数据的聚类和复杂类型数据聚类等问题是目前数据挖掘研究人员最为感兴趣的。

在聚类过程中，异常点的处理是非常困难的。所谓异常点是指不属于任何簇的成员。虽然它们可以被视为孤立的簇，但是如果一个聚类算法试图发现较大的簇，则这些异常点就会被迫被归入到某些簇中。由于将两个簇合并到一起并且保留了异常点的簇，这可能会导致产生效果不好的簇。

为了保证聚类效果，聚类算法可以发现并剔除异常点。但在实际剔除异常点时一定要谨慎。例如，假设数据挖掘问题是水灾预报，与正常水位值相比，非常高的水位值很少发生，因此可视为异常点。但如果剔除异常点，则数据挖掘算法就不能有效地预报水灾，这是因为反映水灾即将发生的数据已经被剔除了。

异常点检测或异常点数据挖掘是指在数据集中标识出异常点的过程。发现异常点后，利用聚类或者其他数据挖掘算法可以剔除它们或者按不同方式处理。许多异常点检测是基于统计技术的。通常假设数据集服从一个已知的分布，然后通过众所周知的不一致性检验来检测出异常点。但是由于现实世界数据集不一定服从简单的数据分布，所以这种方法对于真实数据是不适用的。另外，大多数统计检验都假设使用单属性数值，而现实世界中数据集中的数据都是多属性的。此时采用基于距离测度的检测技术可能是一条可行的途径。

聚类和异常点检测已经被广泛应用于许多领域，如生物学、药学、人类学、市场营销和经济学等。聚类应用包括动植物分类、疾病分类、图像处理、模式识别和文本检索。例如，利用聚类分析可能发现同种疾病不同年龄段的患者用药不同，从而获得不同年龄段患者用药特点，还可对患者进行分层分析，更具有针对性。同聚类分析技术一样，异常检查也具有广泛的应用，如发现药物特异用法、疾病的特殊证型等。

三、文本数据挖掘

文本挖掘就是从大量的文档中发现隐含知识和模式的一种方法和工具，它从数据挖掘发展而来，但与传统的数据挖掘又有许多不同。

文本挖掘的对象是文档。文档内容是人类所使用的自然语言，因而缺乏计算机可理解的语义。传统数据挖掘所处理的数据是结构化的，而文档大都是半结构或非结构的。所以，文本挖掘面临的首要问题是如何在计算机中合理地表示文本，使之既要包含足够的信息以反映文本的特征，又不至于过于复杂使学习算法无法处理。

对文本挖掘技术的理解可以用图4-24来说明。图4-24由三部分组成：底层是文本挖掘的基础领域，包括数据挖掘与机器学习、数理统计、自然语言处理；在此基础上是文本挖掘的基本技术，有五大类，包括文本数据预处理、文本分类与聚类、文本关联分析、文本信息检索与抽取、文本自动摘要；在基本技术之上是两个主要应用领域，包括信息访问和知识发现，信息访问包括信息检索、信息浏览、信息过滤、信息报告，知识发现包括文本数据分析与文本数据分类、聚类与关联分析等。总之，这里把对文本数据的预处理、信息检索、信息抽取和自动摘要以及从文本中发现知识都看作是文本挖掘。

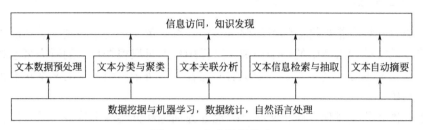

图4-24　文本挖掘技术

对于人类而言，目前的大多数信息都是以文本数据的形式生成、呈现、存储、加工和处理的，而且随着互联网的快速发展，电子化的文本数量增长越来越快。同时，在企业、政府机构中，绝大多数的信息也都以文本的形式存在。因此，文本挖掘技术被认为具有较高的潜在价值。

文本数据预处理是文本挖掘的一个基本问题，主要包括文本表示及其特征提取。文本表示是指将半结构或无结构的原始文本转化为结构化的计算机可以识别处理的信息的过程，即对文本进行科学的抽象，建立它的数学模型，用以描述和代替文本，使计算机能够通过对这种模型的计算和操作来实现对文本的识别。由于文本是非结构化的数据，要想从大量的文本中挖掘有用的信息就必须首先将文本转化为可处理的结构化形式。目前人们通常采用向量空间模型来描述文本向量，但是如果直接用分词算法和词频统计方法得到的特征项来表示文本向量中的各个维，则会产生一个高维向量空间。在高维空间中，这种未经处理的文本向量不仅给后续工作带来巨大的计算量，使整个处理过程的效率非常低下，而且会损害分类和聚类算法的精确性，从而使所得到的结果很难令人满意。因此，必须对文本向量做进一步处理，在保证原文含义的基础上，找出对文本特征类别最具代表性的文本特征。为了解决这个问题，最有效的办法就是对文本向量通过特征提取技术来降维。

目前有关文本表示的研究主要集中于文本表示模型的选择和特征项选择算法的选取上。用于表示文本的基本单位通常称为文本的特征或特征项。特征项必须具备以下特性：①特征项要能够确实标识文本内容；②特征项具有将目标文本与其他文本相区分的能力；③特征项的个数不能太多；④特征项分离要比较容易实现。

在中文文本中可以采用字、词或短语作为表示文本的特征项。相比较而言，词比字具有更强的表达能力，而词与短语相比，词的切分难度比短语的切分难度小得多。因此，目前大多数中文文本分类系统都采用词作为特征项，称作特征词。这些特征词作为文档的中间表示形式，用来实现文档与文档、文档与用户目标之间的相似度计算。

向量空间模型是文本挖掘中最常用的文本表示模型。向量空间模型把对文本内容的处理简化为向量空间中的向量运算，并且以空间上的相似度表达语义的相似度。

如果把所有的词都作为特征项，那么特征向量的维数将过于巨大，从而导致计算量太大，在这样的情况下，要完成文本分类几乎是不可能的。特征项的选择和提取应在保留文本核心信息的情况下尽量减少要处理的单词数，以此来降低向量空间维数，从而简化计算，提高文本处理的速度和效率。对于文本数据，除了可用一般性方法进行降维外，还可用一些特殊的特征选择和提取方法，例如停用词的过滤和关键词抽取等。文本特征提取对文本内容的过滤、分类、聚类、自动摘要以及用户兴趣模式发现等有关方面的研究都有非常重要的影响。

（一）文本分类

文本分类是一种有指导机器学习问题，它需要事先定义一些主题类别。然后根据文本的内容自动将每篇文档归入其中的一个类别，这样用户即可以根据自己的所需来选择信息。从数学角度来看，文本分类其实就是一个映射的过程，它将未标明类别的文本映射到已有的一个或多个类别中。

与一般的模式分类过程一样，文本分类也分为训练和分类两个阶段，具体过程如下：

训练阶段，首先需要确定类别的集合 C，这些类别可以是层次式的，也可以是并列式的。再选择适量具有代表性的文档组成训练文档集合 D，确定训练文档集 D 中的每个训练文档 D_i 所属的类别 C_j，然后提取训练文档 D_i 的特征，得到特征向量。通过对以特征向量表示的训练文档集进行计算产生一个特定的模型（分类器）。

分类阶段，将训练阶段产生的模型应用于测试文档集合 T 中的每个待分类文档进行分类。

文本分类本质上就是为一个文档分配一个或多个预定义类别的问题，因此，文本分类的方法大部分来自模式分类，例如朴素贝叶斯分类、决策树、支持向量机、神经网络和 K-最近邻方法等。

（二）文本聚类

文本聚类是指将文本根据其特征归类。也就是说，将给定的文本集合分为若干子集，称之为类，使得各个类内部的文本相似，而类与类之间的文本不相似。各种聚类方法原则上都可以用在文本聚类上。目前，有多种文本聚类算法，大致可以分为两种类型，即层次聚类法和划分聚类法。

（三）文本关联分析

文本关联分析是指从文档集合中找出不同特征词之间的关系。同文本分类与文本聚类一样，文本关联分析首先也要对文本数据进行预处理，然后才能调用关联规则挖掘算法进行关联分析。

在文档数据库中，可以将每个文档视为一个事务，文档中特征词或者关键词可视为事务中的项目，文档数据库可以表示为事务数据库的形式，即 {Document_ID, Keyword_1, Keyword_2, …, Keyword_k}，从而文档数据库中特征词关联挖掘的问题就可以映射为事务数据库中的关联规则挖掘。

值得一提的是，频繁地出现连续或者非常邻近的特征词可形成短语。文本关联分析与挖掘过程有助于找出领域相关的短语，即复合关联（compound associations）；文本关联分析与挖掘过程也有助于找出领域相关的术语，即非复合关联，（noncompound associations）。基于复合关联和非复合关联的挖掘统称为"术语级关联挖掘"。在文本分析中，术语级关联挖掘有两个优点：第一，可以自动标记术语和短语，而无须人工标记；第二，挖掘算法的运行时间很短且无意义的结果数量极大减少。在术语级关联分析与挖掘的基础上，还可以进一步进行文本分类和文本聚类等挖掘任务。

四、时间序列数据挖掘

时间序列是一种重要的高维数据类型，它是由客观对象的某个物理量在不同时间点的采样值按照时间先后次序排列而组成的序列，在经济管理以及工程领域具有广泛应用，在医学领域也有重要应用，如使用某种药物出现某种 ADR，从而使用另一种药物对 ADR 进行治疗，即表现为时间序列关系，利用时间序列数据挖掘，可以获得数据中蕴含的与时间相关的有用信息，实现知识的提取。时间序列数据本身具备高维性、复杂性、动态性、高噪声特性以及容易达到大规模的特性，因此时间序列挖掘是数据挖掘研究中最具有挑战性的十大研究方向之一。目前重点的研究内容包括时间序列的模式表示、时间序列的相似性度量和查询、时间序列的聚类、时间序列的异常检测、时间序列的分类、时间序列的预测等。

由于时间序列数据本身所具备的特性，直接在时间序列上进行数据挖掘不但在储存和计算上要花费高昂代价而且可能会影响算法的准确性和可靠性。时间序列的模式表示是一种对时间序列进行抽象和概括的特征表示方法，是在更高层次上对时间序列的重新描述。时间序列的模式表示具有压缩数据、保持时间序列基本形态的功能，并且具有一定的降噪能力。常用的时间序列模式表示方法主要包含频域表示法、分段线性表示法、符号表示法以及主成分分析表示法等。频域表示的基本思想是将时间序列从时域通过傅立叶变换或小波变换映射到频域，用很少的低频系数来代表原来的时间序列数据，这种方法虽然数据浓缩的效率很高，但是对噪声敏感，而且不直观。分段线性表示法的基本思想是用 k 个直线段来近似代替原来的时间序列，这种方法能够实现数据压缩的目的，而且允许在时间轴上进行缩放，但实现过程较复杂，且要求事先给出直线段数 k 值的选择是一个关键因素，太小则丢失有用信息，太大又会产生过多的冗余信息。时间序列的符号化表示就是通过一些离散化方法将时间序列的连续实数值或者一段时间内的时间序列波形映射到有限的符号表上，将时间序列转换为有限符号的有序集合。符号化表示的优点在于可以利用许多字符串研究领域的成果，缺点在于如何选择合适的离散化算法，解释符号的意义，以及定义符号之间的相似性度量。主成分分析是一种常见的降维方法。在时间序列的模式表示中，通过对整个时间序列数据库的整体表示实现对整个时间序列数据库的特征提取和压缩。其优点在于计算精度高且对噪声数据的鲁棒性强，但由于在奇异值分解过程中涉及特征值计算，计算开销较大。

时间序列的相似性度量是时间序列数据挖掘的基础。时间序列由于其特定的形状特征，使得目前常用的一些相似性度量和聚类方法失去了原有的优越性，而几乎所有的时间序列挖掘算法都涉及计算序列之间的相似性问题。目前，时间序列的相似性度量主要采用 L 范数（例如欧几里得距离）、动态时间弯曲距离、最长公共子序列、编辑距离、串匹配等。前两种相似性度量方法应用较为广泛。但是欧几里得距离不支持时间序列的线性漂移和时间弯曲，动态时间弯曲距离的计算量很大，不适合直接应用于海量时间序列的挖掘，从而限制了其在时间序列数据挖掘上的广泛应用。

虽然各种聚类方法已经在数据挖掘领域中得到了较为深入的研究，但这些方法大多是针对关系数据库中的静态数据对象而提出的。然而在现实世界中越来越多的应用涉及流数据和时间序列数据等随时间变化的复杂动态数据对象的聚类分析。由于时间序列数据与静态数据有着极大的不同，故对其进行聚类分析有着很大的复杂性。近年来，涌现出许多时间序列聚类方法，这些时间序列数据聚类方法大体上可以分为三种，即基于原始数据的聚类、基于特征的聚类和基于模型的聚类。其中后两种方法的核心思想是利用时间序列的模式表示方法把时间序列数据转化为静态的特征数据或者是模型参数，然后再直接应用静态数据的聚类方法来完成聚类任务。

在对时间序列进行分析时，经常希望能够发现这些时间序列在不同时间段的形态有何关联关系。这种关联关系一般表现为时间序列中频繁出现的变化模式和极少出现的变化模式。这种极少出现的变化模式称之为异常模式。在某些领域，异常模式的发现对人们来说往往更有价值，例如医院可以从患者的心电图序列中发现异常模式从而进行诊断和治疗。按照异常的表现形式不同，线性时间和空间上时间序列的异常主要可以分为点异常和模式异常两种，它们都是用于发现一条时间序列上的异常情况的。模式异常是指在一条时间序列上与其他模式之间具有显著差异的模式。事实上，点异常也可以认为是长度为1的模式异常。目前已经提出多种时间序列异常检测方法，例如基于人工免疫系统的时间序列异常检测、基于支持向量聚类的时间序列异常检测以及后缀树和马尔可夫模型的时间序列异常检测。

时间序列分类是时间序列数据分析中的重要任务之一，不同于时间序列分析中常用的算法与问题，时间序列分类是要把整个时间序列当作输入，其目的是要赋予这个序列某个离散标记。它比一般分类问题困难，主要在于要分类的时间序列数据不等长，这使得一般的分类算法不能直接应用。即使是等长的时间序列，由于不同序列在相同位置的数值一般不可直接比较，一般的分类算法依然还是不适合直接应用。为了解决这些难点，通常有两种方法：第一，定义合适的距离度量，使得在此度量意义下相近的序列有相同的分类标签，这类方法属于领域无关的方法；第二，首先对时间序列建模（利用序列中前后数据的依赖关系建立模型），再用模型参数组成等长向量来表示每条序列，最后用一般的分类算法进行训练和分类，这类方法属于领域相关的方法。

预测是对尚未发生或目前还不明确的事物进行预先的估计和推测，是在现时对事物将要发生的结果进行探讨和研究，简单地说就是指从已知事件测定未知事件。进行预测的总原则是：认识事物的发展变化规律，利用规律的必然性进行科学预测。时间序列预测主要包括三种基本方法：内生时间序列预测技术；外生时间序列预测技术；主观时间序列预测技术。

五、复杂网络社区发现

（一）复杂网络简介

许多临床大数据中的复杂系统可以被抽象表示成网络的形式，用网络的节点表示系统的组成要素，网络中的边表示组成要素之间的各种关系。例如，在对复方药物配伍网络进行建模时，可以把单个复方的组成药物作为节点，并相互构成完全图，连接某两个不同药物的边的权重表示这两种药物在多个复方中被使用的频度。由此，一个较大的复方集合构建的药物配伍网络将成为大量药物节点与带权重的边连接的网络。药物节点之间的连接边的权重在一定程度上表现了药物之间同时配伍应用的强度；在对生物网络进行建模时，可以把细胞内

DNA、mRNA、蛋白质及其复合物等作为节点，把它们之间的相互作用表示成边，这样就组成了细胞调控网络；在对社会合作网络进行建模时，可以把某种活动、事件或者组织中的参与者作为节点，节点之间的边表示参与者之间在此活动、事件或者组织中的合作关系；在对经济网络进行建模时，可以把经济个体（参与经济活动的个人、企业或者组织）作为节点，个体之间发生的某种相互的关系（经济的交换关系、信息交流关系、组织关系等）表示成边。

由于许多网络所对应的系统都具有很高的复杂性，所以这类网络通常被称为"复杂网络"，其复杂性主要表现在以下几个方面：①结构复杂性，表现在节点数目巨大，网络结构呈现多种不同特征。②连接多样性，表现在节点之间的连接权重存在差异，且有可能存在方向性。③节点多样性，复杂网络中的节点可以代表任何事物，例如复方药物配伍网络的节点可以表示不同药物，人际关系构成的复杂网络节点代表单独个体。④动态演化性，表现在节点或连接的产生与消失，网络结构不断发生变化。节点集可能属于非线性动力学系统，节点状态随时间发生复杂变化。⑤多重复杂性融合，即以上多重复杂性相互影响，导致更为难以预料的结果。

网络在数学领域早有研究，称其为图论问题，最早可以追溯到著名的欧拉七桥问题。20世纪60年代，由两位匈牙利数学家，Erdos 和 Renyi 建立的随机图理论被公认为是数学上开创了网络理论的系统性研究。在这之后，复杂网络的研究就把随机图理论当作基础。但在临床大数据中，用来表示复杂系统的复杂网络并不是完全随机的，而是有一定的规律性。在20世纪90年代，对复杂网络的研究才有了重大转折，比较有代表性的是1998年 Watts 和 Strogatz 在 *Nature* 上提出建立的小世界网络模型以及1999年 Barabasi 和 Albert 在 *Science* 上提出的无标度网络。从此以后，物理学、生物学、社会学等不同领域的学者都参与到复杂网络的研究中来，关注真实网络的整体特性，掀起了研究复杂网络的热潮。复杂网络是现实世界复杂系统的抽象表示，复杂网络研究有助于人们更好地去认识现实世界，为构建更加优化的网络体系提供理论支持。同时，复杂网络研究的理论成果也可以应用到物理、生物、社会科学等各个学科领域。用复杂网络来描述复杂系统是一种新的角度和方法，通过研究网络的拓扑结构和动力学性质，可以更好地理解复杂系统的结构、功能和演化规律。

对于小规模网络，可以通过肉眼观测其形态、特征，但是对于大规模复杂网络，则很难通过肉眼深入理解和预测网络的结构、功能和行为，需要借助各种复杂网络分析方法。复杂网络的研究主要关注以下几点：实际网络的统计特性，如聚类系数、最短路径、度分布等；网络的形成机制及演化模型，如随机图、小世界网络模型、无标度网络模型等；网络的动力学分析，如网络的鲁棒性和相继故障模型、复杂网络的同步及传播行为等。除此之外，复杂网络的社区结构也成为近来广受关注的热点问题之一。网络的拓扑结构对于研究复杂网络至关重要，它是研究复杂网络功能、构建模型的基础。

（二）复杂网络表示方法与测度

通常情况下，复杂系统可以用复杂网络来表示，而一个网络在数学上可以抽象为一个由点集 V 和边集 E 组成的图 $G=(V,E)$。$V=\{1,2,\cdots,n\}$ 表示图 G 的顶点集合，n 表示网络的顶点总数，边数记为 $m=|E|$，E 中每条边都有 V 中一对点与之相对应。如果不考虑网络节点之间边的指向关系，则该网络为无向网络，否则为有向网络。有些网络中，代表节点之间联系的边的重要程度不同，表现为权值的大小，如果考虑边上的权重，则该网络为加权网

络，否则为无权网络。无权网络是一种特殊的加权网络，即权值都等于1。当网络是无向无权网络时，邻接矩阵 A 是一个 0~1 对称矩阵，表示图中顶点之间的连接关系。如果顶点 i，j 之间有连接，则 $A_{ij}=1$；否则 $A_{ij}=0$。当考虑边的指向时，邻接矩阵 A 是非对称的 0~1 矩阵；当考虑边的权重时，权重用 A 中的非零元素表示。

在复杂网络中，把连接两个节点 i 和 j 之间的最短路径经过的边的数目称为两个节点的距离 d_{ij}，其中，所有 d_{ij} 中的最大值称为网络的直径，网络的平均路径长度 L 则定义为 d_{ij} 的平均值，即

$$L = \frac{1}{n(n-1)} \sum_{i \neq j \in G} d_{ij} \tag{4-69}$$

其中 n 为网络节点数。通过大量的观察发现，在临床大数据中，很多网络都具有较小的平均路径长度。

复杂网络由大量节点组成，它们在网络中的地位通常是不同的，而节点的介数（node betweenness）就可以用来描述节点在网络中的重要性。顶点 i 的介数 B_i 定义为：

$$B_i = \sum_{j,k \in V} \frac{n_{jk}(i)}{n_{jk}} \tag{4-70}$$

其中 n_{jk} 表示节点 j、k 之间的最短路径的个数，$n_{jk}(1)$ 表示节点 j、k 之间的最短路径中经过节点 i 的个数。

度是复杂网络中刻画一个节点特性的概念，节点 i 的度用 k_i 来表示，定义为与它相连的边的数目或者它的邻居节点的个数。在有向网络中，节点的度分为出度和入度，出度是指从该节点指向邻居节点的边的条数，入度是指从邻居节点指向该节点的边的条数。度也可以用来衡量节点在网络中的重要性，一般该值越大，表示该节点越重要。

复杂网络除了具有一些基本的统计特性外，还具有另外一个共同性质，即"簇"或"群"结构，通常被称之为社区或社团。社区结构是复杂网络研究的一个重要领域。社区结构是网络共有的一个属性，社区内部的节点之间联系密切而社区之间的节点联系稀疏。社区结构的研究可以帮助人们更好地了解复杂系统的功能结构、属性及行为模式等，所以如何发现和了解这些社区结构、属性及行为模式等，所以如何发现和了解这些社区结构成为复杂网络研究中的一个重要问题。社区结构通常定义为这样的局部网络或子网，每个社区内部的节点之间连接相对紧密，即边的数目较多，而各个社区之间边的数目相对较少，如图 4-25 所示，每个社区用虚线圈出。在这三个社区内，节点之间联系较紧密，而社区之间比较稀疏。

社区存在于各种真实的复杂网络中，如复方药物配伍网络中的社区可能对应名老中医的核心处方配伍结构、万维网中的社区可能对应处理某一相关主题的一组网页、社会网络中的社区可能对应由于家庭或者工作关系形成的一个群体等。通过节点在网络中的拓扑位置就可以确定社区和它们的边界，即对节点进行分类。在各社区中处于中心位置

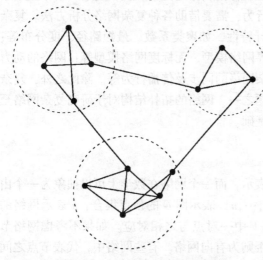

图 4-25　一个含有三个社区的图

的节点，如与其他社区存在许多连边的节点，可能在该社区中有重要的控制功能和稳定性。位于社区边界上的节点，可能对于不同社区之间的交流、调解，扮演着重要角色。

模块度 Q 是复杂网络社区发现中的一个重要指标，它通常用来衡量社区划分结果的好坏。模块度定义为如下形式：

$$Q = \frac{1}{2m} \sum_{ij} \left(A_{ij} - \frac{k_i k_j}{2m} \right) \delta(C_i, C_j) \tag{4-71}$$

其中 A 是网络图的邻接矩阵，m 代表网络中边的数目，k_i 代表节点 i 的度。如果节点 i，j 在同一个社区，则 $\delta(C_i, C_j)$ 函数值为 1，否则为 0。

将权重引入到模块度中则得到加权模块度 Q_w，定义如下：

$$Q_w = \frac{1}{2T} \sum_{ij} \left(w_{ij} - \frac{T_i T_j}{2T} \right) \delta(C_i, C_j) \tag{4-72}$$

其中，w_{ij} 表示节点 i，j 之间的权重，$T_i = \sum w_{ij}$，$T = \frac{1}{2} \sum_{ij} w_{ij}$。在加权网络的社区发现中，通常使用该加权模块度作为判断二分步骤停止的标准。

有向模块度与无向无权或加权模块度形式相似，但要考虑出度与入度的区别，其形式如下：

$$Q_{\text{dir}} = \frac{1}{m} \sum_{ij} \left(A_{ij} - \frac{k_i^{\text{out}} k_j^{in}}{m} \right) \delta(C_i, C_j) \tag{4-73}$$

其中 A 表示网络的邻接矩阵，当有边从节点 i 指向 j 时 $A_{ij} = 1$，否则为 0，m 代表网络中边的数目，k_i^{out} 代表节点 i 的出度，k_j^{in} 代表节点 j 的入度。如果节点 i，j 在同一个社区，则 $\delta(C_i, C_j)$ 函数值为 1，否则为 0。

（三）复杂网络社区发现的典型算法

社区发现的目的就是找到网络中基于拓扑结构的模块，这一问题的数学表示就是图分割问题。另外一种重要的技术是层次聚类，通过节点之间的相似度来进行划分。图分割中主要有 Kernighan-Lin 算法和谱平分法等，层次聚类则以著名的 Girvan-Newman 算法为代表。Kernighan-Lin 算法、谱平分法和 Girvan-Newman 算法都是用于无向无权网络的，但临床大数据的网络，节点之间的连接通常是带有权重或带有方向，因此还需要设计加权网络的社区发现算法和有向网络的社区发现算法。下面介绍五种典型的复杂网络社区发现算法：

1. Kernighan-Lin（K-L）算法

Kernighan-Lin 算法是一种试探优化法。首先将网络随机分为两个社区，社区规模是事先设定的，再引入一个增益函数 Q，这里的 Q 指的是两个社区内部的边数减去两个社区之间的边数，不断交换两个社区之间的节点，使得 Q 值逐渐增大，直到找到最终的两个社区。K-L 算法有一个明显的缺点，需要事先设定社区的规模，否则，结果可能不太准确。但实际当中，社区的规模是无法事先知道的，所以它的应用性受到很大限制。

2. 谱平分法

给定一个含有 n 个节点的无向网络图，它的 Laplace 矩阵可表示如下：

$$L = K - A \tag{4-74}$$

其中，K 是一个对角矩阵，$K_{ij} = \sum_{j=1}^{n} A_{ij}$，表示节点数目，而 A 则为该网络的邻接矩阵。L

矩阵的所有行、列之和为0，它总会有一个特征值为0，对应的特征向量为$1=(1,1,\cdots,1)^T$。可以从理论上证明，不为零的特征值所对应的特征向量的各元素中，如果节点在同一个社区中，则它们的对应值是近似相等的，这是谱平分法的理论基础。当要寻找网络的两个社区时，就可以根据Laplace矩阵第二小的特征值对应的特征向量元素的正负来得到，这就是谱平分法的基本思想，该方法适用于恰有两个社区的网络。

除了基于Laplace矩阵的谱平分法，还有一种基于规范Laplace矩阵的谱平分算法。规范Laplace矩阵表示如下：

$$N=K^{-1}A \tag{4-75}$$

该方法即使是对于社区结构不是十分明显的网络也能取得较好的效果，尤其是对于社区结构非常明显的社区结构划分，效果更佳。如果网络的社区结构比较明显，网络对应的规范Laplace矩阵 N 的第二大的特征值对应的特征向量中的元素分布就呈明显的阶梯状，社区的数目为恰好等于阶梯的等级数，如图4-26和图4-27所示。如果网络的社区结构不是十分明显时，第二特征向量的元素分布就不具非常明显的阶梯状，而接近一条连续曲线，此时就不能只根据第二特征向量进行多社区划分。

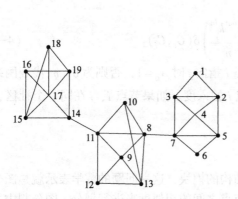

图4-26 由19个节点组成的三社区网络

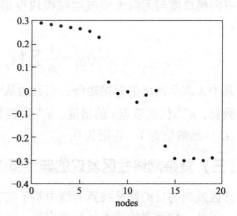

图4-27 规范 Laplace 矩阵的第二特征
向量元素分布

Newman 结合谱分析的思想，提出了一种基于模块度矩阵的算法。这种方法也属于一种谱平分方法，这里介绍该方法的二分步骤，多社区划分需要重复应用该方法，直到达到设定的终止条件为止。社区通常定义为内部连接紧密，而社区间连接稀疏的结构，所以寻找网络社区的目标就是使社区内部边数尽可能多。基于模块度矩阵的社区划分方法就是一种使得社区内部边数与社区之间边数差别最大的一种方法。令 $S=(s_1,s_2,\cdots,s_n)^T$ 表示社区成员归属向量，$s_i=1$ 表示节点 i 属于第一个社区。$s_i=-1$ 表示其属于第二个社区。因为若 i,j 属于同一社区，则 $s_is_j+1=2$，否则为0，式（4.70）可以写成

$$Q=\frac{1}{4m}\sum_{ij}\left(A_{ij}-\frac{k_ik_j}{2m}\right)(s_is_j+1) \tag{4-76}$$

其中 m 为网络中的边数，A_{ij} 为网络邻接矩阵中的元素，多为在随机网络中，节点 i 与节点 j 之间拥有边的概率。利用模块度矩阵 B 的数学性质，式 4-75 可以写成：

$$Q=\frac{1}{4m}\sum_{ij}\left(A_{ij}-\frac{k_ik_j}{2m}\right)s_is_j=\frac{1}{4m}s^TBs \tag{4-77}$$

基于模块度矩阵的谱平分法步骤如下：先求得模块度矩阵 B 的最大特征值及其所对应的特征向量，然后利用向量元素值的正负，得到两个社区。该算法的时间复杂度为 $O(n^2\log n)$，其中 n 为网络中节点的个数。该方法在每次二分完成时采用一种类似于 Kernighan-Lin 算法的方法对二分结果进行后处理以获得更高的 Q 值。目前，这种算法已经被扩展到了有向网络和二部图网络的社区结构分析。

3. Girvan-Newman 层次聚类算法

Girvan-Newman 算法是一种典型的分裂层次聚类算法，其核心思想是寻找位于社区之间的边，通过移除这些边，则网络就分裂为孤立社区。可以利用边介数的概念来度量社区之间的边，所谓边介数指的是网络中所有节点对的最短路径中，经过该条边的最短路径的数目。通常，位于社区之间的边，被经过的次数更多，所以去掉这样的边就可以逐渐地将整个网络分解为小社区。通过边介数的概念，就可以更好地区分社区内的边和社区间的边。该算法的时间复杂度为 $O(m^2 n)$，对于稀疏网络，复杂度为 $O(n^3)$（m 为网络中的边数，n 为节点数），计算速度比较缓慢。

4. 加权网络社区发现算法

Newman 将加权网络进行了转换，得到了一种多重图的形式，即把两个节点之间连边的权重 w 等价为这两个节点之间有 w 条边相连（图 4-28、图 4-29）。这样，就可以把无权网络中的 Girvan-Newman 算法拓展到加权网络中。

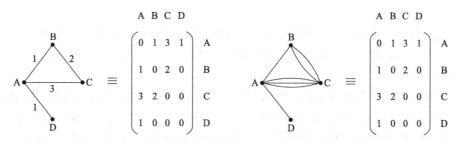

图 4-28　加权网络用邻接矩阵表示　　　　图 4-29　多重图用邻接矩阵表示

得到加权网络的多重图之后，就可以求取每条边的边介数，通常权重越大，求得的边介数越大，这样，该边被首先移除的概率也是最大，不符合社区划分的定义。因此，用原有算法的边介数再除以权重得到加权网络中的边介数，再利用 Girvan-Newman 算法的思想进行社区划分。

加权网络中 Girvan-Newman 算法的步骤为：首先忽略边的权重，利用无权网络中 GN 算法的步骤求得每条边的边介数，然后再用该介数除以这条担的权重得到加权网络中的边介数，再利用 Girvan-Newman 算法的步骤求得最终的社区划分。

5. 有向网络社区发现算法

在有向网络中，节点的度分为出度和入度。节点的出度指的是从该点出发的所有的边的数目之和，即 $K_i^{out} = \sum_{j=1}^{N} A_{ij}$，如果有边从节点 i 指向节点 j，则 $A_{ij}=1$，否则为 0。节点的入度指的是所有到达该节点的边的数目之和，即 $K_j^{in} = \sum_{i=1}^{N} A_{ij}$。节点的总强度则是节点的出入度之和, 即 $k_i = k_i^{out} + k_i^{in}$。

在有向网络中, 如果网络只分为两个社区, 其模块度可以写成下面的形式:

$$Q = \frac{1}{2m} \sum_{ij} \left(A_{ij} - \frac{k_i^{out} k_j^{in}}{m} \right) (s_i s_j + 1) = \frac{1}{2m} s^T B s \qquad (4-78)$$

其中, 如果节点 i 属于社区 1, 则 $s_i = 1$, 属于社区 2, 则 $s_i = -1$。

注意到, Q 是一个标量, 所以它的值等于它的转置, 于是就有

$$Q = \frac{1}{2m} s^T B^T s \qquad (4-79)$$

则 Q 可以取上面两式的平均值, 得到:

$$Q = \frac{1}{4m} s^T (B + B^T) s \qquad (4-80)$$

无向网络中的模块度矩阵 $B_{ij} = A_{ij} - \frac{k_i k_j}{2m}$, 相应的在有向网络中, $B_{ij} = A_{ij} - \frac{k_i^{out} k_j^{in}}{m}$, 其中 m 表示网络中边的数目。但是谱平分法要求模块度矩阵必须是对称的, 有向网络中的邻接矩阵 A 并不对称, 而矩阵 $B + B^T$ 显然是对称的, 所以通过计算该对称矩阵的特征值及特征向量, 并通过最大特征值对应的特征向量元素符号将网络分为两个社区即成为可能。

六、数据可视化技术

数据挖掘技术的实现通常有两种方式, 一种方式是使用基于机器学习或统计方法的自动算法, 另一种方式就是通过可视化的方式利用人的视觉与认知能力探索数据的结构, 也就是可视化数据挖掘。

人的视觉接收信息是最灵敏的, 将数据用可视化的形式表示出来, 人就很容易从中得到许多有用的信息。目前, 可视化在情报检索、信息分析及知识发现中有着广泛的应用。可视化基本的应用是使用统计软件以图形的形式对数据进行描述, 以便于比较不同数据的特征, 在知识发现过程中, 可视化技术通常用于展示数据挖掘的结果。随着数据挖掘的实际需要, 可视化常被领域专家应用于数据挖掘过程中, 允许交互及调节操作, 以获取与领域知识相关的挖掘结果。可视化技术与其他技术一起, 成为数据挖掘过程的工具, 贯穿于数据准备、挖掘过程、结果展示的各个步骤中。

可视化数据挖掘的目的是将人的认知能力整合到数据挖掘过程中。其基本思想是将数据以可视化的形式表示出来, 允许数据分析人员观察数据、得出结论, 以及直接对数据进行交互划分。当数据挖掘的目标不太清楚时, 可视化数据挖掘尤其有用, 这是由于用户直接参与到数据探索的过程中, 随时可以调整探索的目标。可视化结果引导人们识别模式并发现隐藏在数据中的趋势。

数据可视化方法主要包括 5 个步骤: ①根据领域知识或应用问题提出数据分析的目标; ②选择适当的分析维度, 进行数据类型的转换或归一化处理; ③将处理得到的数据使用可视化方法进行可视化; ④根据可视化结果进行可视化分析; ⑤对得到的分析结果解释和后处理。

三维及三维以下的数据经过数据清洗、属性选择等预处理后可以直接进行可视化。这些数据在实际应用中比较少见, 一般只用于特定行业和领域中。一维数据是指线性数据, 典型

的一维数据是时间序列数据，如某只股票的价格变化数据。使用一维数据可视化，可以观察股票的价格走势，以预测股票未来的价格趋势，一维数据可视化是股票形态学中经常使用的可视化方法。单只股票的价格走势往往意义不大，通常将多只股票的价格走势画在一张图中进行比较，或将不同时间点的股票数据看成不同的维度，将时间序列数据看成多维数据，进行数据分析。二维和三维数据可视化在地理信息系统中具有广泛应用。地理信息系统可用于城市规划、交通规划等。

在商业、医学、生物学、教育等领域中的数据大多是三维以上的数据，即多维数据，如商场中的购物数据、学生的成绩数据等。多维数据经过预处理之后，需要通过降维处理才能进行可视化。目前，多维数据的可视化技术主要包括基于图标的技术、基于层次的技术、基于像素的技术以及基于几何的技术。

参考文献

[1] 廖星，曾宪斌，谢雁鸣，等.运用倾向性评分方法探索临床大数据苦碟子注射液治疗冠心病的疗效[J].2013，38（18）：3172-3179.

[2] 姜俊杰，李霖，谢雁鸣，等.临床大数据中疏血通注射液治疗脑梗死疗效分析[J].中国中药杂志，2013，38（18）：3180-3185.

[3] 杨靖，李霖，谢雁鸣，等.参附注射液治疗冠心病临床用药方案实效研究[J].中国中药杂志，2013，38（18）：3099-3103.

[4] 杨薇，程豪，谢雁鸣，等.灯盏细辛注射液疑似类过敏反应病例相关影响因素分析——巢式病例对照研究[J].中国中药杂志，2013，38（18）：3024-3027.

[5] 杜靖，杨薇，易丹辉，等.基于HIS"临床大数据"的丹红注射液治疗冠心病患者合并用药分析[J].中国中药杂志，2011，36（20），2821-2824.

[6] 燕丽，王连心，谢雁鸣，等.临床大数据中过敏性紫癜的发病特点及中医证候分布[J].中医杂志，2014，55（21）：1872-1876.

[7] 姜俊杰，唐浩，谢雁鸣，等.基于临床大数据的参麦注射液治疗冠心病合并用药分析[J].中国中药杂志，2013，38（18）：3137-3140.

[8] 李贵华，姜红岩，谢雁鸣，等.临床大数据冠心病患者中西医联合治疗规律初探[J].中国中药杂志，2014，39（18）：3474-3478.

[9] Parsons LS. Ovation Research GroupSeattle WA Reducing bias in apropensity score match-pair sample using greedy matching technique [EB/OL] http：//www. docin. com/p-467895177. html.

[10] 杨伟，易丹辉，谢雁鸣，等.基于GBM倾向评分法对疏血通注射液导致谷丙转氨酶异常变化的影响分析[J].中国中药杂志，2013，38（18）：3039-3047.

[11] 叶晓勤，杨伟，谢雁鸣，等.基于倾向性评分的中医复杂干预临床疗效评价[J].中国中医基础医学杂志，2012，18（2）：218-220.

[12] Rosenbaum, PR. And Rubin, DB. The central role of the propensity score in observational studies for causal effects [J]. Biometrics, 1983, 70, 41-55.

[13] Rosenbaum PR, and Rub in DB. Constructing acontrol group using multivariate matched sampling methods that incorporate propensity score [J]. American Statistician, 1985, 39, 33-38.

[14] 李智文，刘建蒙，张乐，等.倾向评分配比在流行病学设计中的应用[J].中华流行病学杂志，2009，30（5）：514-517.

[15] D'Agostino RB. Propensity score methods for bias reduction in the comparison of atreatment to a non random-ized control group [J]. Statistics in Medicine, 1998, 17（19）：2265-2281.

[16] 艾青华，谢雁鸣，李霖，等.运用倾向评分法研究参苗扶正注射液对ALT水平的影响[J].中华中医

药杂志，2014，29（5）：1687-1691.

[17] Austin PC. Acritical appraisal of propensity score matching in the medical literature between 1996 and 2003 [J]. Statistics in Medicine，2008，27（12）：2037-2049.

[18] Rubin DB，Thomas N. Matching using estimated propensity scores：Relating theory to practice [J]. Biometrics，1996，52：249-264.

[19] 谢雁鸣，等. 中药上市后临床再评价设计方法与实施 [M]. 北京：人民卫生出版社，2012.

[20] 孙振球，等. 医学统计学 [M]. 北京：人民卫生出版社，2005.

[21] 邓纳姆. 数据挖掘教程 [M]. 郭崇慧，田凤占，靳晓明，等译. 北京：清华大学出版社，2005.

[22] Fayyad U M，Piatetsky-Shapiro G，Smyth P，et al. Advances in knowledge discovery and data mining [M]. California：AAAI press，1996.

[23] Han J，Kamber M. Data mining：concepts and techniques [M]. 2nd Edition，San Fransisco：Morgan Kaufmann Publishers，2006.

[24] 毛国君，段立娟，王实，等. 数据挖掘原理与算法 [M]. 2 版. 北京：清华大学出版社，2007.

[25] 苗夺谦，卫志华. 中文文本信息处理的原理与应用 [M]. 北京：清华大学出版社，2007.

[26] 陈国青，卫强. 商务智能原理与方法 [M]. 北京：电子工业出版社，2009.

[27] 奥尔森，石勇. 商业数据挖掘导论 [M]. 吕巍，等. 译. 北京：机械工业出版社，2007.

[28] 钱铁云，王元珍，冯小年. 结合类频率的关联中文文本分类 [J]. 中文信息学报，2004，18（6）：30-36.

[29] 宋擒豹，沈钧毅. 基于关联规则的 Web 文档聚类算法 [J]. 软件学报，2002，13（3）：417-423.

[30] Yang Q，Wu X. 10 challenging problems in data mining research [J]. International Journal of Information Technology&Decision Making，2006，5（4）：597-604.

[31] 范明，孟小峰，JiaweiHan，等. 数据挖掘概念与技术 [M]. 2 版. 北京：机械工业出版社，2008.

[32] 郭崇慧，田凤占，靳晓明，等译. 数据挖掘教程 [M]. 北京：清华大学出版社，2005.

[33] 李晓菲. 数据预处理算法的研究与应用 [D]. 成都：西南交通大学计算机应用技术，2006.

[34] 马玉慧. 中医小儿肺炎辨证标准数据挖掘系统中的数据预处理技术 [D]. 沈阳：东北大学计算机软件与理论，2006.

第五章　临床大数据研究的质量控制

第一节　专属数据库的质量控制

　　基于大数据的临床大数据研究，数据来源多种多样，许多情况下无法从源头上控制数据的质量，只能通过数据处理来达到研究对数据的要求。然而，有些情况下，研究者可以干预数据的采集，那么对数据开展严格的质量控制，对于提高大数据临床大数据研究的质量具有不可忽视的作用。例如大型的前瞻性观察性研究，其临床研究数据管理包括将大量研究数据及时填写、准确录入、计算机辅助人工审核校对、疑问问答校正，数据盲态下审核与锁定等全过程；又如基于 HIS 数据的临床大数据研究，HIS 数据本质上是前瞻性数据，通过对 HIS 的系统性优化，可以极大地提高 HIS 数据的质量，从而增加研究结果的科学性。观察性临床试验的数据质量控制贯穿整个研究的始终，包含了数据质量控制的所有环节，因此，本节重点阐释有前瞻设计的观察性试验的数据质控。其他数据类型的质量控制，往往涉及这个全链条的一个或几个环节，或可以此为例，从数据层面保证大数据临床研究的质量。

　　观察性临床试验的数据质量控制要求在包括研究计划阶段的数据管理设计、研究过程中的数据管理工作相关知识培训与实施、研究收尾阶段的数据整理等各个环节中均具备严格的质量控制措施。数据质量控制具体措施有：制订数据管理计划、数据保密及受试者隐私保护、设计数据采集工具、建立专有数据库、制订数据核查计划、实现逻辑检查功能、数据采集的质量控制、源数据现场核查、数据清理与数据库闭合、数据管理文件归档等。

一、数据管理计划

　　数据管理计划（data management plans，DMP）又称数据处理计划、数据处理方案等。由于样本量不同，收集数据类型、数量、方法不同，每项研究对数据处理均有独特的要求。因此，数据管理机构应制订针对具体研究的数据管理计划并保证可以从源数据中产生可用于分析的数据库。研究人员通过参考 DMP，可了解数据管理的要求，以应用到研究中。DMP 是质量控制人员实现数据追溯重现的重要参考资料，并可促进各方的信息交流，使数据收集更加高效、准确。

DMP 通常包括研究的一般情况、研究方案的完整名称、研究目的、研究的整体设计等；参与研究人员名单、职责及联系方式，包括临床研究人员、合同研究组织人员等；时间安排与重要活动，数据管理、研究人员及有关方面达成的数据管理的活动安日程表，如研究开始日期、第一次研究病历回收日期、数据库闭合日期等；数据库设计，包括数据库结构与数据录入界面的设计；数据审查与清理指南；数据流程与数据追踪；数据录入规程；关于实验室数据的说明：有中央实验室数据时的数据传输格式与方法，各中心参考值范围、单位、有效期限、超出正常值范围的标记等；电子数据传输：有外部来源数据时，与外部服务供应商之间达成数据传输协议；数据备份与恢复；归档与保密；与合同研究组织合作时的问题。在此基础上结合自身情况酌情增减。

数据管理团队是数据管理的核心组织，也是数据管理计划贯彻实施的人员保障。研究中，依据数据管理质量体系须建立相应的数据管理团队，明确各成员的具体分工，在研究过程中定期进行工作汇报与总结。一般来说，数据管理团队的成员及职责如表5-1。

表5-1 数据管理团队的成员及职责

成员	职责	成员	职责
数据中心负责人	数据统筹管理	数据管理专员	复核程序和核查结果
项目负责人	数据库统筹管理、核查	数据录入员	数据库测试、数据双录入

数据管理的培训是数据质量的机制保障，使数据管理团队扩大化。通过培训，使参与研究的各类人员了解和掌握数据管理的目标、要求和方法等，保证数据流的每个阶段都按照数据管理的要求实施。临床研究中，研究人员、监查员等均须要参与到数据管理工作中，因此，要对其进行相应的培训。介绍的材料应围绕核心问题展开，尽量用流程图或其他可视图说明一个过程，对研究病历/病例报告表等表格的介绍应以已完成的表格为例来介绍，阐明各类研究人员在数据库平台中的权限及职责。

二、设计数据采集工具

如果是前瞻性设计大样本的研究，数据采集工具包括病例报告表（case report form, CRF）和研究病历，主要是CRF。CRF又包括纸质病例报告表和电子病例报告表。临床试验主要依赖于CRF来收集试验过程中产生的各种临床试验数据。CRF的设计必须保证收集试验方案里要求的所有临床数据。CRF的设计、制作、批准和版本控制过程必须进行完整记录，其设计、修改及最后确认涉及多方人员的参与，包括申办者、申办者委托的CRO、研究者、数据管理和统计人员等。一般而言，CRF初稿由申办者或CRO完成，但其修改与完善由上述各方共同参与，最终定稿必须由申办者或申办者委托的CRO完成。

以上几种数据采集工具，其设计的原则与流程大致相同。设计病例报告表与研究病历应做到：①易于理解：设计时考虑不同使用者的语言、专业、文化背景，尽可能保证对研究病历/病例报告表的理解趋于一致，从而得出可靠、一致的数据。②易于填写、便于录入。③适于统计分析：设计研究病历/病例报告表时应考虑统计分析的要求，尽可能对数据项进行编码后收集，考虑编码的一贯性、合理性。④便于存档与读取：如对于分次回收的病例报告表，在每一页或每一回收单元的封面和/或书脊上有便于识别的标识符和分册名。⑤与研究方案和数据库保持一致。

三、建立专有数据库

应根据临床研究目的、类型以及数据特点建立专有数据库。数据库设计包括定义数据库、建立数据库、录入界面设计。

（一）定义数据库

数据管理员需充分理解研究方案，并与主要研究者确认需求后，根据库中的变量定义数据库中的变量内容、变量规格等。

1. 变量内容

（1）一般记录项目：包括研究用药编码、医院编码、受试者代码、门诊/住院、研究开始日期等。

（2）观察指标：包括生物学指标中的人口学特征，如性别、年龄、身高、体重；生命体征，如体温、静息心率、呼吸、收缩压、舒张压；诊断指标，如病名、病程、病情程度、舌象（舌质、舌苔）、脉象，以及理化检查指标等。

（3）疗效指标：包括主要疗效指标和次要疗效指标，包括特定疾病的评价量表等。

（4）安全性观察指标：包括血常规、尿常规、便常规；心电图、肝功能、肾功能；不良事件等。

（5）研究评价指标：包括合并用药、脱落与剔除、依从性等。

（6）观测时点。

2. 变量规格

（1）字段名与标题。

（2）数据所述的数据集标签、数据处理界面等。

（3）数据类型：包括数值型、字符型、整数、小数、日期型。

（4）数据长度：包括小数点后的字符数，如为小数，要规定小数点前后的字符数。

（5）所制订代码的含义。

（6）数据来源。

（7）导出或计算出的变量值的运算法则。

对数据库进行良好的定义，可较好地保证数据库的完整性和正确性，避免疏漏和错误。

（二）建立数据库

数据库设计技术员根据数据库定义内容和规格，使用标准化模块建立数据库。标准化模块包括：受试者登记模块、剂量或治疗信息模块、标题与病人识别信息模块、人口统计学资料模块、生命体征模块、病史与体格检查模块、不良事件数据模块、合并用药模块、实验室数据模块、完成/退出信息模块等。

需根据如下流程设计数据库：

（1）根据数据库定义内容与规格建立数据库：定义要收集的模块、变量及其属性。

（2）确保在数据库中建立了唯一识别研究项目的信息，如申办者名称、方案编号。

（3）按照研究病历/病例报告表建立录入界面，确保数据录入界面与研究病历/病例报告表相同或相似。

（4）数据库完成后，通知负责测试数据录入界面的数据管理人员进行测试。

（5）数据库通过测试，经项目数据管理负责人及相关专业人员批准，方可正式使用。

研究过程中，研究方案、病例报告表、研究病历可能需要修改，数据库亦需相应修改，数据管理人员需做到以下几点：

（1）评估由于方案修订引起的研究病历/病例报告表变动对数据库结构，以及已录入数据带来的影响。

（2）记录数据库需要做的变动，提请相关负责人批准。

（3）对数据库做出适当修改并通知测试人员完成改动后的测试。

（4）记录修改的内容与结果，归档在数据管理总文档中。

（5）通知项目相关的数据管理人员关于数据库的变动。

四、源数据的现场核查

源数据的现场核查是常规监查的一部分，是指核对源数据与书面病例报告表或电子病例报告表数据的一致性，从而保证后续工作顺利开展，是保证数据质量的重要环节。现场监查可对全部数据进行检查，也可抽查一部分，监查员对查出的错误应保持追踪直至解决，并保留详细的记录。

五、整体数据核查

在数据统计分析之前，应对数据进行整体核查，以保证数据完整、正确，而数据的清理过程耗时巨大，可分为人工数据核查和计算机数据核查。项目数据管理员基于统一质控标准对数据进行及时、高效处理，提出客观规范的疑问项，以确保报告数据的高质量。数据核查的目的是确保数据的有效性和正确性。在进行数据核查之前，应列出详细的数据核查计划，数据核查包括但不局限于以下内容：

（1）确定原始数据被正确、完整地录入到数据库中：检查缺失数据，查找并删除重复录入的数据，核对某些特定值的唯一性（如受试者 ID）。

（2）随机化核查：在随机对照试验中，检查入组随机化实施情况。

（3）违背方案核查：根据临床试验方案检查受试者入选/排除标准、试验用药计划及合并用药（或治疗）的规定等。

（4）时间窗核查：核查入组、随访日期之间的顺序判断依从性情况。

（5）逻辑核查：相应的事件之间的逻辑关联来识别可能存在的数据错误。

（6）范围核查：识别在生理上不可能出现或者在研究人群的正常变化范围外的极端数值。

数据管理人员应对方案中规定的主要和次要有效性指标、关键的安全性指标进行充分的核查以确保这些数据的正确性和完整性。数据核查应该是在未知试验分组情况下进行，数据质疑表内容应避免有偏差或诱导性的提问，诱导性的提问或强迫的回答会使试验的结果存有偏差。数据核查可通过手动检查和电脑程序核查来实现。数据核查程序应当是多元的，每个临床研究人员有责任采用不同的工具从不同的角度参与数据库的疑问清理工作。有时在数据清理过程中无须研究中心批准，数据管理员便可对数据按照事先特许的规定进行修订，主要是指定由具备一定资历的数据管理人员对于明显的拼写错误进行更正，或根据研究中心提供的计量单位进行常规的数值转换。这些数据清理惯例必须在数据管理计划中明确详细地列举，并明确地告知研究中心，同时保留可溯源性。

对于计算机数据核查，要由程序员与方案执行者合作，编辑程序，实现逻辑检查功能。步骤大致如下：首先，要制订逻辑检查清单。内容包括数据收集模块名称、主检字段名称、核对字段名称、逻辑检查种类、疑问类型、出错信息等。其次，进行逻辑检查编程。由数据管理员提出编程需求，再由计算机程序员编写程序。再次，进行逻辑检查验证。系统逻辑检查运行时自动核查录入数据，自动发出疑问，不受人员与工作时间的限制，大大提高了数据清理工作的效率。但如果逻辑检查程序是错误的，对正确的数据发出了疑问，或输出了错误的受试者编码，或未能对错误数据发出疑问，都可能给研究和数据管理工作带来混乱，因此在数据正式录入数据库之前，所有的逻辑检查程序都要经过严格验证，方可运行。

验证时需要注意：①错误数据正确识别功能：只有当数据符合一条逻辑检查的判断条件时才能输出相应的疑问，正确的数据不会发出疑问；但错误的数据，如不符合判断条件，也不发出疑问，否则数据的错误与"出错信息"不配套，研究者不能正确理解数据存在的错误。②错误数据准确定位功能：任何一条逻辑检查生成疑问时，除了显示相应的出错信息提醒数据管理人员关于错误的具体内容外，还需定位受试者编号、访视时间、录入页面名称/研究病历页码、字段名称等，使数据管理员清楚地寻找错误数据出处，提高效率。③疑问发出的唯一性：同一疑问更新了数据，再次对该数据项进行逻辑检查时，可能再次产生相同出错信息的新疑问，但针对的错误是后来更新的数据。

数据核查将产生大量的疑问表，产生的疑问表以电子或纸质文档的形式发送给申办方临床监查员，由其整理并转交给研究者。研究者对疑问做出书面回答后，申办方临床监查员将已签字的疑问表复印件返回到数据管理部门。数据管理员检查返回的疑问表后，根据疑问表对数据进行修改。疑问表中未被解决的质疑将以新的疑问表形式再次发出。疑问表发送和返回过程将重复进行，直至数据疑问被清理干净。数据管理部门保存质疑表电子版。由研究者签名的疑问表复印件待研究完成后连同 CRF 一起返还给申办方。

六、数据库锁定

锁定数据库是防止在数据最终分析与报告开始后未经授权而修改数据的基本措施。数据库锁定是临床研究过程中的一个重要里程碑。它是为防止对数据库文档进行无意或未授权的更改，而取消的数据库编辑权限。数据库锁定过程和时间应有明确的文档记录。

数据库锁定时，必须有证据显示数据库的数据编辑权限在定义好的时间点之前收回，并将这一证据记录在文件中。为了减少数据库锁定之后重新开启的需要，应事先定义好一个有组织的程序，并且严格遵守这个程序，以保证完成所有数据处理，完成数据质量等级评定，通知试验相关工作人员，并且所有相关人员批准锁定试验数据库。数据管理员应制定数据库锁定清单。数据库锁定清单应涵括以下内容：

（1）所有的数据已经收到并正确录入数据库。

（2）所有的数据疑问表已经解答并进入数据库。

（3）非病例报告表数据（例如中心实验室电子数据）已经合并到试验数据库中，并完成了与试验数据库的数据一致性核查。

（4）已完成医学编码。

（5）已完成最终的数据逻辑性和一致性验证结果审查。

（6）已完成最终的明显错误或异常的审查。

（7）已完成数据质量审核，并将质量审核中发现的错误发生率记录在文档中。

（8）根据标准操作程序更新并保存了所有试验相关文档。

一旦完成上述步骤，就应书面批准数据库锁定，并由试验相关人员签名及签署日期。试验相关人员包括：数据管理人员、生物统计师、临床监查员代表、研究者代表等。一旦获得数据库锁定的书面批准文件，就应收回数据库的数据编辑权限，并将收回数据编辑权限的日期记录在文档中。针对期中分析，应严格按照方案中规定时间点或事件点进行分析，期中分析数据库锁定过程与最终分析的数据库锁定要求可能有所不同，但是所有数据库锁定的要求以及采取的步骤都应记录在文件中，还应报告截止到进行期中分析时的数据情况、时间情况及终点事件情况等。

如果数据库锁定后发现有数据错误，应仔细地考虑处理并记录这些错误数据。最重要的是，应评估这些数据错误对安全性分析和有效性分析的潜在影响。然而，并非所有发现的数据错误都必须更正数据库本身。数据错误也可以记录在统计分析报告和临床报告文档中。一些申办者会更改发现的数据库中的所有错误，另一些申办者可能只更改对安全性/有效性分析有重要影响的数据错误。最重要的是，申办者应事先确定一个程序来决定处理哪些数据错误和记录这些数据错误。

如果一个数据库锁定后又重新开锁，这个过程必须谨慎控制，仔细记录。重新开锁数据库的流程应包括通知项目团队，清晰地定义将更改哪些数据错误，更改原因以及更改日期，并且由主要研究者、数据管理人员和统计分析师共同签署。数据库的再次锁定应遵循和数据库首次锁定一样的过程。

七、数据管理文件归档

数据归档的目的是保证数据的安全性、完整性和可及性。保证数据的安全性主要是防止数据可能受到的物理破坏或毁损。在临床试验过程中，把所有收集到的原始数据（如 CRF 和电子数据）存储在安全的地方，诸如受控的房间，保证相应的温度、湿度，具有完善的消防措施，防火带锁文档柜。这些原始文档是回溯到原始数据的审核路径的一部分，应如同电子审核路径对数据库的任何修改或备份所做记录一样，严格进行保护。建议数据至少保存 10 年。

数据的内容及其被录入数据库的时间、录入者和数据在数据库中所有的修改历史都需要保存完整。保证数据的可及性是指用户在需要时能够自如登录和获取数据，以及数据库中的数据可以按照需要及时传输。

八、数据保密及受试者隐私保护

数据保密是临床研究过程中必须遵守的基本原则，需建立适当的程序保证数据库的保密性，包括制定及签署保密协议以规范相应人员的行为，以及建立保密系统以防止数据库的泄密。

临床试验受试者的个人隐私应得到充分的保护。受保护医疗信息包含：姓名、出生日期、单位、住址；身份证/驾照等证件号；电话号码、传真、电子邮件；医疗保险号、病历档案、账户；生物识别（指纹、视网膜、声音等）；照片；爱好、信仰等。个人隐私的保护措施在设计数据库时就应在技术层面考虑，在不影响数据的完整性和不违反 GCP 原则的条件下尽可能不包括上述受保护医疗信息，比如：数据库不应包括受试者的全名，而应记录下全名的缩写。以中文姓名为例，应该采用该受试者姓的首字母和名字的首字母等。

九、数据采集的质量控制

（一）受试者纳入前的登记

在研究开始前，进行受试者登记可以降低选择偏倚。在登记时，对照纳入标准选择，避免纳入不宜参加研究的患者。登记时需要确认的项目：研究机构是参加单位，未因任何原因被中止参加研究；研究者是经授权参加该项研究的；研究项目有伦理委员会批件；受试者符合纳入标准；收集人口统计学信息。完成登记步骤后，才能分配受试者标识符和发放药物，同时记录入组日期，研究机构名称和编号，受试者姓名首字母、年龄、性别等。

（二）纸质病例报告表的管理

病例报告表的记录与修改根据受试者的原始观察记录，将数据正确、完整、清晰地载入病例报告表。修改数据时，要求修改后的源数据仍清晰可辨，并注明修改人与日期。

病例报告表的接收与确认病例报告表的接收与确认规程，应做到过程有记录。受试者纳入时，根据试验方案，交给受试者的就诊、检查日程表，以及供研究者用的病例报告表提交日程表，从而增加受试者的依从性。对于逾期未交的病例报告表要及时进行催促，也可以在到期前预先发出通知。接收方式可为邮寄、监查员亲自递送等，但均需有详细的交接记录。

（三）数据录入

数据录入应及时开展以实现审核清理工作的尽早进行。录入形式有多种：①独立双份数据录入，由第三人比较两人独立录入的双份数据，并解决录入间的不一致；②双份数据录入，盲态下审核，即两人独立录入数据，在第二次录入时解决两次录入间的不一致，但看不到第一次的录入值；③双份数据录入，交互审核，即第二次录入的操作员解决两次录入间的不一致，并知晓第一次录入的数值；④单份数据录入，人工核查；⑤单份数据录入，没有人工核查。

第二节　实施过程的质量控制

临床研究质量控制的方法是通过针对中医临床研究过程的相关环节进行科学管理和规范化，从而保证中医临床研究质量的一系列方法。这些方法主要来源于药物临床试验质量管理规范（GCP）。我国从 2001 年 12 月 1 日起开始实施的《中华人民共和国药品管理法（修订）》第 30 条明确规定：药物的非临床安全性评价研究机构和临床试验机构必须分别执行药物非临床研究质量管理规范、药物临床试验质量管理规范，这表明药物临床试验实施GCP 已成为我国的法定要求。通过实施中医临床研究质量制，不仅可以保护受试者的安全和权益，而且可以为临床试验过程的规范性和结果的科学性、可靠性提供有力保障，也就是保证中医临床研究的质量，即科学性、可靠性、准确性、完整性。

临床研究质量控制可分为四级检查：

一级检查：是从课题承担/参加单位自身角度进行的对本机构的质量自检。应任命质量检查员，并制定质量检查清单，按观察时点定期检查数据的记录、数据报告、药物管理、不良事件的处理与报告。主要研究者应审核质量检查清单并签字，对存在的研究质量问题应采取相应的措施，及时处理。

二级监查：是临床研究课题负责单位的课题负责人对本课题临床研究的质量控制负责。课题负责人要委派监查员，制定监查计划和监查程序，以保证研究的实施遵循研究方案和GCP 的各项原则，并保证研究数据准确、完整，并能由源件证实。监查员应对全部研究记录进行现场数据确证，并能进行电子病例报告表与源文件数据的一致性检查。监查员访视频率应能保证临床研究质量控制的需要。课题负责人应审核监查报告并签字。

三级稽查：属于第三方的质量检查，优点是独立、客观。QA 稽查可由项目组织管理部门或课题负责单位委托专门的组织或单位承担。受托单位负责委派稽查员，制定稽查计划和稽查程序。稽查的目的是评价课题各参加单位的临床研究质量控制体系是否有效运行，研究的实施是否遵循研究方案、SOP 和 GCP。稽查员还应抽查一定样本量的研究病历与电子病例报告表数据核对，并定期向项目管理部门提交稽查报告。

四级视察：是项目组织管理部门负责对临床研究的质量控制和质量保证体系进行视察，负责委派视察员，制定视察计划和视察程序。视察员应抽查一定样本量的研究病例数据记录。项目组织管理部门负责人应审查视察报告并签字。

一、四级检查的程序

（一）检查前准备工作

1. 检查人员检查组由组长 1 名，组员 2 名或者 2 名以上构成。

2. 联系被检查的单位，告知具体检查计划包括检查时间、地点、人员安排，被检查课题名称，被检查单位名称，课题负责人，联系人及其联络方式，明确检查所需提供的材料和现场配合检查的人员等。

3. 提前制定现场检查程序和检查清单，检查清单包括被检查课题名称、检查时间、被检查单位名称、课题负责人姓名、参加检查的人员姓名、检查内容及具体条目、存在的问题、检查意见、检查员姓名等。

4. 准备检查所需物品检查清单若干、笔记本、录音笔、照相机、笔、复写纸等。

5. 每次检查选派检查员 3 名，并向质控组提交一份检查报告。

（二）检查现场

1. 检查人员到达现场后，需召开首次会议主要介绍检查组成员，说明检查目的和检查内容。要求被检查机构提供试验资料，主要研究者需到场配合检查。

2. 现场检查方式为查阅试验资料、摄像或复印材料取证，文字材料的复印件需加盖机构印章。

3. 随时记录，最后将检查情况形成现场检查报告对于现场检查报告无异议时，检查组全体成员签字，被检查单位负责人签字并加盖单位公章。有异议时，被检查单位可以提出不同意见，做出解释和说明。检查组核实被核查单位提出的问题，做好详细记录。最后，检查组全体成员签字，被检查单位负责人签字并加盖单位公章。

4. 检查完毕，召开末次会议检查组向被检查单位反馈检查情况，宣读现场检查意见。

5. 清场检查组应收回检查报告、检查方案、检查记录、现场取证资料。被检查单位收回本单位提供检查的全部资料。

6. 现场检查报告、记录和取证材料等全部上交，委托检查部门审核。

（三）检查反馈

在每次访视后，检查员将与研究者讨论试验进展及实施状况，以评估该试验中心及研究者的表现，听取被检查者意见。若被检查机构对检查报告持有不同意见，可向课题质控组提出。

（四）形成报告

检查员通过填写检查报告的方式定期向项目管理部门汇报。对于不能依进度按时完成试验或严重违背试验方案及我国法律法规的试验单位或研究者，检查员有义务及时通告相关管理部门。

二、四级检查的内容

四级检查均为现场检查，内容包括研究机构、研究人员、硬件条件、临床研究资料的管理、研究方案执行情况检查、研究进度、研究药物、源文件的检查、知情同意、不良事件、电子数据管理、质量管理、依从性检查、实验室检查、课题经费使用。

（一）研究机构

研究机构应由研究负责人、主要研究者、临床医生、药师、研究护士及其他工作人员等组成。研究负责人与主要研究者应熟悉研究方案，参与过与试验相关的培训，应出示培训证书，参与的工作与实际情况一致，应具体参与管理，审查试验方案、试验小结、试验总结，且审查后应有本人签名。机构成员应具备临床抢救经验和紧急处理突发医疗事件的能力。机构成员中应至少有一名医学专业成员。机构应设立质控人员。所有参与试验的研究人员都应具备承担药物临床研究的专业资质和专业研究的能力，并经过专业的 GCP 培训。研究人员应组成合理，分工明确，了解试验项目相关背景、有关规定和各自职责。

（二）研究人员

临床研究实施需要多学科、多层次的人员参与，研究人员的学科结构、专业能力、管理能力等应能满足研究的要求。承担研究的团队应包括研究课题负责人、主要研究者（医师、药师、护士、研究生等均可)、数据录入员、质控员、统计人员等。研究成员要有明确的分工，各负其责。

1. 课题负责人

课题负责人负责管理和协调研究的全过程，包括人员安排、任务分配、进度监督、质量控制等，应具备承担该项研究的专业特长、资格和能力。对课题负责人的要求如下：

（1）应熟悉研究方案，已参加课题相关的培训会。

（2）专业背景与研究相关。

（3）应具备管理研究日常工作以及应对各种突发事件的能力，保证课题的正常进行。

（4）保证有充足的时间和精力进行研究。

2. 主要研究者

主要研究者是承担研究的重要人员，负责完成绝大多数的研究任务，包括收集病例、填写研究表、文档管理等。应根据研究内容及参加单位的具体情况确定主要研究者的职业，医师、药师、护士、研究生均可。对主要研究者的要求如下：

（1）应熟悉研究方案，已参加课题相关的培训会。

（2）专业背景与研究相关。

（3）保证有充足的时间和精力进行研究。

3. 数据录入员

数据录入员负责将研究表格的数据准确无误地录入至计算机。最好采取双人双录模式，故每个参加单位至少有2名数据录入员。对数据录入员的要求如下：

（1）应熟悉研究方案，已参加课题相关的培训会。

（2）专业背景与研究相关。

（3）熟练掌握研究数据录入的操作。

（4）保证有充足的时间和精力进行数据上传。

4. 质控员

每个参加单位内部需设立质控员，主要负责控制本单位研究的进度和质量。对质控员的要求如下：

（1）应熟悉研究方案，已参加课题相关的培训会。

（2）专业背景与研究相关。

（3）熟练掌握质量控制的要点。

（4）保证有充足的时间和精力进行质量控制。

（三）硬件条件

课题承担单位要为课题研究的实施提供必要的工作硬件条件，才能保证研究工作的顺利实施。内容包括：

1.具有满足承担临床试验要求的床位数。

2.具有满足临床试验要求的月门诊、住院人数。

3.具有必要的抢救设备（心电监护仪、呼吸机、负压装置或吸引器、除颤仪、抢救车等）。

4.具备单独的试验资料保存柜/室，并上锁。

（四）临床研究资料的管理

临床研究资料是临床研究过程中，直接产生的各种文字、图表、声像等不同形式的历史记录，最原始地记载了科学研究的详细内容和过程。一套完整规范的研究档案可随时为研究者提供研究进展状况，也是研究管理规范化、科学化、信息化的重要标志。

1. 档案分类

（1）管理文件：与本研究相关的管理机构下发的通知。

（2）工作文件：研究合同、经费拨划证明、研究方案、伦理批件、研究表样本、研究清单样本、知情同意书样本、血样采集登记卡样本、血样运输交接表样本、质量检查清单等。

（3）标准操作规程文件：研究表填写 SOP、网上数据录入 SOP、不良反应处理 SOP、血样采集 SOP、研究人员培训 SOP 等。

（4）研究者履历/培训文件：研究人员学历、职称等复印件，培训会的会议记录、签到表、照片等。

（5）质量检查文件：质量检查计划、清单，已完成的各级质量检查的记录、报告等。

（6）会议资料：课题启动会、专家咨询会、方案论证会等会议资料。

（7）研究相关文件：研究表、研究清单、已签署的知情同意书、血样采集登记卡、血样运输交接表。

（8）其他文件：除以上文件外的文件。

2. 对研究档案的要求

（1）所有试验相关文件均备案归档及专人、专柜、加锁保存，督促研究者按规定妥善保存必备的试验文件。

（2）及时建立临床试验文件夹。

（3）研究方案需有版本号、版本日期。

（4）课题启动前的研究方案应有申办方与主要研究者的共同签字。

（5）及时更新研究者手册。

（6）应有档案查阅和出入的详细记录。

（7）档案储存设施应有防虫、防火、防潮、防盗等安全措施。

（五）研究方案执行情况检查

研究参与单位需严格按照研究方案执行试验，要求如下：

1. 需确认研究者是否严格按照已批准的临床研究方案开展试验。

2. 已被发现有不良反应的受试者是否按照正确的研究程序进行试验。

3. 确认研究药物使用量是否与研究总病例数相等。

4. 数据的记录分析、报告是否遵照研究方案中的规定填写。

5. 所给予药物的剂量、间隔和给药途径与试验方案要求是否一致。

6. 不良反应/事件的判断是否与研究方案一致。

7. 发现不良反应后是否给予及时处理，以保证受试者安全。

（六）研究进度

按照预期进度开展临床研究是按期完成课题项目的重要保障。将研究进度作为重要的检查内容，对于保证科研课题保质保量完成起到促进作用。研究进度包括课题负责单位及各分中心病例任务数、筛选病例数、入组病例数、正在进行观察、治疗已完成、随访已完成、剔除病例、脱落病例数以及所占比例，采取课题组汇报或现场核对的方式检查。应与研究方案中预期研究进度进行比较，检查实际完成情况。

（七）研究药物

1. 药品存放

（1）保存地点：实地检查是否设有专门药房存放研究药物，保存空间面积是否足够。可存放于中心药房、科研专用药房或专门房间存放，药品存放数量要充足。

（2）保存条件：保存研究药物的房间要符合药品存放条件，包括安全、温度、湿度等，一般药品于室温、避光、干燥、阴凉、密闭状态下保存，有特殊保存需要的药品需放入冰箱低温冷藏。

（3）保存记录：记录保存研究药物的名称、生产厂家、剂型、批号、有效期、合格证书、接收数量、发放数量、回收数量、销毁数量、剩余数量、日期等。

2. 药物管理员

设专人负责研究药物管理，明确药物管理员的职责，通过现场提问的方式对研究药物的管理办法进行考核。具体包括负责药物的验收、分送、保存、发放、回收、处理等工作，对研究药物进行全程管理，对每一环节进行详细记录，检查各种相关记录。

3. 药品质量

药品质量直接影响临床用药的安全性、有效性，尤其是目前采用多中心临床研究的课题，参研单位范围广，研究用药管理不当将直接影响课题质量。要提供研究用药的批号、质量检测报告、有效期等。要保留样品作为鉴定使用。试验用药的名称、包装、剂量、用法要与研究方案一致。药检报告的批号要与试验药物管理各环节记录的批号一致。药物的使用记录和实际研究用药的数量一致。临床试验用药的接收数量、发放数量、回收数量及剩余数量之间的关系对应一致。以上一致性的检查情况均应核实并做出说明。

（八）源文件的检查

原始资料是与研究相关的原始数据被第一次记录的文件。指 CRF 表、原始病历（住院病历）、实验室检查、影像学检查、ECG 等检查的原始资料。

1. 原始病历是否保存完整。

2. 现场检查研究病历，判断 CRF 表的填写是否及时、完整、规范、真实、准确，与原始病历的数据是否一致，可否溯源。规范性检查包括：研究病例报告表应保持完整、整洁，不得缺页、拆开、损坏。病历记录应使用钢笔或签字笔书写，字迹应规范、工整、清晰。记录应使用规范的专业术语，采用国际标准计量单位。填写规范要符合病例报告表制定的填写说明。临床研究中的化验报告单和知情同意书等应按顺序粘贴在研究病例报告表中。完整性和及时性包括在规定的时间内收集和填写数据，形成完整的病例报告表。

3. 原始病历中，每位受试者入选时的基本状况（姓名、性别、年龄、一般情况、生命体征、病史、既往用药史等）、实验室检查、试验用药过程、同期联合用药、不良事件等内容是否与所提供的报告对应一致。病例报告表中的数据来源于原始文件，所以应与原始文件保持一致。现场核对研究病历与源文件之间的一致性。

4.是否按照研究方案执行受试者是否符合纳入标准和排除标准，受试者是否按研究方案规定的访视时点进行访视，实验室检查结果（尤其是异常结果）的记录，记录前后的一致性核对。

5.试验记录错误或遗漏的修改是否规范，原记录是否清晰可辨，是否有修改者的签名和修改时间。

6.对内部检查及监查员提出的问题是否进行改正和反馈的记录。

（九）知情同意

知情同意书的设计要符合完全告知、充分理解、自主选择的原则。内容包括：受试者的义务、责任和权益；研究的安全性以及风险；补偿和赔偿；医疗监护或救护的设施和措施以及保密等；语言表述应适合受试者群体的阅读和理解水平，避免复杂句型和技术术语的使用；知情同意书的修改应获得伦理委员会的批准，修改后的知情同意书需再次获得受试者同意。

检查知情同意书签署内容是否齐全，如日期、电话号码等；研究者签名是否及时、规范；患者或受试者法定代理人签名是否及时、规范，是否有伪造他人签字的现象，必要时可向受试者电话核实；签字日期是否在入选日期之后，核对真实性；检查签署的知情同意书份数与参加研究的受试者人数是否一致，是否有未签署知情同意书的情况；知情同意书一式两份，一份交给患者，一份留存在病历中。

抽查一定比例的患者，进行受试者真实性核对。采取现场电话随访的方式，询问患者病情、服药情况、病情改善情况等。

（十）不良事件

在临床研究过程中，受试者出现不良医学事件，无论与治疗是否有关，都应视为不良事件。严重不良事件是试验过程中发生的需住院治疗、延长住院时间、伤残、影响工作能力、危及生命或死亡、导致先天畸形等事件，应严格按照《不良事件及严重不良事件处理及报告标准规程》要求处理。检查内容与方式如下：

1.现场考核研究者对不良事件的认识，包括概念、处理、记录、报告等要求，尤其是对不良事件和不良反应的区分。

2.检查是否有不良事件，是否有未报告的不良事件。

3.不良事件的书面记录，包括不良事件的临床表现、出现时间、频率、严重程度、处理措施、转归，判断是否与本研究有关。

4.是否有严重不良事件，是否有未报告的严重不良事件。

5.严重不良事件除在研究病历中记录，还应填写专门的严重不良事件报告表，并签名、署明日期。

6.严重不良事件应及时向管理部门、项目负责人、伦理委员会、省食品药品监督管理部门报告，并尽快通知其他参与研究的单位。在原始资料中应记录何时、以何种方式、向谁报告了严重不良事件。

（十一）电子数据管理

数据管理是贯穿临床研究各个环节，以保证研究质量为目的的综合过程，为保证研究数据的真实性及课题及时有效的管理，通过网络即时将各临床研究单位的数据上报到数据管理中心。检查内容与方式如下：

1. 应有专人负责电子数据管理，一般至少应设 2 名数据管理员，负责临床课题组研究数据录入、核查、上报、答疑等工作。

2. 查看电子数据管理员的培训证明材料，并进行相关知识的现场提问。

3. 采用的数据管理软件形成的数据库是否合格，是否符合项目组管理和课题统一要求，是否委托第三方进行数据管理。

4. 应及时按随访时点实时录入研究数据，一般按照 SOP 要求在完成纸质研究病历的规定时间内录入，否则视为脱离时间窗。同时要求进行数据的独立二次录入，并对数据准确性进行自检。

5. 是否按时提交数据，能否及时答复数据管理员发出的疑问。

6. 数据现场核对，即抽查纸质研究病历与已上报电子数据进行一致性核对，尤其是关键指标的核查。

（十二）质量管理

二级、三级、四级检查均需检查下一级或下几级的质量管理情况，需依次核实如下项目：

1. 各级质量检查员资格审查，包括具有医学研究背景证明资料、临床研究检查培训、电子病例报告表与数据管理系统使用培训。

2. 现场考核质量检查员对质量检查相关内容的掌握情况。

3. 是否制定切实可行的检查计划并制定质量检查清单。

4. 是否按规定时间、规定数量、规定内容进行检查。

5. 参加单位科研管理部门对课题监管情况。

6. 查看质量检查报告质量，是否对研究数据记录、数据报告、药物管理、不良事件的处理与报告等进行了全面检查。

7. 对照质量检查报告中提出的问题检查所采取的措施和实际整改情况。

8. 是否接受第三方质量检查，如项目组织管理部门或委托专门的组织或单位承担稽查工作，并对稽查工作发现的问题及时处理。

（十三）依从性检查

临床研究中，尽管有一个确有疗效的试验药物和良好的临床研究方案，但如果研究者或病人执行临床研究方案依从性差，则整个临床研究就有可能失败或导致错误的结论，故在临床研究中关注和改善依从性十分必要。依从性包括研究者依从性和受试者依从性。检查内容与方式如下：

研究者依从性：检查内容主要是研究者对研究方案的了解情况，如是否了解方案的研究目的、纳入标准、排除标准、设计类型。可以通过现场提问、研究实际开展情况与研究方案一致性检查等方式进行。

受试者依从性：在研究过程中，受试者在药物的使用、接受访视、随访等方面不能依从临床试验方案执行，受试者药物服用率、到诊率低时，势必影响研究结果，甚至造成研究病例脱落，因此，脱落病例比例可以反映受试者依从性。脱落病例的数目占入组病例比例，一般不宜超过15%；对脱落病例要以家访、电话、信件等方式与受试者联系，记录最后一次服药时间，完成所能完成的评估项目；脱落原因分析及处理：研究者应将受试者退出原因进行分析，并如实记录在病例报告表中。在分析原因的基础上，制定提高受试者依从性的有效措施；保留所有脱落病例的观察资料，研究结束时应交组长单位汇总，进行统计分析。

（十四）实验室检查

对实验室的检查方式及要求如下：

1. 实验室资格认证文件和实验室质量控制合格的相关证明文件。

2. 是否制定实验室设备操作的 SOP，包括仪器使用和维护，实际、质控品、校准品的使用等，以避免或减少因操作者不同而引起的误差。关键疗效和安全性指标检验操作程序的 SOP，包括标本采集要求、运送要求、标本预处理、标本的保存条件与时限、检测的仪器与方法、操作人员的资格、指标的正常值范围。对实验人员掌握情况和实际操作进行现场考核。

3. 实验员培训合格证明，相应岗位上岗资格证明。

4. 各分中心实验室检验结果一致性措施：对于跨省、市或地区的多中心临床研究，应有因不同医院而使实验室条件、所用仪器设备、实验室化验结果不一样时的处理措施。

5. 抽查一定比例病例报告表中的关键指标，对检验报告单进行溯源，核对受试者姓名、检验数据、检验流水号及送检和报告日期与试验过程是否相符。

三、人员培训

除四级检查外，人员培训也是临床研究实施过程中质量控制的重要环节，由课题负责部门统一策划与实施。必须采取有针对性的措施，进行有效的人员培训，才能保证课题正常运转。临床研究往往涉及多个组织及人员的参与。要保证研究各环节工作能够流畅开展，就必须细化人员分工、完善相关管理和规定。重视人员培训和场地等条件的管理，若研究人员出现专业知识缺乏、科研能力差等问题，可以通过举办培训班、研讨会、单独或集中培训等各种形式，提高伦理委员会、研究者、药学人员、研究护士等团队的素质和能力。要重视临床研究前的培训与教育，重视临床研究的流程管理与人员分工，必要时申办者需要组建研究协调员团队进行集中培训与教育，解决个别研究机构整体能力不足与研究者精力相对不足等矛盾，处理研究者与申办者、临床科室与辅助科室的沟通与协商事务，增加研究各相关者/单位间的理解与互信，保证方案的依从性和临床研究的质量。

（一）培训计划

应针对临床研究的具体任务要求和研究人员的实际情况，制订切实可行的培训计划。培训工作一般进行两次：第一次是课题启动时，对课题研究骨干（包括主要研究者、研究助理、数据管理员、质控员）进行科研培训，以提高对项目研究背景、目的意义、研究方法等的认识。第二次是课题研究开始后的现场培训，针对具体任务，让各位研究者掌握如何在临床工作中开展试验，并应保证在较短时期内完成对全部研究者的培训任务。

（二）培训内容

1. 实施方案培训

实施方案培训包括研究背景、研究目的、设计类型、研究人群、纳入/排除/脱落/剔除/中止标准、观察指标、不良反应/事件的判断与处理等。

2. 病例报告表填写

培训必须记录真实可靠的原始数据，要求做到规范、及时、准确、完整、可读。强调每次试验按照 SOP 规定的时间及时填写病例报告表，逾期则视为脱离时间窗，须及时补充。病例报告表的所有项目必须填写完整，无漏项缺项。研究者需使用黑色签字笔、钢笔填写病例报告表，若使用铅笔填写则不符合规范。每处改动需有证据或经得起合理解释，所有错误或漏项要有修正或注明，并附研究者签名和日期。若随意改动并未说明理由，则被视为无效涂改。

3. 临床数据采集系统

使用操作培训使用测试库进行现场操作训练，掌握系统的接入、登录、添加病例、病例信息录入等，并介绍操作注意事项。强调应采取双人双录入的形式，即两人独立录入数据，在第二次录入时解决两次录入间的不一致，但看不到第一次的录入值。数据录入过程应考虑到临床研究对数据质量的要求。通常，双份数据录入可减少数据录入时经常发生的随机按键错误，避免随机误差对分析可能产生的影响。数据录入应尽早，这样数据审核的清理工作也可以尽早进行，因而可及早发现研究中存在的问题，尽早解决。

4. 不良事件判断培训

培训内容包括不良事件与不良反应的区别，不良反应的分型、机制、特点、产生原因、常见症状等。应强调本着"可疑即报"的原则，做到不遗漏，另外，某些轻度不良反应，例如恶心、头晕等，亦应予以重视。

5. 质量控制培训

课题负责部门应为各级临床单位举办质量控制方面的培训，内容包括质量控制的内容、程序、清单等，为一、二、三级质控提供必要的参考。

（三）培训考核

培训结束时应就有关的研究方案、操作规程等内容进行书面考核或口头提问。凡考核仍存在错误者，培训人员应就此内容重新讲解，被培训者集体讨论，在澄清问题后当场修改，考核合格后，颁发培训证书，方可进行临床研究工作。因故未参加培训者，需补培训并参加再次考核。

四、制定标准操作规程

标准操作规程（standard operation procedure，SOP）是为有效地实施和完成临床试验中每项工作所拟定的标准和详细的操作规程。随着大规模、多中心临床研究的大量开展和受试者自我保护意识的增强，对临床试验的要求也越来越高。按 GCP 标准完成临床试验的经验和教训使所有临床试验的参与者认识到，临床试验的质量是其是否能达到试验设计目的的关键；也认识到制定和执行严谨、详细和可行的 SOP，并贯穿于试验全过程，是规范操作、达到统一标准的有效方法。

临床试验过程的每项工作都应根据 GCP、有关法规及.管理规定、工作职责、该工作的技术规范和该试验方案的要求制定这一工作的 SOP。例如，试验方案设计的 SOP，知情同意书准备的 SOP，伦理委员会申报和审批的 SOP，研究者手册准备的 SOP，研究者的选择和访问的 SOP，临床试验程序的 SOP，实验室 SOP，实验室质控 SOP，药品管理 SOP，不良事件记录和严重不良事件报告的 SOP，数据处理和检查的 SOP，数据统计与检查的 SOP，研究档案保存和管理的 SOP，研究报告撰写的 SOP 等。

SOP 应是可操作的，有详细的操作步骤以便遵从。临床试验前应对所有参试人员进行相关 SOP 的培训，并在试验开始阶段认真监查 SOP 的执行，在执行中应对 SOP 的适用性和有效性进行系统的检查，对确认不适用的 SOP 进行修改或补充。

研究单位应根据 GCP、有关法规及管理规定及岗位职责制定常规的 SOP，其中包括所有常规要素的 SOP，在临床试验准备时再按照临床试验方案和试验的特殊要求进行修改和补充，制定特定的临床试验标准操作规程（CSOP）。SOP 应定期进行复查，至少每年复查 1 次，对过时或不适用的 SOP 进行更新或修改。

第六章　临床中成药研究实例

第一节　中成药临床应用分析

一、脑栓通胶囊对缺血性中风患者随访半年生存质量指标评分变化的影响

脑栓通胶囊是临床治疗缺血性中风病常用的中成药之一，开展对该药上市后再评价，重视其上市后对缺血性中风患者恢复期生存质量的影响并对其不良反应进行监测，可充分补充上市前研究的不足，对全面认识该药的性质，掌握其应用规律，具有重要意义。

1. 资料与方法

（1）一般资料：696 例缺血性中风患者来源于北京中医药大学附属东直门医院、首都医科大学附属北京天坛医院、天津中医药大学第二附属医院、首都医科大学附属安贞医院、河南中医学院第一附属医院、山东中医药大学第二附属医院、邢台市人民医院、长春中医药大学附属医院、广州中医药大学第二附属医院、福建中医药大学第二附属医院、陕西中医药大学附属医院、陕西省中医医院在 2008 年 4 月至 2010 年 4 月的住院患者。通过临床研究中央随机系统，随机分为试验组和对照组，其中试验组 344 例，对照组 352 例。试验组男性 232 例，女性 113 例；年龄（62.37±9.97）岁；病程（4.40±3.22）天；对照组男性 231 例，女性 121 例；年龄（62.82±9.97）岁；病程（4.47±3.48）天。两组间年龄、性别、病程、主要合并病、主要并发病方面均无显著统计学差异，具有可比性。

（2）病例诊断标准

① 西医诊断标准参照 1995 年中华医学会第四届全国脑血管病学术会议通过的《各类脑血管疾病诊断要点》；②中医诊断及辨证标准参照国家中医药管理局全国中医脑病急症科研协作组制定的《中风病诊断疗效评定标准》。

（3）病例入选标准

① 符合 1995 年中华医学会第四届全国脑血管病学术会议通过的《各类脑血管疾病诊断要点》中的动脉粥样硬化性血栓性脑梗死的诊断标准；②发病 14 天以后；③年龄≥35 岁，

≤80岁；④患者本人或亲属签署知情同意书。

（4）病例排除标准

① 蛛网膜下腔出血（ICH）、脑出血、短暂性脑缺血发作（TIA）；②非动脉粥样硬化性血栓性脑梗死（如心源性栓塞、易凝状态、血管内膜脱落、动脉炎等）；③存在严重的心脏疾病，心、肝、肾功能衰竭、恶性肿瘤、消化道出血者；④妊娠及哺乳期女性；⑤正在参加影响本研究结果评价的其他临床试验者。

（5）退出标准

① 受试者主动提出退出者；②研究过程中出现严重不良反应而不宜继续参加本研究者；③研究过程中出现严重并发症或出现病情恶化，需采取紧急措施者。

（6）剔除标准

① 受试者不符合纳入标准而被误入者；②按规定治疗或疗程不足30天者。

（7）治疗方法

本研究分为2组，试验组和对照组。

试验组：脑栓通胶囊+阿司匹林肠溶片+健康教育，脑栓通胶囊服用6个月，前2个月给予治疗量，3粒/次，每天3次；后4个月给予预防量，1粒/次，每天3次，建议每服用2个月后，停药7天。

对照组：阿司匹林肠溶片+健康教育。

2. 观测指标和统计学方法

（1）观测指标

① 临床疗效评价指标脑卒中专用生活质量量表（SS-QOL），在入组第180天由专人对该指标进行评价。

② 安全性评价指标不良事件/反应发生率、肝功能、肾功能，入组当天及入组180天各查1次。

（2）统计方法

所有资料均输入数据库，运用SAS9.1.3统计软件进行数据处理。基线分析：符合正态分布者进行方差齐性检验，方差齐者用 t 检验，方差不齐者用校正 t 检验（t'检验）；不符合正态分布者用非参数分析；计数资料比较采用卡方检验。疗效分析采用Wilcoxon秩和检验。安全性指标采用描述性统计分析。

3. 结果

生存质量的分析在已完成180天随访且存活的病例中进行，试验组在随访180天脱落3例，以复发为临床结局2例，病死5例，已完成180天随访并存活患者334例，缺失1例；对照组脱落6例，以复发为临床结局2例，病死8例，已完成180天随访并存活336例，结果见表6-1。

表6-1 随访180天2组间生存质量的比较（$\bar{x}\pm s$）

项目	试验组（$n=334$）	对照组（$n=336$）	P
生存质量总分	199.34±4.5	206.23±9.8	0.08
对患者精力的影响	1184±3.13	11.38±3.15	0.04
对患者在家庭所担角色影响	11.59±3.25	11.07±3.53	0.088
对患者语言的影响	21.95±4.37	21.51±4.67	0.31
对患者活动的影响	25.19±5.22	24.19±6.50	0.203

项目	试验组($n=334$)	对照组($n=336$)	P
对患者情绪的影响	20.81±4.57	20.59±4.51	0.411
对患者个性的影响	12.02±2.88	11.91±2.82	0.442
对患者自理能力的影响	20.93±4.64	20.07±5.13	0.043
对患者社会角色的影响	18.88±5.48	18.28±6.05	0.343
对患者思绪的影响	11.79±2.84	11.34±5.74	0.159
对患者上肢功能的影响	20.52±5.15	19.70±5.74	0.076
对患者视力的影响	13.85±1.99	13.52±2.33	0.117
对患者工作或劳动的影响	11.34±3.57	10.65±3.96	0.041

从表6-1可以看出，尽管2组在生存质量总分上无显著统计学差异，但试验组在对患者精力、自理能力、工作或劳动的影响三个方面的提高较西医组有显著统计学差异（$P<0.05$）。

尽管2组随访180天对缺血性中风患者总的健康状况影响上无显著统计学差异，但试验组较对照组在随访180天后总的健康状况较对照组好，其中感觉与治疗前差不多人数比率43.03%低于对照组36.23%，而感觉差多了和差一些的比率56.97%，高于对照组63.77%，见表6-2。

表6-2 随访180天对缺血性中风患者总的健康状况影响的2组比较

组别	n	缺失	I/%	II/%	III/%	X^2	P
试验组	334	4	58(17.58)	130(39.39)	142(43.03)	3.40	0.18
对照组	336	2	70(20.96)	143(42.81)	121(36.23)		

本研究试验组和对照组共发生不良事件5例，其中试验组2例，不良事件主要有车祸意外死亡及症状性癫痫，经研究者判断与脑栓通胶囊药物本身无关。对照组3例，不良事件有急性心衰、脑出血和肺部感染。

实验室检查发现试验组治疗后有12例发生ALT轻度异常，经研究者判断2例为肝功能异常，3例发生肌酐（Cr）轻度异常，但均不超过正常值20%，医生判断与脑栓通胶囊药物本身无关；对照组有8例治疗后ALT轻度异常，2例Cr轻度异常；但均不超过正常值20%。

4. 讨论

（1）脑栓通胶囊有效作用机制：脑栓通胶囊系由蒲黄、赤芍、郁金、天麻、漏芦等药物组成，它是据河间"心火独亢"理论再结合缺血性中风特点炮制而成，具有清热活血的作用。可用于风痰瘀血痹阻脉络引起的缺血性中风病中经络的急性期和恢复期，症见半身不遂，口舌不歪斜，脉沉细或弦细，弦滑。实验研究发现，脑栓通胶囊具有显著的抗血栓形成、改善脑循环障碍、改善脑供氧状况、消除脑水肿、降低ADP诱导的大鼠血小板聚集率和活血化瘀作用。

（2）脑栓通胶囊对缺血性中风者恢复期生存质量的影响及临床意义：本研究是在国家863计划"缺血性中风早期康复和避免复发中医方案研究"（2007AA02Z4B2）资助下完成的前瞻性、多中心、大样本随机对照试验，观察全国13家临床分中心自2008年6月—2010年6月的缺血性中风患者696例，目的是为了进一步观察该药上市后治疗恢复期缺血性中风的有效性和安全性。研究结果显示，试验组在对缺血性中风恢复期患者的精力、自理能力、工作或劳动 3 个方面较对照组有显著统计学差异（$P<0.05$），具有一定的优势。因此可以认为脑栓通胶囊可用于缺血性中风患者恢复期二级预防治疗，较单独使用阿司匹林在患者生存质量的改善方面具有一定的优势。

脑栓通胶囊的不良反应目前尚未见报道，药物说明书提示少数患者服药后可出现胃脘部嘈杂不适感，便秘等。本研究尚未见类似不良反应报道。而发生的 2 例不良事件均证明与脑栓通胶囊无关，说明该药在缺血性中风病恢复期的应用是安全的。

二、苦碟子注射液治疗缺血性中风急性期上市后再评价

苦碟子注射液是临床治疗缺血性中风病常用的中药注射剂之一，对该药进行上市后的有效性和安全性再评价可充分补充上市前研究的不足，对全面认识该药的性质，掌握其应用规律，具有重要意义。

1. 资料与方法

（1）一般资料：700 例缺血性中风患者来源于北京中医药大学附属东直门医院、首都医科大学附属北京天坛医院、天津中医药大学第二附属医院、首都医科大学附属安贞医院、河南中医药大学第一附属医院、山东中医药大学第二附属医院、邢台市人民医院、长春中医药大学附属医院、广州中医药大学第二附属医院、福建中医药大学第二附属医院、陕西中医药大学附属医院、陕西省中医医院在 2008 年 6 月—2010 年 6 月的住院患者。通过临床研究中央随机系统，随机分为试验组和对照组，其中试验组 346 例，对照组 354 例。试验组男性 233 例，女性 113 例，年龄（62.40±9.87）岁，病程（4.40±3.22）天；对照组男性 233 例，女性 121 例，年龄（62.83±9.95）岁，病程（4.47±3.48）天。2 组间年龄、性别、病程、基线 NIHSS 评分、基线 FMI 评分、主要合并病、主要并发病方面均无显著统计学差异，具有可比性。

（2）病例诊断标准：西医诊断标准参照 1995 年中华医学会第四届全国脑血管病学术会议通过的《各类脑血管疾病诊断要点》；中医诊断及辨证标准参照国家中医药管理局全国中医脑病急症科研协作组制定的《中风病诊断疗效评定标准》。

（3）病例入选标准：符合中医中风病诊断；经 CT/MRI 检查符合西医急性脑梗死诊断；发病 14 天以内；NIHSS 评估 4~24 分；年龄 ≥35 岁，≤80 岁；患者本人或亲属签署知情同意书。

（4）病例排除标准：蛛网膜下腔出血（ICH）、脑出血、短暂性脑缺血发作（TIA）；发病超过 14 天；有中风病史，且本次发病前 mRS ≥2 分；非动脉粥样硬化性血栓性脑梗死（如心源性栓塞、易凝状态、血管内膜脱落、动脉炎等）；存在严重的心脏疾病，心、肝、肾功能衰竭、恶性肿瘤、消化道出血者；妊娠及哺乳期女性；正在参加影响本研究结果评价的其他临床试验者。

（5）退出标准：受试者主动提出退出者；研究过程中出现严重不良反应而不宜继续参加本研究者；研究过程中出现严重并发症或出现病情恶化，需采取紧急措施者。研究者应详细记录退出研究的原因及时间，急性期超过 10 天进入疗效统计。

（6）脱落或剔除标准：遵循试验方案，但未按规定疗程治疗导致观察资料不全而影响评估者视为脱落，记录原因并参与分析；受试者不符合纳入标准而被误入者视为剔除。

（7）治疗方法：本研究分为 2 组，试验组和对照组。试验组：苦碟子注射液+西医内科基础治疗+中医康复技术，苦碟子注射液（通化华夏药业有限责任公司生产，国药准字

Z20025450）40mL，加入生理盐水或葡萄糖注射液500mL静脉滴注，连续使用14天；对照组：西医内科基础治疗+现代康复技术。

（8）观测指标

①临床疗效评价指标：美国国立卫生研究院神经功能缺损量表（NIHSS），简式Fugl-Meyer运动功能评分法（FMI）。上述指标在入组当天、入组第7、14、21天各评定1次。均由专业神经内科主治医师以上职称者进行评定。

②安全性评价指标：不良事件/反应发生率，血、尿、便常规、心电图、肝肾功能、凝血功能，入组当天及入组第3周各查1次。

（9）统计方法：所有资料均输入专业化"临床数据采集"数据库，运用SAS9.1.3统计软件进行数据处理。基线分析：符合正态分布者进行方差齐性检验，方差齐用 t 检验，方差不齐者用校正 t 检验；不符合正态分布者用非参数分析；计数资料比较采用卡方检验。入组后第7、14、21天的神经功能缺损程度、肢体运动功能的组间比较采用纵向数据的GEE模型。安全性指标采用描述性统计分析。

2. 结果

（1）NIHSS评分的GEE模型：以对照组为参照组，3个不同观测时点的参数估计和检验可知：试验组和对照组平均NIHSS评分随着观测时点的延长有下降的趋势，说明2组患者随着治疗时间的延长，其治疗效果都得到改善，且在治疗后第14天和第21天试验组显著优于对照组（ $P<0.05$ ）见表6-3。

表6-3　NIHSS评分的GEE模型参数估计及检验（ $\bar{x}\pm s$ ）

组别	n	治疗后第7天	治疗后第14天	治疗后第21天
试验	346	5.68±0.52	4.55±0.48	3.88±0.41
对照	354	6.12±0.28	5.04±0.24	4.39±0.17

（2）FMI评分的GEE模型：此模型中重复测量指标为肢体运动功能（FMI）评分，由于FMI评分为百分制，数据量纲过大，所以在模型中对数据进行以 e 为底数的对数变换。以对照组为参照组，3个不同观测时点的参数估计和检验可知：试验组和对照组平均log（FMI）评分随着观测时点的延长有上升的趋势，说明2组患者随着治疗时间的延长，其治疗效果都得到改善，且在治疗后第14、21天试验组显著优于对照组（ $P<0.05$ ）见表6-4。

表6-4　log（FMI）评分的GEE模型参数估计及检验（ $\bar{x}\pm s$ ）

组别	n	治疗后第7天	治疗后第14天	治疗后第21天
试验	346	4.04±0.09	4.17±0.08	4.23±0.07
对照	354	3.94±0.05	4.08±0.04	4.14±0.03

（3）2组安全性分析：本研究试验组和对照组共发生不良事件10例，其中试验组6例，不良事件主要有：急性肠炎、中风后精神异常，严重不良事件有消化道出血、脑出血、急性左心衰等反应，经临床医师判断与苦碟子注射液药物本身无关。对照组4例，不良事件有左下肢静脉血栓，严重不良事件有心衰、脑出血、骨折等反应。

实验室检查发现试验组治疗后有29例发生ALT轻度异常，3例发生Cr轻度异常，但均不超过正常值20%，经临床医师判断与苦碟子注射液药物本身无关；对照组有23例治疗后ALT轻度异常，3例Cr轻度异常；但均不超过正常值20%。

3. 讨论

研究结果显示，试验组能够改善缺血性中风患者早期（21天内）的神经功能缺损（NIHSS）和肢体运动功能（FMI）的评分，且在治疗第14天和第21天改善更明显，与对照组相比有显著差异（$P<0.05$）。证明苦碟子注射液在基础治疗加中医康复方案可明显改善早期缺血性中风患者的神经功能及肢体运动功能，而且随着时间的延长，其累计效应更为显著。苦碟子注射液通过抗血小板聚集、增强纤维蛋白酶的活性、改善脑部微循环等机制达到改善患者神经功能缺损及肢体运动功能治疗的目的。

苦碟子注射液的不良反应临床鲜有报道，个案有过敏的报告，目前尚未见苦碟子注射液严重不良反应的报道。本研究未发现和该药相关的严重不良反应，说明该药在缺血性中风急性期的应用是安全的。

三、灯盏细辛注射液与灯盏生脉胶囊治疗缺血性中风上市后临床再评价

灯盏细辛注射液与灯盏生脉胶囊是治疗缺血性中风的常用药，灯盏细辛注射液是从菊科植物灯盏细辛的干燥全草中提取的灭菌水溶液，有效成分为灯盏细辛黄酮与灯盏细辛素的混合物，具有活血化瘀、通络止痛的作用，用于缺血性中风见瘀血阻滞、中风偏瘫、肢体麻木、口眼歪斜、语言謇涩等。灯盏生脉胶囊主要由灯盏细辛与经典名方生脉饮组成，具有益气养阴、活血健脑之功效，可用于气阴两虚、瘀阻脑络引起的缺血性心脑血管疾病。

但在临床应用中，超出说明书用药广泛存在，以灯盏细辛注射液为例，除药品说明书中规定的疾病外，还广泛应用于糖尿病、肝病、肺心病、肾病，以及血管性头痛、颈椎病、皮肤病及五官科等方面。这不仅无法验证上市后中药的临床实际效果，而且缺乏对用药安全性的客观评估，因此需要基于药品说明书进行上市后临床再评价，保障合理用药。灯盏细辛注射液主要用于缺血性中风急性期治疗，灯盏生脉胶囊常用于恢复期阶段，为客观评价灯盏细辛注射液和灯盏生脉胶囊在临床常规治疗下对于缺血性中风患者疗效的影响与安全性，特开展上市后临床再评价研究工作。

1. 资料与方法

（1）一般资料：本项研究共入组病例为678例，收自2008年6月27日至2010年6月3日来自北京中医药大学东直门医院、首都医科大学附属天坛医院、天津中医药大学第二附属医院、河南中医药大学第一附属医院、首都医科大学安贞医院、邢台市人民医院、长春中医药大学附属医院、山东中医药大学第二附属医院、福建中医药大学第二附属医院、广州中医药大学第二附属医院、陕西中医药大学附属医院、陕西省中医医院12家临床单位的住院患者，符合缺血性中风的诊断标准，年龄35~80岁。

通过"临床研究中央随机系统"，随机分为试验组（灯盏组）和对照组（西医组），其中灯盏组343例，西医组335例；灯盏组男性230例，女性113例，年龄（62.24±10.25）岁，病程（4.34±3.42）天，西医组男性221例，女性114例，年龄（62.82±9.97）岁，病程（4.47±3.48）天。2组年龄、性别、生命体征、病程、CT检查的脑梗死部位分布、主要合并病、主要并发病方面均无统计学差异，具有可比性。

（2）诊断标准：西医诊断标准参照1995年中华医学会第四届全国脑血管病学术会议通

过的《各类脑血管疾病诊断要点》；中医诊断及辨证标准参照国家中医药管理局全国中医脑病急症科研协作组制定的《中风病诊断疗效评定标准》。

（3）纳入标准：符合中医中风病诊断；根据病史及 CT/MRI 检查等符合西医动脉粥样硬化性血栓性脑梗死诊断；发病 14 天以内（含 14 天）；美国国立卫生院卒中评分（NIHSS 评分）≥4 分，≤24 分；年龄≥35 岁，≤80 岁；患者本人或法定监护人签署知情同意书。

（4）排除标准：蛛网膜下腔出血、脑出血、短暂性脑缺血发作（TIA）；发病超过 14 天；有中风病史，且本次发病前 Rankin 修订量表评分（mRS 评分）≥2 分；混合型中风（先出血后梗死或先梗死后出血）；心源性栓塞、易凝状态、血管内膜脱落、动脉炎等导致的脑梗死；存在严重的心脏疾病，心、肝、肾功能衰竭，恶性肿瘤、消化道出血者；妊娠及哺乳期女性；正在参加影响本研究结果评价的其他临床试验者。

（5）退出标准：受试者主动提出退出者；研究过程中出现严重不良反应而不宜继续参加本研究者；研究过程中出现严重并发症或出现病情恶化，需采取紧急措施者，疗程超过 10 天，计入疗效评价。

（6）脱落与剔除标准：遵循试验方案，但未按规定疗程治疗导致观察资料不全而影响评估者视为脱落，记录原因并参与分析；受试者不符合纳入标准而被误入者，以脑梗死入组后，又发生脑出血者视为剔除。

（7）治疗方法：本研究包括缺血性中风急性期和恢复期的治疗，灯盏组急性期以灯盏细辛注射液治疗为主，恢复期以口服灯盏生脉胶囊为主。

缺血性中风急性期的治疗方案：灯盏细辛注射液+西医内科基础治疗+中医康复技术，灯盏细辛注射液（云南生物谷灯盏花药业有限公司），1 次 40mL，1 日 1 次，用 0.9%氯化钠注射液 500mL 稀释后缓慢滴点；西医组：西医内科基础治疗+现代康复技术，疗程为 10~21g 天。

缺血性中风恢复期的治疗方案：灯盏生脉胶囊+阿司匹林肠溶片+中医健康教育，其中灯盏生脉胶囊前 2 个月给予治疗量，2 粒/次，1 日 3 次，饭后 30 分钟温开水冲服；后 4 个月给予预防量，1 粒/次，1 日 3 次，建议每服用 2 个月后，停药 7 天，共服用 180 天；阿司匹林肠溶片，1 次 100mg，1 日 1 次，连续服用；西医组：阿司匹林肠溶片+西医健康教育，阿司匹林肠溶片用法同前，疗程为 180 天。

（8）观察指标与时点：疗效评价指标为随访 360 天的重要临床结局事件（病死率、复发率、致残率、生存质量），其中选用脑卒中专门生存质量量表（SS-QOL）对生存质量进行测定。安全性指标包括血、尿、便常规、肝、肾功能和不良事件/反应发生率，观测时点为入组当天和入组后 180 天。

（9）统计方法：全部资料均输入专业化"临床数据采集"数据库，运用 SAS9.1.3 统计软件进行数据处理。计数及等级资料数据采用频数（构成比）进行统计描述，组间比较采用秩和或者卡方检验，不符合正态分布者用非参数分析，安全性指标采用描述性统计分析。急性期用药超过 10 天疗程并且恢复期服药超过 90 天方可纳入疗效统计，所有的统计检验均采用双侧检验，$P<0.05$ 认为差异具有统计学意义。

2. 结果

（1）病死率：随访 360 天，灯盏组病死 4 例，西医组病死 1 例。2 组病死率比较，灯盏组为 1.17%，西医组为 4.78%，经卡方检验，灯盏组病死率显著低于西医组（$X^2 = 6.51$，$P<0.05$）。

（2）复发率：随访 360 天，灯盏组复发 11 例，西医组复发 12 例。2 组复发率比较，灯盏组为 3.21%，西医组为 3.59%，经卡方检验，灯盏组复发率略低于西医组。

（3）致残率

①致残率比较：随访 360 天，2 组致残率比较，研究对象为存活人群，灯盏组为 39.53%，西医组为 40.13%，经卡方检验，灯盏组致残率略低于西医组。

②不同残疾程度的比较：参照 Rankin 修订量表，2 分为轻度残疾，3 分为中度残疾，4 分为重度残疾，5 分为严重残疾。随访 360 天，2 组不同残疾程度比较，经秩和检验，2 组的残疾严重程度无显著差异，其中灯盏组严重残致率 1.49%，西医组严重致残率 3.13%。

（4）生存质量：随访 360 天 2 组生存质量比较，研究对象为存活人群，灯盏组 N=339，西医组 N=319，灯盏组对患者上肢功能、活动影响 2 个方面优于西医组（$P<0.05$）见表 6-5。

表 6-5　2 组对脑卒中生存质量评分影响的比较（$\bar{x}\pm s$）

项目	灯盏组	西医组	项目	灯盏组	西医组
精力影响	12.11±3.00	11.88±3.07	自理能力影响	21.02±4.81	20.43±4.89
家庭所担角色影响	11.97±3.27	11.59±3.40	社会角色影响	19.45±5.69	18.94±5.76
语言影响	22.27±4.15	21.85±4.40	思维影响	12.11±3.14	11.96±3.06
活动影响	25.64±5.66[1]	24.67±6.03	上肢功能影响	20.96±5.23[1]	20.22±5.35
情绪影响	21.36±4.50	21.07±4.55	视力影响	13.89±1.92	13.59±2.19
个性影响	12.50±2.76	12.29±2.71	工作或者劳动影响	11.44±3.78	11.20±3.74

（5）安全性评价：有 18 例患者发生不良事件，其中灯盏组 11 例，严重不良事件有骨折等；与药物相关的不良事件有 4 例，表现为发热寒战、皮疹、恶心、头晕心慌，不良反应发生率 1.17%（4/343），与该药说明书中记载的不良反应基本一致，停药 1~2 天后症状消失。西医组 7 例，严重不良事件有急性心衰、脑出血、左下肢静脉血栓、肺部感染等。

肝、肾功能指标检查，灯盏组治疗后 15 例出现异常，西医组治疗后 16 例出现异常。灯盏组中发生 9 例 ALT 异常，4 例 AST 异常，1 例尿素氮（BUN）异常，1 例发生 Cr 异常，除 2 例 ALT 超过正常值上限的 20% 外，其余指标均未超过正常值的 20%，临床医生判断 3 例 ALT 异常可能与药物使用有关，其余均与药物无关；西医组中发生 10 例 ALT 异常，5 例 AST 异常，1 例 Cr 异常，除 2 例 ALT 超过正常值上限的 20% 外，但未超过正常值 2 倍，其余指标均不超过正常值 20%，临床医生判断 2 例 ALT 异常可能与药物使用有关，其余均与药物无关。

3. 讨论

国内 3 项系统评价研究结果显示灯盏细辛注射液提高缺血性中风急性期有效率优于目前常用药物，无明显不良反应，但疗效指标常常选择总有效率、神经功能缺损程度等进行测量，缺乏与患者密切相关的结局指标，如病死率与远期中风复发率，纳入文献中缺乏高质量的随机对照试验，存在发表性偏倚，影响了 Meta 评价结果的可靠性。鉴于此，本研究选取随访患者 360 天的病死率、复发率、致残率、生存质量等重要临床结局事件作为评价指标。

此项研究选取的患者为生命体征稳定，NIHSS 评分 ≥4 分，≤24 分时使用，结果显示：随访 360 天研究结果表明灯盏组能够降低致残率、复发率、病死率，提高生存质量，与国内外研究结果比较具有一定的意义。据文献报道，缺血性中风 1 年病死率为 5.9%~6.6%，本研究灯盏组病死率为 1.17%，一定程度上降低了病死率。闫中瑞等采用以医院为主的队列研究，发现 1 年累积复发率为 5.9%，降纤酶治疗急性缺血性卒中研究显示随访 1 年，降纤酶组卒中复发率为6.2%，安慰剂组为10.1%，本研究中灯盏组复发率降至3.21%。本研究还表明，灯盏组发生严重病残率较低，显著改善运动功能，从而降低缺血性中风患者的病死率，明显提高生活质量，改善预后。

安全性方面，文献报道灯盏细辛注射液发生的不良反应男性多于女性，并在高年龄组发生率较高，多在再次或反复数次用药后发生，主要表现为过敏反应，甚者出现过敏性休克，而灯盏生脉胶囊的不良反应临床鲜有报道。本研究中证明灯盏细辛类药物对肝肾功能无明显毒副作用，未出现说明书记载以外的不良反应，因此灯盏细辛注射液与灯盏生脉胶囊是相对安全的中药，可作为缺血性中风常规药物，值得推广应用。

四、舒郁颗粒治疗中风后抑郁症评分分析

1. 临床资料

（1）诊断标准：中风诊断标准参照《各类脑血管疾病诊断要点》制定，根据本研究需要，主要选择脑出血和脑梗死患者。抑郁症诊断标准参照《精神科评定量表手册》制定：患者HAMD量表积分（24项）≥7分即表明有抑郁症状。中医辨证标准参照《中药新药临床研究指导原则（试行）》中相关标准，结合《中风病诊断与疗效评定标准（试行）》制定，选择气滞血瘀型。主症：半身不遂、肢体麻木，口舌歪斜，精神抑郁，胸闷心烦。次症：胁肋胀痛或刺痛，腹胀嗳气，失眠多梦，舌质暗淡或紫暗，或有瘀点、瘀斑，舌苔薄白或白腻或薄黄，脉沉细或沉弦。具有上述4个主症和2个次症以上，结合年龄和病史即可诊断。

（2）纳入标准：符合上述诊断标准、小学以上文化程度、能配合治疗、无使用其他抗抑郁剂及肾上腺糖皮质激素药物的中风患者。

（3）排除标准：语言及理解力障碍，合并严重心、肝、肾功能不全，器质性精神病，原发性抑郁及其他疾病引起的抑郁症，因未按规定用药、无法判断疗效、资料不全等因素影响疗效和安全性判断者。

（4）一般资料：观察病例均为来自2003年4月—2007年1月河南中医大学第一附属医院脑病门诊及住院患者，共300例，随机分为2组。治疗组150例，男71例，女79例；年龄42~66岁，平均（55.41±4.21）岁；病程2~21个月，平均（11.24±3.52）个月。对照组150例，男73例，女77例；年龄43~63岁，平均（56.71±4.39）岁；病程3~20个月，平均（11.59±3.67）个月。2组患者一般资料经统计学处理，差异均无显著性意义（$P>0.05$），具有可比性。

2. 治疗方法

治疗组采用舒郁颗粒（由郁金、香附、川芎、水蛭、地龙、白芍、石菖蒲等组成。河南中医药大学第一附属医院制剂室提供，批号：040816）治疗，每天3次，每次10g，开水冲服。

对照组采用盐酸氟西汀胶囊（美国礼来亚洲分公司生产，规格：20mg）治疗，每天1次，每次20mg，早上口服。

2组患者皆以治疗4周为1疗程；观察2疗程。

3. 观察项目与统计学方法

观察项目主要观测评价卒中后抑郁（post-stroke depression）PSD抑郁状态的HAMD量表、神经功能缺损程度评分的变化情况，并观测药物不良反应发生情况，综合评价药物治疗

PSD 的疗效。上述指标在患者治疗前、治疗后 4、8 周各评定 1 次。

统计学方法采用 t 检验、χ^2 检验和秩和检验。应用 SPSS10.0 软件进行数据统计分析。

4. 疗效标准与治疗结果

抑郁症疗效标准参照 HAMD 评分标准，痊愈：减分率-75%；显效：减分率-35%；进步：减分率-25%；无效：减分率<25%。神经功能缺损症状疗效标准参照《脑卒中患者临床神经功能缺损程度评分标准》。设有意识、水平凝视功能、面瘫、言语、上肢肌力、手肌力、下肢肌力、步行能力等 8 个评分项目。采用尼莫地平法计算公式：疗效指数 = [（治疗前积分-治疗后积分）/治疗前积分] ×100%，以百分数表示。评定标准：显效：疗效指数≥90%；进步：60%≤疗效指数<89%；稍好：30%≤疗效指数<59%；无效：疗效指数<30%

（1）2 组抑郁症状疗效比较：结果见表 6-6。总有效率治疗组为 87.3%，对照组为 78.0%，2 组比较，差异有显著性意义（$P<0.05$），治疗组的抑郁症状改善情况明显优于对照组。

表 6-6　2 组抑郁症状疗效比较

组别	总数	痊愈	显效	进步	无效	总有效率(%)
治疗组	150	37	71	23	19	87.3[①]
对照组	150	34	63	20	33	78

注：与对照组比较，①$P<0.05$。

（2）2 组神经功能缺损症状疗效比较：结果见表 6-7。总有效率治疗组为 86.0%，对照组为 74.0%，2 组比较，差异有显著性意义（$P<0.05$），治疗组神经功能缺损症状改善情况明显优于对照组。

表 6-7　2 组神经功能缺损症状疗效比较

组别	总数	显效	进步	稍好	无效	总有效率(%)
治疗组	150	29	68	32	21	86[①]
对照组	150	23	62	26	39	74

注：与对照组比较，①$P<0.05$。

（3）2 组 HAMD 积分变化比较：结果见表 6-8。治疗前 2 组 HAMD 积分基本一致，治疗组治疗 4 周和 8 周后，HAMD 积分较治疗前显著下降，与治疗前比较，差异有显著性或非常显著性意义（$P<0.05$，$P<0.01$）。对照组治疗 8 周后，HAMD 积分较治疗前明显下降，与治疗前比较，差异有显著性意义（$P<0.05$）。2 组治疗后 8 周比较，差异有显著性意义（$P<0.05$）。

表 6-8　2 组 HAMD 积分变化比较 ($\bar{x}\pm s$)

组别	n	治疗前	治疗后四周	治疗后八周
治疗组	150	21.61±3.42	16.29±3.11[①]	12.72±3.46[②③]
对照组	150	21.72±3.65	18.33±3.59	15.47±3.27[①]

注：与治疗组前相比①$P<0.05$，②$P<0.01$；与对照组相比③$P<0.01$。

（4）2 组神经功能缺损症状评分变化比较：结果见表 6-9。治疗组治疗 4 周和 8 周后，神经功能缺损症状评分较治疗前显著下降，与治疗前比较，差异有显著性或非常显著性意义（$P<0.05$，$P<0.01$）。对照组治疗 8 周后，神经功能缺损评分明显下降，与治疗前比较，差异有显著性意义（$P<0.05$）。2 组治疗后 8 周比较，差异有显著性意义（$P<0.05$）。

表 6-9　2 组神经功能缺损症状评分变化比较（$\bar{x} \pm s$）

组别	治疗前	治疗后 4 周	治疗后 8 周
治疗组 150	18.63±3.79	11.12±3.19	9.09±3.43
对照组 150	18.58±3.31	15.26±3.78	13.78±3.62

注：与治疗前比较，①$P<0.05$，②$P<0.01$；与对照组比 $P<0.05$。

5. 讨论

中医学把中风后抑郁症归属于郁证范畴，认为本病发生与中风发病密切相关。中风发病以风、火、痰、瘀、气、虚六因素为主，肝肾亏虚、气虚血瘀是中风的主要病因病机。病发中风，多遗留半身不遂、语言不利、口眼歪斜等后遗症，直接影响疾病的康复，从而促发患者情感障碍，失去治疗及生活的信心，久则情绪低落、忧愁悲恐、忧思过度、阴血暗耗，肝气郁结不得疏泄，形成 PSD 的发生。所以，PSD 既有郁证情志不舒、气机不畅的特点，又有中风气血失调、痰瘀互结、上扰清窍、心神紊乱的特点。其本在瘀血阻络，其标在肝气郁结。故治宜标本同治，以疏肝解郁为主，辅以活血通络。目前，临床上常用的抗抑郁药物有三环类抗抑郁药物和 5-HT 再摄取抑制剂。尽管两类药物具有一定的临床疗效，但由于易伴发口干、食欲减退、心悸、尿潴留、便秘、癫痫等不良反应，致使不少患者不能耐受而被迫停药。舒郁颗粒以血瘀肝郁为主立论。组方旨在疏肝解郁，活血通络。方中郁金行气活血，解郁清心，为君药。川芎既能活血，又能行气，为血中气药，可助郁金行气解郁，水蛭、地龙入血分破血逐瘀消癥，其力峻效宏，香附疏肝理气解郁，四药活血行气解郁，为臣药。生白芍养阴柔肝，缓急止痛，石菖蒲芳香走窜，有开窍、宁心、安神之功，化湿、豁痰、辟秽之效，二药共为佐使药，全方活血安神、甘缓酸收并用，使气行血畅，诸郁自解。现代药理研究显示，舒郁颗粒组方中的药物多具有抗抑郁和焦虑、增加中枢神经系统单胺类神经递质含量、减轻脑损伤后炎症反应和自由基对脑的损害、降低血液黏稠度、促进患者中风后偏瘫侧肢体功能康复等作用，为舒郁颗粒治疗 PSD 提供了现代药理学依据。本观察结果显示，舒郁颗粒治疗 PSD 临床整体疗效优于盐酸氟西汀胶囊，可明显改善患者抑郁症状，加快神经功能康复，且药物不良反应发生率低，显示出良好的临床应用前景。

五、天智颗粒治疗阴虚阳亢型缺血性中风患者症状评分分析

（一）诊断及辨证标准

西医诊断标准参考 1995 年中华医学会第四次全国脑血管病学术会议修订的《各类脑血管疾病诊断要点》进行诊断。中医辨证分型标准参考《中风病诊断与疗效评定标准（试行）》辨证属于阴虚阳亢型患者。主要表现：半身不遂，口舌歪斜，言语謇涩或不语，感觉减退或消失；头晕耳鸣，面红目赤，心烦易怒，腰膝酸软；舌质红或绛，或有瘀斑，舌苔薄黄或燥，脉弦或弦细。排除短暂性脑缺血发作、腔隙性脑梗死者；由脑肿瘤、脑外伤、脑寄

生虫病、代谢障碍、风湿性心脏病、冠心病及其他心脏病合并房颤等引起脑栓塞者；妊娠或哺乳期妇女；对本药成分过敏者；对于合并有心、脑、肝、肾、造血系统和内分泌系统等严重原发性疾病及精神病患者也予以排除。

（二）一般资料

60 例均来源于河南中医药大学第一附属医院 2007 年 4 月—2007 年 12 月的住院患者，采用随机、开放对照的原则分为对照组和治疗组。治疗组 30 例，男 18 例，女 12 例，年龄 40~70 岁，平均 62 岁；病程 15~30 天，平均 19 天。对照组 30 例，男 17 例，女 13 例，年龄 40~70 岁，平均 62 岁；病程 15~30 天，平均 19 天。两组患者在年龄、性别、病程方面差异无统计学意义（$P>0.05$）。

1. 治疗方法

治疗组给予天智颗粒（河南省宛西制药股份有限公司，生产批号：Z20040041；组成：天麻、钩藤、石决明、杜仲、川牛膝、桑寄生、茯神、夜交藤、栀子、黄芩、槐花、益母草。每袋 5g），1 次 1 袋，1 日 3 次。对照组给予养血清脑颗粒（天津天士力制药股份有限公司，批号 Z10960082；组成：当归、川芎、熟地黄、白芍、珍珠母、决明子、夏枯草、细辛等。每袋 4g），1 次 1 袋，1 日 3 次。28 天为 1 个疗程，观察 1 个疗程。

2. 观察指标及方法

观察两组患者治疗前后神经功能缺损的变化、中医证候学积分和日常生活能力状态以及患者血压的变化。各观察指标积分参照《中风病诊断与疗效评定标准（试行)》。

3. 统计学方法

数据采用 SPSS13.0 统计软件处理。计量资料以（$\bar{x}\pm s$）表示，符合正态分布的数据，采用 t 检验，组间比较采用成组 t 检验，组内比较采用配对 t 检验；不符合正态分布的计量资料采用 Mann-Whitney U 检验；等级资料采用秩和检验。

4. 疗效标准

参照中华医学会第四次全国脑血管病学术会议通过的《脑卒中患者临床神经功能缺损程度评分标准》进行综合评价。神经功能缺损疗效评定分级标准：基本痊愈：功能缺损积分减少 90%~100%；显著进步：功能缺损积分减少 46%~89%；进步：功能缺损积分减少 18%~45%；无变化：功能缺损积分减少或增加在 18% 以内；恶化：功能缺损积分增加 18% 以上。中医证候疗效评定：基本痊愈：中医临床症状、体征基本消失，证候积分减少≥95%；显效：中医临床症状、体征明显改善，证候积分减少≥70% 而<95%；有效：中医临床症状、体征均有好转，证候积分减少≥30% 而<70%；无效：中医临床症状、体征无明显改善，甚或加重，证候积分减少<30%。以上疗效判定均按尼莫地平法计算，即：（治疗前积分-治疗后积分)/治疗前积分×100%。

（三）结果

1. 两组患者中医证候疗效比较

治疗组基本痊愈 3 例，显效 5 例，有效 21 例，无效 1 例，总有效率 96.70%；对照组基本痊愈 1 例,显效 1 例,有效 22 例,无效 6 例,总有效率 80.00%,两组比较差异有统计学意义 ($P<0.01$),提示治疗组中医证候疗效优于对照组。

2. 两组患者治疗前后中医证候各项积分值比较

表 6-10 示,治疗后治疗组中医症状的各项积分值均有改善,与治疗前相比,差异有统计学意义 ($P<0.05$ 或 $P<0.01$);对照组仅有言语謇涩、腰膝酸软症状较治疗前有改善,差异有统计学意义 ($P<0.05$);除偏身麻木、腰膝酸软外,其余症状治疗组与对照组治疗后比较,差异有统计学意义 ($P<0.05$ 或 $P<0.01$)。

表 6-10 两组患者治疗前后中医证候积分变化比较 ($\bar{x}\pm s$)

	例数	治疗前	治疗后	例数	治疗前	治疗后
偏瘫	30	1.87±1.33	1.17±1.09 *△	30	1.90±1.35	1.73±1.20
偏身麻木	28	1.56±0.93	1.05±0.52 *	30	1.63±0.72	1.50±0.73
言语謇涩	18	1.57±0.63	0.70±0.70 **△	25	1.73±0.74	1.14±0.57 *
口舌歪斜	21	2.27±0.82	1.31±0.93 *△	24	2.20±0.87	2.01±0.96
头晕耳鸣	26	1.93±1.14	0.90±0.80 **△△	20	1.83±0.99	1.56±0.90
面红目赤	22	1.40±0.99	0.86±0.89 **△△	24	1.55±0.89	1.49±0.60
腰膝酸软	20	2.73±0.98	1.20±1.13 **	19	2.70±0.98	1.50±1.27 *
便秘	27	1.07±0.74	0.90±0.66 *△△	28	0.99±0.71	0.67±0.66

注:与本组治疗前比较,* $P<0.05$,** $P<0.01$;与对照组治疗后比较,△ $P<0.05$,△△ $P<0.01$。

3. 两组患者治疗前后神经功能缺损疗效比较

治疗组基本痊愈 3 例,显著进步 17 例,进步 8 例,无变化 2 例,总有效率 93.30%;对照组基本痊愈 1 例,显著进步 13 例,进步 8 例,无变化 8 例,总有效率 73.30%,两组比较差异有统计学意义 ($P<0.05$),提示治疗组临床疗效优于对照组。

4. 两组患者治疗前后神经功能缺损积分及日常生活能力状态变化比较

表 6-11 示,治疗后两组神经功能缺损积分以及日常生活能力状态分级较治疗前明显降低 ($P<0.01$);治疗后治疗组神经功能缺损积分的降低优于对照组 ($P<0.05$),而日常生活能力状态分级与对照组差异无统计学意义 ($P>0.05$)。

表 6-11 两组患者治疗前后神经功能缺损及日常生活能力变化比较 ($\bar{x}\pm s$)

组别	时间	例数	神经功能缺损	日常生活能力状态
治疗组	治疗前	30	22.23±7.08	4.03±1.35
	治疗后	30	11.27±6.61 *△	2.50±1.28 *
对照组	治疗前	30	22.90±6.67	4.07±1.31
	治疗后	30	14.83±6.99 *	3.03±1.27 *

与本组治疗前比较,* $P<0.05$,与对照组治疗后比较,△ $P<0.05$。

5. 两组患者治疗前后血压比较

表 6-12 示,两组治疗前后比较,收缩压和舒张压均明显降低 ($P<0.01$);治疗后治疗组的收缩压与对照组比较差异有显著性 ($P<0.05$),但在舒张压方面差异无统计学意义

（*P*>0.05），提示治疗组在降低收缩压方面优于对照组，而在舒张压上无明显变化。

表 6-12 两组患者治疗前后血压变化比较（mmHg,$\bar{x}$±s)

组别	时间	例数	收缩压	舒张压
治疗组	治疗前	30	156±6	86±2
	治疗后	30	138±4 *△	82±6 *
对照组	治疗前	30	156±8	86±4
	治疗后	30	142±4 *	82±4 *

注：与本组治疗前比较，＊*P*<0.01；与对照组治疗后比较，△*P*<0.05。

（四）讨论

天麻钩藤饮出自近代医家胡光慈的《杂病证治新义》，具有补益肝肾、平肝潜阳以及清热活血的功效，用于肝肾不足、肝阳上亢引起的眩晕、头痛、失眠、耳鸣等。天智颗粒是在天麻钩藤饮的基础上化裁而来，该药具有补益肝肾、平肝潜阳、清热活血之效，方中天麻、钩藤平肝潜阳、息风止痉；石决明平肝潜阳；牛膝、杜仲、桑寄生及夜交藤具有滋补肝肾、强健筋骨、补益精血之效，并且牛膝能够引火（血）下行，《本草纲目》称首乌藤"此物能养血益肝，固精益肾"；茯神善于安神定志；栀子长于泻火除烦，清热利湿，凉血解毒；黄芩则能凉血、除热，所以二者使肝经之热不致上扰；槐花具有凉血、清肝火之功；益母草善于活血祛瘀、利水消肿。故诸药合用，共奏滋补肝肾之阴、平息肝阳之风之效。

我们运用天智颗粒治疗缺血性中风阴虚阳亢患者，通过滋补肝肾之阴，达到精血化生有源，使肝有所藏，制约肝阳升腾，阴阳平衡，则肝之疏泄正常，气机畅达，从而使气行则血行；并且通过滋阴，生津增液，稀释血液，降低血液黏度，改善血液循环，达到水助舟行、瘀去血行的目的，使其肢体充分得到血液濡养，对缺血性中风的治疗以及预防复发都有重要意义。另外，在治本的同时，不忘治标，通过平肝潜阳，平息阳亢之风，制约暴戾之火，稳定病情，从而达到标本同治，事半功倍的目的。本研究显示，天智颗粒能够显著改善患者偏瘫、偏身麻木、言语謇涩、头晕耳鸣、面红目赤、腰膝酸软、便秘等临床症状；改善神经功能缺损和日常生活能力；降低血压，并且在神经功能缺损疗效和中医证候疗效方面优于对照组。而对照组所用养血清脑颗粒具有养血平肝、活血通络得功效，侧重于血虚引起的头晕、头痛、眼花、失眠等症，结果提示，天智颗粒治疗缺血性中风阴虚阳亢型患者，切中病机，故疗效明显。

六、安宫牛黄制剂治疗老年急性脑梗死的临床观察

（一）资料与方法

1. 一般资料

所有病例均来源于山东中医药大学附属医院，参照 2010 年中华医学会神经病学分会脑血管病学组制定的《中国急性缺血性脑卒中诊治指南2010》，根据纳入和排除标准，自2013

年7月—2014年12月共纳入并治疗老年急性脑梗死患者90例，随机分为3组，每组30例。3组患者年龄、性别、病程、治疗前的神经功能缺损程度等资料比较，经经统计学分析，无显著差异（$P>0.05$），具有可比性。

2. 治疗方法

治疗组1：常规治疗+醒脑静注射液30mL（静脉滴注，1日1次）7天，序贯清开灵颗粒3.0g（口服，1日3次）7天；治疗组2：常规治疗+醒脑静注射液30mL（静脉滴注，1日1次）14天；对照组：常规治疗拜阿司匹林，0.1g（口服，1日1次）14天；依达拉奉（易达生），30mg（静脉滴注，1日2次）14天；注射用单唾液酸四己糖神经节苷脂钠（申捷），80mg（静脉滴注，1日1次）14天；注射液用血栓通粉针（晨钟），450mg（静脉滴注，1日1次）14天。连续观察2周。

3. 观察指标

证候积分、神经功能缺损评分（NIHSS）评分、C反应蛋白（CRP）、血清内皮素（ET）、肿瘤坏死因子-α（TNF-α）、血清白介素-6（IL-6）、血白细胞总数（WBC）、中性粒细胞比值（NE%）、14天时住院花费与疗效（即性价比分析）的比较及安全性检测。

4. 统计学方法

使用SPSS17.0.统计软件分析数据，计量资料以（$\bar{x}\pm s$）表示，计量资料组间比较使用 t 检验，等级资料用秩和检验，计数资料用卡方检验。

（二）结果

1. 治疗前后证候改善的比较

结果见表6-13。

表6-13　三组治疗前后证候的变化（$\bar{x}\pm s$）

组别	例数	时间	内风	内火	痰湿	血瘀	气虚	阴虚
治疗组1	30	治疗前	13.23±6.12[4]	16.90±7.42[4]	10.36±4.49[2]	10.13±4.25[1]	3.56±2.04[3]	4.33±1.88[3]
		治疗后	2.70±1.85[6)8]	2.93±1.79[6)8]	2.76±1.40[6)8]	2.96±1.42[6)8]	3.53±1.16[9)11]	3.36±1.82[12)13]
治疗组2	30	治疗前	13.90±8.21[4]	16.36±5.44[4]	8.56±4.29[2]	11.30±5.35[1]	4.00±1.78[2]	4.10±1.78[2]
		治疗后	2.63±0.88[7]	2.66±1.12[7]	3.03±1.35[7]	3.56±1.43[7]	3.56±1.75[10]	3.80±2.09[12]
对照组	30	治疗前	12.60±5.79[5]	16.73±5.63[5]	10.16±4.83[2]	12.10±4.39[1]	3.80±1.80[3]	3.96±2.10[3]
		治疗后	4.23±2.94	6.40±4.27	4.10±2.41	3.16±1.41	3.20±1.18	3.16±1.28

注：经 t 检验，求得治疗前后：三组血瘀变化比较 1) $P<0.05$（$P=0.000$），三组痰湿变化比较 2) $P<0.05$（$P=0.000$），三组气虚（1组 $P=0.98$，2组 $P=0.201$，3组 $P=0.133$）、阴虚（1组 $P=0.055$，2组 $P=0.375$，3组 $P=0.092$）变化比较 3) $P>0.05$，治疗组1、治疗组2的治疗前后内风、内火变化比较 4) $P<0.05$（$P=0.000$），对照组治疗前后内风、内火变化比较 5) $P<0.05$（$P=0.000$）；治疗后：内风（1~3$P=0.019$）（2~3$P=0.006$）（1~2$P=0.86$）、内火（1~3$P=0.000$）（2~3$P=0.000$）（1~2$P=0.494$）、痰湿（1~3$P=0.011$）（2~3$P=0.039$）（1~2$P=0.457$）变化治疗组1与对照组比较 6) $P<0.05$，治疗组2与对照组比较 7) $P<0.05$，治疗组1与治疗组2比较 8) $P>0.05$；血瘀变化治疗1组与对照组比较 6) $P>0.05$（$P=0.588$），治疗2组与对照组比较 7) $P>0.05$（$P=0.281$），治疗1组与治疗2组比较 11) $P>0.05$（$P=0.109$）；气虚变化治疗组1与对照组比较 9) $P>0.05$（$P=0.0366$），治疗组2与对照组比较，10) $P>0.05$（$P=0.347$），治疗组1与治疗组2比较 11) $P>0.05$（$P=0.939$）；阴虚变化治疗组1治疗组2分别与对照组比较均为（1~3$P=0.626$，2~3$P=0.163$），12) $P>0.05$，治疗组1与治疗组2比较（$P=0.396$）13) $P>0.05$。

2. 治疗前后 NIHSS 的比较

结果见表 6-14。

表 6-14 三组治疗前后 NIHSS 评分比较 ($\bar{x} \pm s$)

组别	例数	治疗前	治疗后
治疗组 1	30	22.90±9.93	8.63±3.29[2)3)5)]
治疗组 2	30	22.80±10.87	9.53±2.72[2)4)]
对照组	30	23.70±10.16	11.56±3.49[1)]

注：对照组治疗前后比较 1) $P<0.05$（$P=0.000$），两治疗组治疗前后比较 2) $P<0.05$（$P=0.000$）；治疗后，治疗组 1 与对照组相比 3) $P=0.001$（$P<0.05$），治疗组 2 与治疗组 3 相比 4) $P=0.015$（$P<0.05$），治疗 1 组与治疗 2 组相比 5) $P=0.254$（$P>0.05$）。表明治疗组改善神经功能的疗效优于对照组，治疗组 1 与治疗组 2 改善神经功能的疗效相当。

3. 治疗前后血常规及 CRP 的变化

结果见表 6-15。

表 6-15 三组治疗前后血常规+CRP 的变化 ($\bar{x} \pm s$)

组别	例数	时间	WBC(×10⁹/L)	N%	CRP(mg/L)
治疗组 1	30	治疗前	8.71±3.27	63.74±11.07	19.56±7.64
		治疗后	5.46±1.09[1)2)3)]	57.81±7.57[1)5)7)]	7.62±3.80[1)8)10)]
治疗组 2	30	治疗前	8.76±3.08	63.98±10.19	20.02±6.31
		治疗后	5.43±0.91[1)3)]	58.05±8.56[1)6)]	7.44±3.02[1)9)]
对照组	30	治疗前	8.95±2.33	61.17±12.04	17.84±5.20
		治疗后	6.16±1.46[1)]	53.91±6.18[1)]	9.49±2.33[1)]

注：经 t 检验，求得治疗前后白细胞计数（WBC）、N% 和 CRP 的数值分别 1) $P<0.05$；治疗后 WBC 的数值治疗组 1 与对照组比较 2) $P=0.041$（$P<0.05$），治疗组 2 与对照组比较 3) $P=0.025$（$P<0.05$），治疗组 1 与治疗组 2 相比 4) $P=0.907$（$P>0.05$）；治疗后 N% 的数值治疗组 1 与对照组相比 5) $P=0.033$（$P<0.05$），治疗组 2 与对照组相比 6) $P=0.036$（$P<0.05$），治疗组 1 与治疗组 2 比较 7) $P=0.909$（$P>0.05$）；治疗后 CRP 的数值治疗组 1 与对照组比较 8) $P=0.026$（$P<0.05$），治疗组 2 与对照组比较 9) $P=0.005$（$P<0.05$），治疗组 1 与治疗组 2 比较 10) $P=0.842$（$P>0.05$）。

4. 治疗前后 TNF-α、IL-6 及 ET 含量的变化

结果见表 6-16。

表 6-16 三组治疗前后 TNF-α、IL-6、ET 含量的变化 ($\bar{x} \pm s$)

组别	例数	时间	TNF-α(ug/L)	ET(pg/ml)	IL-6(pg/ml)
治疗组 1	30	治疗前	9.94±0.44	61.30±1.71	14.24±3.11
		治疗后	5.41±0.48[1)4)6)]	49.90±5.21[1)7)9)]	8.45±1.60[1)10)3)]
治疗组 2	30	治疗前	10.05±0.54	60.99±2.02	13.99±2.97
		治疗后	5.45±0.63[1)5)]	49.03±3.74[1)8)]	8.52±1.47[1)2)]
对照组	30	治疗前	9.96±1.23	61.61±1.40	14.37±2.58
		治疗后	5.78±0.41[1)]	53.13±2.07[1)]	9.65±1.50[1)]

注：经 t 检验，求得三组治疗前后 IL-6、ET 和 TNF-α 的含量比较 1) $P<0.05$；治疗后 IL-6 的含量治疗组 1 与对照组相比 10) $P=0.004$（$P<0.05$），治疗组 2 与对照组相比 2) $P=0.005$（$P<0.05$），治疗组 1 与治疗组 2 比较 3) $P=0.861$（$P>0.05$）；治疗后 TNF-α 的含量治疗组 1 与对照组比较 4) $P=0.003$（$P<0.05$），治疗组 2 与对照组比较 5) $P=0.024$（$P<0.05$），治疗组 1 与治疗组 2 相比 6) $P=0.767$（$P>0.05$）；治疗后 ET 的含量治疗组 1 与对照组比较 7) $P=0.003$（$P<0.05$），治疗组 2 与对照组比较 8) $P=0.000$（$P<0.05$），治疗组 1 与治疗组 2 比较 9) $P=0.462$（$P>0.05$）。

5. 性价比分析

疗效判定标准（参照 1995 年神经功能缺损程度评分标准判定）：以 NIHSS 评分的总分在治疗前后的减分率作为疗效指标。减分率=（基线总分-治疗后总分)/基线总分×100%。见表 6-17。

表 6-17　以 NIHSS 评分减分率为标准的成本效果比（$\bar{x}\pm s$）

组别	人均费用	NIHSS 减分率
治疗组 1	19996.4±1065.18[1]	0.56±0.19[2]
治疗组 2	20853.4±1112.48	0.50±0.20

注：治疗后，人均费用治疗组 1 与治疗组 2 比较 1）$P=0.003P<0.05$，NIHSS 减分率治疗组 1 与治疗组 2 比较 2）$P>0.05$（$1-2P=0.272$），表明治疗组 1 的治疗方案的性价比高于治疗组 2。

6. 安全性分析

两治疗组的患者在用药时期内均未有明显不良表现，治疗后经复查肝肾功能未发现异常改变。

（三）讨论

急性脑梗死是指多种原因导致的大脑供血血管闭塞，血流突然中止，新的侧支循环尚未及时建立，致使相应供血部位的脑组织缺血缺氧，脑功能进一步损伤，出现一系列神经功能缺损症状及体征的一类临床常见脑血管病。在缺血性脑卒中发病过程中血管内皮细胞功能状态、炎症因子的介入和神经免疫调节机制均起到重要作用。

急性脑梗死属中医"中风"范畴，《黄帝内经》虽然没有提出中风病名，但有关中风病情较为详细的描述，如：《素问·生气通天论》记载："阳气者，大怒则形气绝，而血菀于上，使人薄厥。"《素问·调经论》云："血之与气并走于上，则为大厥……"明清时期，楼英根据中风病发病缓急首次把中风病命名为"卒中"。

本病病位在心与脑，与肝脾肾关系密切。病理性质多为本虚标实，肝肾阴虚、气血不足为致病之本，风、火、痰、瘀等病理因素为致病之标，两者互为因果。发病初期，邪气偏盛，以标实为主；随着病情的进展，正邪交争，邪盛正衰，或者疾病后期正气虚损，无力祛邪，邪气独留，出现程度不等的后遗症。风、火、痰、瘀、虚是老年急性脑梗死病程中最为关键的病理因素及症候要素，他们之间不是孤立的，常相互影响，使病情复杂化、病程缠绵、反复迁延。本病急性期以标实为主，内风、内火、气滞、血瘀、痰结为其病理特点，故可用息风、泻火、行气、化痰、通络等治疗原则。在急性期经常选用安宫牛黄制剂，如醒脑静注射液、清开灵颗粒等，现代药理研究证明，醒脑静注射液通过对中枢神经系统的双向调节作用，同时清除氧自由基、兴奋呼吸中枢、提升氧分压、改善血管内皮通透性以达到镇静、抗惊厥、抗炎、增加免疫和保护脑细胞等作用。故本研究选用古方安宫牛黄制剂——醒脑静注射液（麝香、郁金、冰片、栀子）序贯清开灵颗粒（胆酸、猪去氧胆酸、珍珠母、栀子、水牛角、板蓝根、黄芩、金银花）治疗急性脑梗死，其结果显示如下。

1. 对于神经功能缺损恢复影响

治疗前，三组间 NIHSS 评分相比无明显差别（$P>0.05$）；治疗后，两治疗组与对照组 NIHSS 评分分别比较均明显降低（$P<0.05$），而两治疗组比较无明显差异（$P>0.05$）。由此可见，醒脑静注射液及醒脑静注射液序贯清开灵颗粒可明显改善患者的神经功能缺损程度。

2. 在证候积分方面的影响

治疗前，三组各证候积分相比无明显差别（$P>0.05$），而治疗前三组中的各证候的分值比较可见内风、内火、痰湿、血瘀的分值明显高于气虚、阴虚的分值，说明在缺血性脑血管病的急性期以实证表现为主，风、火、痰、瘀为其本阶段的主要病因及病理产物。治疗前后：三组血瘀、痰湿、内风、内火证候的变化有明显差异（$P<0.05$），三组气虚、阴虚证候的变化无明显差异（$P>0.05$）；治疗后：对于内风、内火、痰湿的证候变化两治疗组与对照组比较均存在明显差异（$P<0.05$），治疗组1与治疗组2比较无明显差异（$P>0.05$）；血瘀、气虚、阴虚证候变化两治疗组与对照组比较无明显差异（$P>0.05$），治疗组1与治疗组2比较亦无明显差异（$P>0.05$）。由此可见醒脑静注射液及醒脑静注射液序贯清开灵颗粒均能够明显改善急性脑梗死患者的内风、内火、痰湿的证候，配合常规的活血化瘀的治疗，更加有效的改善患者的证候，并进一步阐明了醒脑静注射液、清开灵颗粒治疗本病该阶段的中医发病机制。

3. 对于血管内皮功能的影响

治疗前三组间血清 ET 含量相比无明显差别（$P>0.05$）；治疗后，两治疗组与对照组的 ET 血清含量较治疗前均有明显降低（$P<0.05$），治疗组1与治疗组2相比无明显差别（$P>0.05$）。由结果可知，从内皮素治疗前后及治疗后三组的化验数值的改变，说明醒脑静注射液及醒脑静注射液序贯清开灵颗粒的治疗方案均能有效的保护内皮细胞，改善血管内皮的功能，恢复血管的正常生理功能。

4. 对血清炎性因子的影响

治疗后，三组 WBC、N%、CRP、TNF-α、IL-6 的数值较治疗前明显下降（$P<0.05$）；治疗后组间比较，两治疗组的 WBC、N%、CRP、TNF-α、IL-6 的数值较对照组亦有明显降低（$P<0.05$），而治疗组1与治疗组2相比较无明显差别（$P>0.05$）。根据上述各项数值在治疗前后的变化及治疗后与对照组的组间比较中不难看出，治疗组1与治疗组2的治疗方案均可显著降低 TNF-α、IL-6 的含量，减少血液中的炎症因子，减轻炎症反应介导的继发性的血管内皮损伤而起到血管保护作用。

5. 对住院期间的花费方面的影响

因老年患者存在一身多病的情况，在治疗急性缺血性脑血管病的同时亦兼顾治疗其他疾病，故住院总费用治疗无可比性，故本研究治疗脑血管病的基础治疗固定药物及剂量，在此基础上加用醒脑静及清开灵颗粒治疗。经治疗组1治疗方案治疗 14 天后，治疗脑血管病的总费用平均为（19996.4±1065.18）元，治疗组2治疗方案治疗 14 天后，治疗脑血管病的总费用平均为（20853.4±1112.48）元，两组患者的治疗效果相同，但在总治疗费用方面治疗组1的费用明显少于治疗组2的费用（$P<0.05$），故常规治疗+醒脑静注射液治疗 7 天序贯清开灵颗粒治疗 7 天的治疗方案与常规治疗+14 天醒脑静注射液治疗方案对老年急性脑梗死的疗效相当，但前者较后者更经济和实用。

通过本研究我们不难看出，醒脑静注射液及醒脑静注射液序贯清开灵颗粒这两种治疗方案，均可改善患者的中医证候及其神经功能缺损程度，而且均能有效的保护血管内皮细胞，改善内皮功能，同时减少血液中的炎症因子，减轻机体的炎症反应。两种治疗方案的治疗效果相当，但在治疗花费及性价比方面醒脑静注射液序贯清开灵颗粒组明显优于单用醒脑静注射液组，说明醒脑静注射液序贯清开灵颗粒治疗老年急性脑梗死更加经济、实用。

第二节　基于实验室指标的脑卒中中成药安全性评价

一、黄芪注射液治疗缺血性中风的临床观察

(一) 临床资料

选择 247 例经临床诊断为缺血性中风住院患者为观察对象,其中 214 例经头颅 CT 或 MRI 证实,另外 33 例均具有典型的中风临床表现。全部病例以 2∶1 的比例随机分为黄芪注射液组 (治疗组) 和复方丹参注射液组 (对照组)。黄芪注射液组 165 例,男 106 例,女 59 例;年龄 48~75 岁,平均 62 岁,病程 15 天~31 个月,平均 4.3 个月。经 CT 或 MRI 诊断 142 例,其中脑梗死伴脑萎缩 76 例,脑血栓形成 40 例,脑动脉硬化或供血不足 26 例。复方丹参注射液组 82 例,男 58 例,女 24 例;年龄 54~78 岁,平均 65 岁;病程 28 天~24 个月,平均 4.6 个月经 CT 或 MRI 诊断 72 例,其中脑梗死伴脑萎缩 37 例,脑血栓形成 21 例,脑动脉硬化或供血不足 14 例。

表 6-18　缺血性中风 247 例的主要临床表现 (例次)

组别	言语含糊或不清	肢体偏瘫,生活不能自理	肢体活动受阻或肌无力	关节僵直或手不能握	下肢行走不便,拐杖辅助	高血压
治疗组	98	65	63	76	47	54
对照组	82	78	69	72	51	64

247 例均根据 1986 年中华全国中医学会内科学会修订的《中风病中医诊断疗效评定标准》采用计分法,对患者的神志状态、语言表达、肢体活动功能的恢复及生活自理程度等综合分析进行临床疗效评定。临床痊愈:积分>24 分;显效:积分>10 分;有效:积分>4 分;无效:积分<4 分,恶化病情加重积分减少或死亡。

(二) 治疗方法

黄芪注射液 (上海福达制药有限公司生产)、复方丹参注射液 (上海市新冈制药厂生产) 各 20mL,分别加入生理盐水 500mL 中静脉滴注,1 日 1 次,15 天为 1 个疗程,共 3 个疗程在治疗观察期间停用其他扩血管抗凝药物。

观察指标在用药前后、用药期间详细记录患者的临床症状,在治疗前后做血液流变学指标的对比观察

(三) 统计方法

治疗前后采用配对 t 检验,组间采用差值比较 t 检验。

(四) 结果

黄芪注射液与复方丹参注射液临床疗效比较:在治疗组 165 例中,静脉滴注药物 3 个疗程后,基本痊愈 25 例,显效 46 例,有效 83 例,无效 11 例,总有效率为 93%,其中痊愈和

显效为 43%；在对照组 82 例中，基本痊愈 8 例，显效 18 例，有效 37 例，无效 19 例，总有效率为 76%，其中痊愈和显效占 31%。

表 6-19　黄芪注射液对血液流变学的影响

组别		红细胞压积(%)	全血比黏度(%)	血浆比黏度(%)	纤维蛋白原(mg%)	血沉(mm/h)
治疗组	治前	47.6±1.76	4.1±0.32	2.3±0.03	533.15±32.58	33.7±53.85
a=165	治后	32.38±2.51$^{\triangle *}$	3.3±0.20$^{\triangle}$	2.77±0.03$^{\triangle}$	396.94±29.64$^{\triangle}$	17.85±2.65$^{\triangle}$
对照组	治前	47.56±2.10	4.9±0.16	2.30±0.03	533.34±28.96	31.83±3.74
a=82	治后	41.56±1.74*	3.28±0.14*	3.75±0.03*	457.2±24.968	27.8±3.45*

注：* 与治疗组相比，$P<0.05$；△与对照组相比，$P<0.05$。

两组在治疗前血液流变学指标均异常，组间比较无显著差异，提示缺血性中风患者血液黏度增高。两组自身治疗前后对比，均有显著差异（$P<0.05$），且治疗后黄芪注射液组的血液流变学各项指标的改善尤为显著，其疗效明显优于对照组（$P<0.05$），说明黄芪注射液具有降低血液黏度、改善异常的血液流变学指标等作用。

（五）药物的不良反应

黄芪注射液在治疗过程中和停药后，均未见任何不良反应。

（六）讨论

中医学认为缺血性中风多发生于 60 岁以上老人，且随年龄增长而增高。患者脏腑功能有不同程度衰退，元气不足则推动无力，加之中风后元气进一步亏耗，血行迟缓，血液凝滞，瘀阻脉络，脑窍。根据气血理论，气为血之帅气行则血行，气虚则血瘀。因此通过补气可使血瘀得到缓解而黄芪正是补气要药，具有健脾益气、补气升阳、扶正固本之功效，故应用黄芪注射液可达到补气祛瘀之功效。

缺血性中风患者的血液处于高凝状态，由血黏导致血瘀，血液流变学指标反映血液黏稠度、黏滞性、聚集性，而实验研究表明黄芪能抑制血栓形成及降低血小板黏附率。红细胞的变形能力对血液流变学有直接影响，而黄芪可影响红细胞的变形能力，使血小板内 cAMP 含量升高，从而改善血液流变学的异常，抑制亢进的血小板功能。近年来的研究发现，机体代谢过程中产生的自由基及其脂质过氧化物，在脑缺血的病理生理过程中发挥着重要作用，体内过氧化物脂质增加可促进血栓的形成和加剧脑缺血的程度，黄芪含有微量元素硒，而硒能保护机体对抗有害氧化的作用，化学实验证明，黄芪中的异黄酮类化合物均具有清除超氧自由基的活性。缺血性中风的起因还与微量元素锌的缺乏有关。黄芪成分中主要微量元素之一即是锌。动物实验证明，黄芪有利于大脑对信息的储备，西医学研究证实黄芪具有抑制血小板聚集、改善微循环、清除自由基及抗脂质过氧化，增加锌值及增强记忆力等功效，对治疗缺血性中风具有重要作用。

目前治疗缺血性中风的新药较多，但有些药物作用局限，单一用药效果欠佳，且价格昂贵，仅按 1 个疗程 15 天计算，单用脑活素一项，费用高达 2000 元，这对我国广大居民来说，无疑是个不小的数字。而黄芪注射液乃传统中药加工而成，对治疗缺血性中风的疗效显著，且无毒副作用，资源丰富，价格适中，前景不可估量。

二、通络愈瘫胶囊对 30 例缺血性中风气虚血瘀型患者血清影响的分析

中风病是目前人类健康的三大疾病死亡原因之一，50%~70%的存活者遗留瘫痪、失语等严重残疾，给社会和家庭带来沉重负担而缺血性中风占全部中风的75%左右。我们运用西医学知识并结合多年临床经验，研制出具有益气活血、化瘀通络作用的通络愈瘫胶囊。本课题旨在通过临床观察，研究通络愈瘫胶囊治疗气虚血瘀型中风疗效；通过检测患者血清超氧化物歧化酶（SOD）、丙二醛（MDA）、白介素-8（IL-8）含量的变化，为该药的临床推广应用提供客观依据。

（一）临床资料

所有病例均来自2004年12月—2005年5月河南中医药大学第一附属医院脑病门诊及住院患者，符合西医诊断标准及中医证候诊断标准。入选病例60例，按就诊先后顺序随机分为治疗组与对照组，去除资料不全、未按规定服药者2例，剩余58例，其中男33例，女25例，年龄40~75岁。两组患者基本资料见表6-20。两组一般资料对比，无显著性差异（$P>0.05$），具有可比性。

表6-20 两组一般资料比较

项目	治疗组	对照组
病例数	30	28
性别(男/女)	17/13	16/12
年龄	59.83±8.00	59.71±8.81

（二）标准

1. 西医诊断标准

动脉粥样硬化性血栓性脑梗死：

① 常于安静状态下发病。

② 大多数发病时无明显头痛和呕吐。

③ 发病缓慢，多逐渐进展，或呈阶段性进行，多与脑动脉粥样硬化有关，也可见于动脉炎、血液病等。

④ 一般发病后1~2天内意识清楚或轻度障碍。

⑤ 有颈内动脉系统和/或椎基底动脉系统症和体征。

⑥ 头颅CT或MRI检查。

⑦ 腰穿脑脊液一般不应含血。

2. 中医诊断标准

① 主症半身不遂，口眼歪斜，言语謇涩或不语，感觉减退或消失等。②次症：头痛，眩晕，饮水发呛，目不瞬，共济失调。③急性起病，发病前多有诱因，常有先兆症状。④发病年龄多在40岁以上，具备2个主症以上，或1个主症2个次症，结合起病、诱因、先兆

症状、年龄即可确诊；不具备上述条件，结合影像学检查结果亦可确诊。

3. 中医证候诊断标准

参照《中药新药临床研究指导原则》和《中风病诊断与疗效评定标准》（试行）。

气虚血瘀证主症：半身不遂，口舌歪斜，言语謇涩或不语，感觉减退或消失。兼症：面色㿠白，气短乏力，动则汗出，手足麻木。舌、脉象：舌质淡紫或有瘀斑，舌苔白或白腻，脉弦滑或沉细而涩。

4. 纳入病例标准

凡年龄在 45~75 岁，男女不限，脑梗死发病在 6 小时至 1 个月者。首次发病或过去有脑梗死但未留下神经功能缺损者。神经功能缺损评分按 1995 年全国脑血管会议制定的评分标准在 10~45 分者，中医辨证为气虚血瘀型。

（三）观测指标

① 神经功能缺损评定（前后各 1 次）。②中医证候学观测（前后各 1 次）。③IL-8：采用放免法测定（试剂盒由北京科美东雅生物技术有限公司提供，批号：051125）。清晨空腹抽取静脉血 2mL 注入试管中，待凝固后分离血清，-20℃保存 2 个月备用。测定前置室温或冷水中复融，混匀，4℃ 3500rpm 离心 5 分钟取上清液测定。取圆底聚苯乙烯试管，编号，按各自 IL-8 RIA 加液程序配液，充分混匀，4℃放置 24 小时，加入分离剂后充分混匀，室温下静置 15 分钟后，4℃离心 3500rpm（DL-8R 低温离心机，上海离心机厂生产）20 分钟，立即吸去上清液，在 SN-695A 型放免 γ 测量仪（上海原子核研究所日环仪器一厂生产）上测定 cpm 数。治疗前及治疗 1 个疗程后各检测 1 次。

（四）治疗方法

基础疗法：两组中重症病例均采用基础治疗，卧床休息，保持安静，维持水与电解质、酸碱平衡，以及一般支持疗法；对心功能不全的患者，给予强心、利尿治疗；若合并感染者，给予有效抗生素；血压过高者，给予降压治疗。不使用类似试验药物作用的中药，不使用脑营养代谢药物或脑保护剂、脑代谢活化剂等。

治疗组在上述常规治疗基础上加用通络愈瘫胶囊（药物组成：黄芪、当归、川芎、丹参、赤芍、红花、水蛭、郁金。由河南中医药大学第一附属医院制剂室提供，批号：960510，生产批号：040915，每粒含生药 0.4g），1 次 4 粒，1 日 3 次，口服。对照组在上述常规治疗基础上加用消栓通络胶囊（由吉林省东北亚药业股份有限公司生产，国药准字：Z10940067，每粒含生药 0.37g），1 次 4 粒，每日 3 次，口服。

两组均以 28 天为 1 个疗程，共观察 1 个疗程。

（五）疗效判定标准

对治疗前后患者的神志、言语、肢体运动功能等主症参考 1995 年中华医学会第四次全国脑血管病学术会议通过的疗效评定标准进行综合评价。

1. 临床疗效评定分级标准

基本痊愈：功能缺损评分减少 90%~100%，病残程度 0 级。显著进步：缺损功能评分减少 46%~89%，病残程度 1~3 级。进步：功能缺损评分减 18%~45%。无变化：功能缺损评分减少或增加在18%以内。恶化：功能缺损评分增加18%以上。

2.中医证候疗效评定标准

基本痊愈：中医临床症状、体征消失或基本消失，证候积分减少>95%。显效：中医临床症、体征明显改善，症候积分减少>70%。有效：中医临床症状、体征均有好转，证候积分减少>30%。无效：中医临床症状、体征均无明显改善，甚或加重，证候积分减少不足30%。

（六）统计学方法

计算公式（尼莫地平法）为［（治疗前积分-治疗后积分）÷治疗前积分］×100%，所得数据用SPSS13.0统计分析软件处理。计量资料所有数据以均数（$\bar{x}$）±标准差（s）表示，符合正态分布的数据，组间比较采用成组t检验，组内比较采用配对t检验；不符合正态分布的计量资料采用Man-Whitney U检验、等级资料采用H检验。

（七）结果

1.两组临床疗效对比

结果见表6-21。两组对比，经卡方检验，$\chi^2 = 4.83$，$P<0.05$，有显著性差异。

表6-21　两组临床疗效对比

组别	n	基本痊愈	显著进步	进步	无变化	总有效率%
治疗组	30	3	20	5	2	93.33
对照组	28	1	12	7	8	71.43

2.两组中医证候疗效对比

结果见表6-22。两组对比，经卡方检验，$\chi^2 = 4.47$，$P<0.05$，有显著性差异。

表6-22　两组中医证候疗效对比

组别	n	临床痊愈	显效	有效	无效	总有效率%
治疗组	30	3	6	20	1	96.67
对照组	28	1	1	20	6	78.57

3.两组治疗前后神经功能缺损积分、生活能力评分对比

结果见表6-23。

表6-23　两组治疗前后神经功能缺损及生活能力对比（$\bar{x}±s$）

组别		n	神经功能缺损	生活能力
治疗组	治疗前	30	21.27±7.75*	4.33±0.84*
	治疗后	30	10.2±6.5## △	2.50±1.36##
对照组	治疗前	28	24.46±7.81	4.32±0.82
	治疗后	28	14.64±7.12##	2.75±1.17##

注：两组治疗前对比，＊$P>0.05$；与本组治疗前对比，##$P<0.01$；与对照组治疗后对比，△$P<0.05$。

4. 两组治疗前后中医证候积分对比

结果见表6-24。

表6-24 两组治疗前后中医证候积分对比 $(\bar{x}\pm s)$

组别		n	中医证候
治疗组	治疗前	30	$17.50\pm3.05^{*}$
	治疗后	30	$6.37\pm3.23^{\#\#\triangle}$
对照组	治疗前	28	16.79 ± 3.97
	治疗后	28	$8.89\pm3.28^{\#\#}$

注：治疗前两组对比，$*P>0.05$；与本组治疗前对比，$\#P<0.01$；治疗后与对照组比较，$\triangle P<0.05$。

5. 两组治疗前后血清IL-8含量变化对比

结果见表6-25。

表6-25 两组治疗前后血清IL-8含量变化对比 $(\bar{x}\pm s)$

组别		n	IL-8(ng/mL)
治疗组	治疗前	30	0.42 ± 0.07
	治疗后	30	$0.32\pm0.06^{*\#\#\triangle}$
对照组	治疗前	28	0.41 ± 0.06
	治疗后	28	$0.35\pm0.06^{\#\#}$

注：两组治疗前对比，$*P>0.05$；与本组治疗前对比，$\#\#P<0.01$；与对照组治疗后对比，$\triangle P<0.05$。

（八）讨论

缺血性中风相当于西医学缺血性脑卒中，又称脑梗死，是各种原因导致脑动脉血流中断，局部脑组织发生缺氧缺血性坏死，而出现相应神经功能受损。在中医理论及益气活血化瘀方法的指导下，我们经过多年的临床实践和探索，研制出了治疗缺血性中风证属气虚血瘀型的通络愈瘫胶囊。该药具有益气活血、化瘀通络功效，方中黄芪大补脾胃之气，使气旺血行，祛瘀而不伤正，并助诸药之力为君药。川芎具有活血行气、祛风止痛之功效；当归养血活血，与川芎合用有上行颠顶，下达血海之效而为臣。丹参一药，有四物之功，补血生血，调血敛血，其力堪比芍药；逐瘀生新，功倍川芎。红花味辛性温，具活血通经、祛瘀止痛、化滞消斑之功效。丹参、赤芍、红花、水蛭、郁金五药共奏开窍化瘀、祛瘀生新之妙，为佐使药。诸药合用，益气活血通络。现代药理研究，黄芪具有调节血压、血糖，促进血管再生，抑制血细胞聚集，降低血黏度，改善微循环作用，还具有抗疲劳、抗缺氧、延缓细胞衰亡、抗衰老、利尿作用。丹参可通过多个作用靶点改善实验动物的血液流变性，改变高黏滞血症动物血液黏、浓、聚、滞的状态，保护血管内皮细胞功能，从而改善血液循环。水蛭含有水蛭素、肝素和抗血栓素，能降低实验动物全血黏度和血浆对比度，降低血浆栓溶聚体含量，从而达到抗凝、抗血栓和溶栓作用。

通过上述观察研究结果显示，通络愈瘫胶囊能明显促进患者神经功能恢复，提高生活能力，显著改善临床症状；同时可以减轻白介素-8等炎性介质对神经细胞的损伤，保护神经细胞。

三、通络愈瘫胶囊对缺血性中风气虚血瘀型患者血清影响的分析

缺血性中风，西医学称脑梗死，其发病率有增多趋势，已成为中老年人致死、致残的主

要原因，严重影响人们的生活和生存质量，造成沉重的家庭和社会负担。西医在治疗方面尚未有重大突破，而中医药却有其独特的优势，我们用通络愈瘫胶囊治疗缺血性中风取得了良好疗效。

（一）对象与方法

1. 对象

所有病例均为 2004 年 12 月—2005 年 5 月河南中医药大学第一附属医院脑病门诊及住院病人，年龄 45~75 岁。

入选病例 60 例，设对照组 30 例，治疗组 30 例。两组患者的性别、年龄、病程经检验，无显著性差异（$P>0.05$），具有可比性。

2. 病例选择标准

西医诊断标准和中医证候诊断标准参照《中药新药治疗中风病的临床研究指导原则》和 1986 年中华全国中医学会内科学会修订的《中风病中医诊断疗效评定标准》。

3. 治疗方法

按就诊先后随机分为治疗组、对照组，其中对照组 2 例未按方案规定用药予以剔除。两组均给予维持水与电解质平衡、酸碱平衡等基础治疗。治疗组加用通络愈瘫胶囊（河南中医药大学第一附属医院制剂室提供，批号：960510），对照组加用消栓通络胶囊（吉林省东北亚药业股份有限公司生产，国药准字：Z10940067），均为口服，1 次 4 粒，1 日 3 次。共 28 天。

4. 血清中 TNF-α、IL-6 的测定

分别在治疗前、治疗后第 28 天清晨抽取外周静脉血 2mL，停置 30 分钟离心，制备血清，放置-20℃冰箱内保存待测。按照 TNF-α、IL-6 试剂盒说明书方法测定血清中 TNF-α 含量。试剂盒由解放军总医院科技开发中心放免所提供。严格按药盒说明书进行操作。所有检测标本为 1 次同时测定。

5. 疗效标准

参考 1995 年中华医学会第四次全国脑血管病学术会议通过的疗效评定标准进行综合评价。

6. 统计学处理

所得数据用 SPSS13.0 统计分析软件处理。计量资料所有数据以均数（$\bar{x}$）±标准差（s）表示，符合正态分布的数据，采用 t 检验；不符合正态分布的计量资料采用 Mann-Whit-ney U 检验；等级资料采用 H 检验。

（二）结果

1. 临床疗效评定

治疗组基本痊愈 3 例，显著进步 20 例，进步 5 例，无变化 2 例，有效率为 93.33%；对照组基本痊愈 1 例，显著进步 12 例，进步 7 例，无变化 8 例，有效率为 71.43%。经卡方检验，两组差别具有显著意义（$P<0.05$）。表明：通络愈瘫胶囊在改善气虚血瘀型中风患者的临床症状方面疗效优于消栓通络胶囊。

2. 中医证候疗效评定

治疗组基本痊愈 3 例，显效 6 例，有效 20 例，无变化 1 例，有效率为 96.67%；对照组基本痊愈 1 例，显效 3 例，有效 18 例，无变化 6 例，有效率为 71.43%；经 χ^2 检验，两组差别具有显著意义（$P<0.05$）。提示：通络愈瘫胶囊在改善患者中医临床证候方面，疗效优于消栓通络胶囊。

3. 两组治疗前后血清中 TNF-α、IL-6 水平比较

经 t 检验，两组治疗前血清 TNF-α、IL-6 的含量比较无显著性差异（$P>0.05$），具有可比性。治疗组组内比较均有极显著差异（$P<0.01$），对照组 TNF-α 含量组内比较有显著差异（$P<0.05$），对照组 IL-6 含量组内比较无显著差异（$P>0.05$）。治疗后组间比较均有显著差异（$P<0.05$）。表明通络愈瘫胶囊对气虚血瘀型中风患者血清中 TNF-α 的调节作用明显优于消栓通络胶囊。详见表 6-26。

表 6-26　两组治疗前后血清中 TNF-α、IL-6 水平的比较（μg/g，$\bar{x}\pm s$）

组别		TNF-α	IL-6
治疗组	治疗前	89.79±42.38	3.01±1.33
30	治疗后	48.03±27.30■	1.76±0.64■
对照组	治疗前	81.07±36.45△	2.71±1.04△
28	治疗后	63.72±30.43★	2.13±0.72▲

注：治疗前两组对比，△$P>0.05$；治疗组治疗前后比较，■$P<0.01$；对照组治疗前后比较，★$P<0.05$；对照组治疗前后比较，▲$P>0.05$；治疗组治疗后较对照组，$P<0.05$。

（三）讨论

缺血性中风是由血管及血流动力学变化引起脑动脉阻塞，阻塞部位以下脑组织缺血、缺氧，造成脑细胞代谢失调，释放细胞神经毒性介质，导致细胞死亡的疾病。其发病机制涉及血栓形成、Ca^{2+} 超载、级联式瀑布反应、兴奋性氨基酸毒性、炎性反应、自由基损伤、细胞凋亡等多个方面。但在治疗方面尚未有重大突破。而中医药却有其独特的优势，我们经过多年临床认为气虚血瘀为缺血性中风的主要病机，并用通络愈瘫胶囊（药物组成：黄芪、当归、川芎、丹参、水蛭、红花、郁金、赤芍等）治疗，其中黄芪大补脾胃元气，气旺血行通畅，祛瘀而不伤正，为君药；当归养血活血，川芎行气活血，可上行颠顶，下行血海，为血中之气药，共为臣药；丹参养血活血化瘀，功同四物，有祛瘀生新之妙，赤芍凉血活血散瘀，红花活血化瘀，水蛭破血逐瘀，郁金凉血化瘀，解郁开窍，共为佐使药，诸药合用，寓活血通络于甘温行气之中。气贯经脉，血遇气推，再借活血辛散之性，使瘀血消散，血脉流畅，经脉得通，偏瘫自愈，共奏益气养血、活血化瘀之效。实验研究亦表明：益气活血法能影响 D-D 聚体、氧自由基、细胞凋亡、热休克蛋白、B 型单胺氧化酶、细胞因子等。前期研究证实通络愈瘫胶囊能降低全血黏度、血浆黏度、纤维蛋白原、红细胞压积等血流变指标，降低血脂中的总胆固醇、甘油三酯，升高 HDL-Ch、D-D 聚体。本试验表明：该药可以减少 TNF-α、IL-6 的释放，抑制炎症反应，改善急性脑梗死后的缺血、缺氧及再灌注损伤程度。从而改善缺血性中风患者的神经功能及中医临床症状。缺血性中风患者急性期血清中 TNF-α 水平明显高于正常组，且含量与梗死灶大小密切相关，其过度表达可加速神经细

胞死亡。IL-6表达水平与患者缺血半暗带中神经元损伤程度、神经功能缺损评分成正比。缺血性脑损伤后IL-6、TNF-α及其他细胞因子的超早期的过度表达是加重脑损伤的重要因素。因此IL-6、TNF-α表达水平可反映神经元损伤程度。通络愈瘫胶囊降低脑缺血后血清中TNF-α、IL-6水平可能与以下作用相关：①降低兴奋性氨基酸。谷氨酸等兴奋性氨基酸，是CNS突触后兴奋的主要传导介质，缺血可导致其大量释放入神经细胞外间质，刺激细胞产生IL-6。益气活血药物可以减少兴奋性氨基酸在脑内的含量，减少细胞毒性，减少IL-6的释放；②降低细胞因子活性、减少细胞因子间的相互协同。IL-1β和TNF-α可诱导细胞产生IL-6，而川芎能降低炎性细胞因子IL-1β和TNF-α的含量，减轻炎性细胞损伤；③调节免疫，改善细胞代谢，减少分泌IL-6。T淋巴细胞、单核细胞、巨噬细胞以及脑内的胶质细胞都可以分泌IL-6，黄芪对免疫具有调节作用，可改善创伤后小鼠免疫功能紊乱，抑制NF-kBmRNA、IL-10mRNA的表达，使T淋巴细胞亚群CD3、CD4回升，CD8下降，CD4/PCD8比值恢复正常。核因子-κB是参与细胞凋亡与增殖调控的重要转录因子，它参与了许多基因的转录调控，可抑制NF-κB、TNF-α、IL-6的产生和活性。综上可知，调节TNF-α、IL-6的产生、拮抗TNF-α、IL-6引发的一系列损伤，以减轻其神经毒性，可能是通络愈瘫胶囊抗脑缺血损伤的作用机制。

四、通络愈瘫胶囊治疗急性缺血性中风的血流变学影响分析

我们应用通络愈瘫胶囊配合胞二磷胆碱静滴，治疗急性缺血性中风，并与单用胞二磷胆碱者进行比较。

(一) 资料与方法

1. 对象分组

本组118例为河南中医药大学第一附属医院住院患者，采用随机单盲法，分为两组，中西药组66例，对照组52例两组在性别、年龄、病程及合并症方面的分布情况为：治疗组66例，其中男57例，女9例；年龄最大70岁，最小41岁，平均年龄55.8岁；病程最长3天，最短1小时，平均18小时。对照组52例，其中男46例，女6例；年龄最大70岁，最小43岁，平均年龄56.7岁；病程最长3天，最短2小时，平均16小时。两组合并症的分布情况为：治疗组中合并高血压者39例，合并糖尿病者9例，合并冠心病者23例，其他17例；对照组中合并高血压者28例，合并糖尿病者7例，合并冠心病者20例，其他15例。两组间进行卡方检验，$P>0.05$，表明两组在性别、年龄、病程及合并症方面具有可比性。

2. 临床表现

治疗组中失语38例，口角歪斜47例，上肢瘫34例，下肢瘫21例，上下肢皆瘫22例，偏身感觉障碍20例，共济失调13例；对照组中失语29例，口角歪斜35例，上肢瘫28例，下肢瘫13例，上下肢皆瘫11例，偏身感觉障碍11例，共济失调10例。两组间症状经卡方检验，无显著性差异（$P>0.05$）。

3. 诊断标准

急性缺血性中风依据1986年全国第二次脑血管疾病学术会议制定的诊断标准，结合《神经病学》中关于缺血性脑血管疾病的诊断标准，将符合急性缺血性中风的病例纳入治疗

组及对照组。中医诊断参照中华全国中医学会内科分会制定的"中风病中医诊断疗效评定标准"将符合气虚血瘀型中风中经络患者作为观察对象，所有病例经颅脑 CT 及 MRI 证实。

4. 治疗方法

治疗组口服通络愈瘫胶囊（含药物及比例为黄芪 2 份、当归、川芎、丹参、水蛭、红花、郁金、赤芍各 1 份）由本院制剂室经煎煮浓缩烘干压粉制成胶囊，生产批号为 950722，每粒装药粉 5g，相当于生药 3g。每次 4 粒，每日 3 次。胞二磷胆碱（广东石岐制药厂出品，批号 941012）0.5g 溶于 5% 葡萄糖或 0.9% 生理盐水 250mL 中静脉滴注，每日 2 次。对照组：仅用胞二磷胆碱，用药剂量、用法同治疗组。两组均以 3 天为 1 个疗程。治疗期间两组可配伍使用抗生素、脱水剂，均未用其他抗凝溶栓剂或皮质类固醇。

5. 观察指标

观察患者治疗前后临床症状、体征、颅脑 CT 及神经功能缺损的变化。治疗前后采血用成都仪器厂生产的 NXE-1 型锥板或黏度计检测全血黏度、红细胞压积、纤维蛋白原，采用上海捷门生物技术公司提供的药盒测定 D-2 聚体。

6. 统计方法

计量资料用组间比较 t 检验及前后对照 t 检验，计数资料应用卡方检验。

7. 疗效标准

治疗前后按脑卒中病人临床神经功能缺损程度疗效评分标准进行评分。0~15 分为轻度，16~30 分为中度，31~45 分为重度。治疗后疗效评定按缺损积分值的减低率 91%~100% 为基本痊愈，46%~90% 为显效，18%~45% 为好转，0%~17% 为无效，0 以下为恶化。

（二）结果与分析

1. 临床疗效

对照组基本痊愈 12 例（23.07%），显效 9 例（17.30%），好转 12 例（23.07%），无效 19 例（36.53%），有效率 63.46%；治疗组基本痊愈 21 例（31.82%），显效 21 例（31.82%），好转 13 例（19.70%），无效 11 例（16.67%），有效率 83.33%，经 Radit 分析，$u=2.46$，$P<0.05$，两组相比有显著性差异。

2. 治疗前后血液流变学指标比较

结果见表 6-27。

表 6-27　治疗前后血液流变学指标比较（$\bar{x}\pm s$）

组别		全血黏度	红细胞压积	纤维蛋白原
治疗组 66	治疗前	5.82±0.65	44.66±2.54	494.92±44.58
	治疗后	4.28±0.80*	37.45±1.64*	298.84±12.33*
	差值	1.54±0.31△	7.21±0.92△	196.08±14.32△
对照组 52	治疗前	5.75±0.40	44.70±2.12	484.85±41.46
	治疗后	5.38±0.47*	43.47±2.28*	477.17±24.66
	差值	0.37±0.22	1.23±0.85	7.68±5.07

注：* 与本组治疗前比较 $P<0.01$，△ 与胞二磷胆碱治疗后比较 $P<0.01$。

上表经 t 检验，采用中西药治疗组，与对照组治疗后全血黏度、红细胞压积、纤维蛋白原降低值相比，t 值分别为 23.95、36.58、99.28，$P<0.01$。表明：经中西药治疗后全血黏度、红细胞压积、纤维蛋白原下降极其显著。

3. 治疗前后 D-2 聚体比较

结果见表 6-28。

表 6-28 两组治疗前后 D-2 聚体比较

组别	n	治疗前	治疗后	差值
治疗组	66	0.37±0.22	0.68±0.20*	0.31±0.10
对照组	52	0.39±0.27	0.47±0.14*	0.08±0.02

注：*与治疗前比较 $P<0.01$。

经 t 检验，两组 D-2 聚体差值比较，$t=18.22$，$P<0.01$。表明：治疗组升高 D-二聚体与对照组相比有极显著性差异。

4. 年龄对疗效的影响

结果见表 6-29。

表 6-29 年龄对疗效的影响

年龄（y）	n	痊愈	显效	好转	无效	R
40~50	12	3	2	5	2	0.42
51~60	40	16	15	6	3	1.1
61~70	14	2	4	2	6	0.23

经 Radit 分析，40~50 岁年龄段与 61~70 岁年龄段的疗效相比，$u=1.67$，$P>0.05$；51~60 岁年龄段疗效与 40~50 岁年龄段相比，$u=9.71$，$P<0.01$。表明采用中西药治疗后，51~60 岁年龄段疗效最好。

5. 病程对疗效的影响

结果见表 6-30。

表 6-30 病程对疗效的影响

病程（h）	n	痊愈	显效	好转	无效	R
0~24	30	9	12	6	3	0.52
25~48	20	6	7	4	3	0.5
49~72	16	6	2	3	5	0.46

经 Radit 分析，0~24 小时发病与 25-48 小时疗效相比，$u=0.28$，$P<0.05$；与 49~72 小时发病疗效相比，$u=0.41$，$P>0.05$；25~48 小时与 49~72 小时发病相比，$u=0.07$，$P>0.05$。三组间无显著性差异。表明急性期应用中西药治疗后，疗效与病程关系不显著。

6. 合并症对疗效的影响

结果见表 6-31。

表 6-31　合并症对疗效的影响

合并症	n	痊愈	显效	好转	无效
高血压	39	6	15	14	4
糖尿病	9	1	3	2	3
冠心病	23	8	8	5	2

经 Radit 分析，高血压合并症组与糖尿病组疗效相比，$u=0.87$，$P>0.05$；与冠心病组相比，$u=1.46$，$P>0.05$；糖尿病组与冠心病组相比，$u=1.79$，$P>0.05$。表明三组间无显著性差异。

副作用：中西药组 1 例胃窦炎患者，治疗第 12 天出现剑突下疼痛、泛酸；2 例出现轻度恶心、纳差。对症治疗 3~7 天后症状均缓解，未影响治疗。

（三）讨论

结果表明，胞二磷胆碱联合通络愈瘫胶囊治疗急性缺血性中风，神经功能缺损程度评分减少明显优于单独使用胞二磷胆碱，且能降低纤维蛋白原，增高 D-2 聚体，因此支持通络愈瘫胶囊具有纤溶作用，可溶解体内形成的血栓，明显改善血液流变学指标，又提示通络愈瘫胶囊具有类似组织纤维蛋白溶解酶激活物（P-tA）作用，胞二磷胆碱与通络愈瘫胶囊联合应用治疗急性缺血性中风效果较好。

五、血栓通联合脑得生浓缩丸治疗急性缺血性脑卒中的临床研究

（一）资料

1. 一般资料

选择 2015 年 1 月—2016 年 7 月于海南省海口市第四人民医院就诊的 86 例急性缺血性脑卒中病人，分为对照组与治疗组。对照组 43 例，男 26 例，女 17 例；年龄 48~75（62.48±4.56）岁；发病至入院时间 7~48（21.57±8.25）小时；病情程度：轻度 14 例，中度 29 例。观察组 43 例，男 24 例，女 19 例；年龄 46~73（61.89±4.93）岁；发病至入院时间 6~48（22.63±8.74）小时；病情程度：轻度 12 例，中度 31 例。两组年龄、性别等一般资料比较差异无统计学意义（$P>0.05$），具有可比性。

2. 纳入标准

① 与西医急性缺血性脑卒中诊断标准相符：发病急骤，伴偏瘫、失语、感觉障碍、面瘫、眩晕等症状，头部 CT 提示缺血病灶，磁共振成像（MRI）可见动脉系统闭塞或者狭窄；②中医诊断为瘀血阻络所致中风：主症（口舌喎斜、言语不利、神志不清、偏瘫），次症（眩晕、头痛、共济不调、瞳神改变），发病较急，且伴诱因，并出现先兆症状；③首次发病，且发病至入院时间在 48 小时内；④年龄超过 40 岁；⑤无手术指征，且无相关治疗禁忌证；⑥未接受溶栓治疗。

3. 排除标准

脑出血、脑缺血短暂性发作、肝肾功能等显著异常、严重并发症、免疫系统及血液系统病变。

（二）方法

1. 治疗方法

对照组给予血栓通［广西梧州制药（集团）股份有限公司，国药准字 Z20025652］450mg 溶于 250mL 生理盐水静脉输注。观察组在对照组基础上加用脑得生浓缩丸（湖南天济草堂制药有限公司，国药准字 Z20153028）治疗，口服脑得生浓缩丸 2g，早中晚各 1 次。两组均持续用药 2 周，并配合营养支持、维持酸碱平衡、抗惊厥、降颅内压、脱水等治疗。于治疗结束时评估疗效，并记录期间的不良反应。

2. 观察指标

于用药前后收集病人 2mL 空腹静脉血，硫代巴比妥酸比色法检测丙二醇（MDA）水平，黄嘌呤氧化酶法检测超氧化物歧化酶（SOD）水平，酶联免疫吸附法检测肿瘤坏死因子 α（TNF-α）水平，反射免疫法检测白细胞介素 6（IL-6）水平，酶联免疫双抗体夹心法检测超敏 C 反应蛋白（hs-CRP）水平，纤维蛋白原、红细胞比容、血浆黏度采用凝固法检测，S-100β、神经元特异性烯醇化酶（NSE）采用电化学发光法检测。

3. 评定标准

（1）神经功能缺损评分（NIHSS）：评估病人入院时及治疗 14 天时进行神经功能缺损评分（NIHSS），包括水平凝视功能、意识、言语、手肌力、上肢肌力、下肢肌力、步行能力、面肌 8 个方面，分值为 0~45 分，分数越高表示神经功能缺损程度越重。

（2）疗效评定标准：治疗后 NIHSS 评分降低超过 91% 为基本治愈；NIHSS 评分降低在 46%~90% 为显著进步；NIHSS 评分降低在 18%~45% 为好转；NIHSS 评分降低在 17% 以下为无效。

4. 统计学处理

采用 SPSS18.0 统计软件进行数据分析，计量资料用均数±标准差（$\bar{x}\pm s$）表示，组间比较采用 t 检验，计数资料采用 χ^2 检验比，等级资料采用秩和检验。以 $P<0.05$ 为差异有统计学意义。

（三）结果

1. 两组治疗前后 MDA、SOD 水平比较

治疗前，两组 MDA、SOD 水平比较差异无统计学意义（$P>0.05$）；治疗后，两组 MDA、SOD 均明显改善，观察组改善更明显，两组比较差异有统计学意义（$P<0.05$）。详见表 6-32。

表 6-32　两组治疗前后 MDA、SOD 水平比较（$\bar{x}\pm s$）

组别	n	时间	MDA（μmol/L）	SOD（kU/g）
对照组	43	治疗前	4.75±0.59	64.82±8.10
		治疗后	3.11±0.38[1]	71.51±8.93[1]
观察组	43	治疗前	4.67±0.57	65.36±8.17
		治疗后	2.50±0.31[1)2]	78.60±9.81[1)2]

注：与同组治疗前比较，1）$P<0.05$；与对照组治疗后比较，2）$P<0.05$。

2. 两组治疗前后炎性因子比较

治疗前，两组炎性因子 TNF-α、IL-6、hs-CRP 水平比较差异无统计学意义（$P>0.05$）；治疗后，两组炎性因子 TNF-α、IL-6、hs-CRP 均降低，观察组低于对照组，差异有统计学意义（$P<0.05$）。详见表6-33。

表 6-33　两组治疗前后炎性因子比较（$\bar{x}\pm s$）

组别	n	时间	TNF-α(μg/L)	IL-6(μg/L)	Hs-CRP(mg/L)
对照组	43	治疗前	0.53±0.06	24.58±3.08	6.28±0.79
		治疗后	0.36±0.04[1]	15.20±1.90[1]	3.50±0.44[1]
观察组	43	治疗前	0.54±0.05	25.24±3.15	6.35±0.79
		治疗后	0.19±0.02[1)2]	11.36±1.42[1)2]	2.97±0.36[1)2]

注：与同组治疗前比较，1) $P<0.05$；与对照组治疗后比较，2) $P<0.05$。

3. 两组治疗前后血液流变学比较

治疗前，两组血液流变学比较差异无统计学意义（$P>0.05$）；治疗后，两组血液流变学均改善，观察组改善更明显，差异有统计学意义（$P<0.05$）。详见表6-34。

表 6-34　两组治疗前后血液流变学比较（$\bar{x}\pm s$）

组别	n	时间	纤维蛋白原(g/L)	血细胞比容(%)	血浆黏度(mPa.s)
对照组	43	治疗前	3.98±0.49	47.85±5.99	1.96±0.24
		治疗后	3.65±0.45[1]	44.60±5.57[1]	1.75±0.21[1]
观察组	43	治疗前	3.94±0.48	47.31±5.90	1.95±0.25
		治疗后	3.20±0.40[1)2]	41.32±5.16[1)2]	1.62±0.20[1)2]

注：与同组治疗前比较，1) $P<0.05$；与对照组治疗后比较，2) $P<0.05$。

4. 两组治疗前后 S-100β、NSE 比较

治疗前，两组 S-100β、NSE 比较差异无统计学意义（$P>0.05$）；治疗后，两组 S-100β、NSE 均降低，观察组低于对照组，差异有统计学意义（$P<0.05$）。详见表6-35。

表 6-35　两组治疗前后 S-100β、NSE 比较（$\bar{x}\pm s$，μg/L）

组别	n	时间	S-100β	NSE
对照组	43	治疗前	1.56±0.19	28.45±3.55
		治疗后	1.32±0.16[1]	15.70±1.96[1]
观察组	43	治疗前	1.51±0.18	27.83±3.46
		治疗后	0.98±0.12[1)2]	12.67±1.59[1)2]

注：与同组治疗前比较，1) $P<0.05$；与对照组治疗后比较，2) $P<0.05$。

5. 两组治疗前后 NIHSS 评分比较

治疗前，两组 NIHSS 评分比较差异无统计学意义（$P>0.05$）；治疗后，两组 NIHSS 评分均降低，观察组低于对照组，差异有统计学意义（$P<0.05$）。详见表6-36。

表 6-36　两组治疗前后 NIHSS 评分比较（$\bar{x}\pm s$）

表 6-36　两组治疗前后 NIHSS 评分比较（$\bar{x}\pm s$）

组别	n	时间	NIHSS 评分
对照组	43	治疗前	24.17±3.02
		治疗后	13.70±1.70[1]
观察组	43	治疗前	23.85±2.98
		治疗后	10.64±1.33[1)2)]

注：与同组治疗前比较，1) $P<0.05$；与对照组治疗后比较，2) $P<0.05$。

6. 两组临床疗效比较

观察组总有效率高于对照组，差异有统计学意义（$P<0.05$）。详见表 6-37。

表 6-37　两组临床疗效比较

组别	n	基本治愈	显著进步	好转	无效	总有效
对照组	43	6(13.95)	15(34.88)	14(32.56)	8(18.60)	35(81.40)
观察组	43	13(30.23)	22(51.16)	6(13.95)	2(4.65)	41(95.35)[1]

注：与对照组比较，1) $P<0.05$。

7. 两组安全性比较

用药期间，两组均未见明显不良反应。

(四) 讨论

急性缺血性脑卒中是临床常见的脑血管疾病，可引起系列临床症状，并严重威胁病人的生命安全，临床需尽早采取治疗措施。静脉溶栓可使脑部组织的血流得到早期的重灌注，从而改善脑部组织的缺血程度，减少神经细胞与功能的损伤，但需于发病 6 小时内进行，存在一定的局限性。

中医学认为急性缺血性脑卒中属"中风"范畴，气血内虚是其病变基础，遇恼怒忧思、劳倦内伤、喜食肥甘厚腻、气候突变等诱因，可致脏腑阴阳失调，气血不调，冲犯脑部，致脑脉痹阻，引半身不遂、言语不利、偏瘫等，临床以活血化瘀、活络通脉为治则。血栓通主要成分为三七总皂苷，含氨基酸、黄酮、油脂、多糖等多种成分，可利于血管的扩张，缓解脑血管的舒缩功能，且可增加血小板表层电荷，避免其聚集，促进血液高凝状态的改善，利于缺血组织的血供改善，起到溶栓作用。同时血栓通可避免钙离子内流及超载，减少脑组织中 MDA 浓度，增加 SOD 活性，缓解氧自由基损伤等。

脑得生浓缩丸方中三七味苦、温，可消肿去痛、止血化瘀，红花可化瘀止痛、活血通络，川芎可行气活血，山楂可消食化积，葛根可引药至脑，助活血化瘀之功效，诸药配伍具有疏通经络、活血化瘀之功。现代药理学发现，三七可促进冠状动脉的血流量增加，使心肌耗氧量减少，降低血压；红花可起到免疫抑制、抗缺氧、抗血栓、降血压、保护神经细胞等多种作用；川芎可抑制平滑肌痉挛；山楂可促进脑部梗死灶的吸收，且可改善血脂，促进血管内皮功能的改善；葛根可缓解脑循环，降低血管阻力，增加脑部血流量。

临床研究发现，急性缺血性脑卒中发病后可诱导机体生成过多氧自由基，并经缺血、缺氧等级联损伤反应，引起钙超载及兴奋性氨基酸的产生，导致脂质过氧化，引起 MDA 上升，造成细胞膜出现功能受损，诱发炎症。TNF-α 可促进其他炎性因子的释放，加剧内皮细胞的损伤，增强白细胞的黏附性，使血管收缩性增加，促进斑块破裂，引起脑出血。IL-6可使中性粒细胞激活、介导黏附因子等表达，诱导炎性细胞因子转移至神经组织，释放大量的弹性蛋白酶及活性氧，诱导神经细胞坏死、凋亡。hs-CRP能够与血清脂蛋白相互作用，增加白细胞活性，激活内皮细胞的表达黏附因子，促进单核细胞黏附并且生成炎性细胞及组织因子，使血管内膜出现损伤。本研究显示，血栓通联合脑得生浓缩丸治疗后氧化应激及炎性因子均优于单用血栓通治疗者，表明两者联合治疗可提高机体对氧自由基的清除能力，缓解炎症状态。同时研究指出血液流变学异常是急性缺血性脑卒中的主要诱因，纤维蛋白原水平过高可促进动脉粥样硬化的形成，诱导血小板产生聚集，导致血浆与全血黏度增加，引起血液呈高凝状态。本研究发现，血栓通联合脑得生浓缩丸治疗后血液流变学指标明显改善，表明两者联合治疗可利于血液状态的改善，促进脑部血液循环，增强血供。

急性缺血性脑卒中由于脑组织血供不足可导致神经功能出现不同程度的损伤，S-100β蛋白多存在于机体星形胶质细胞中，当脑组织发生损伤时能够相应损害神经胶质细胞，其血清水平能够直观反映机体神经胶质细胞的损伤程度。NSE是一种神经元损伤的敏感标志物，机体正常状态下含量极低，脑组织供氧不足时可诱导神经元出现变性、坏死，造成血脑屏障破坏，使其血清含量明显上升。本研究结果发现，联合脑得生浓缩丸治疗后S-100β、NSE浓度显著降低，且NIHSS评分也明显下降，进一步证实两者联合治疗可利于神经功能的保护，减轻脑组织损伤。此外本研究发现，血栓通联合脑得生浓缩丸治疗后总有效率较单用血栓通治疗者高，且两组均未见明显不良反应，表明两者联合治疗可利于疗效的提高，促进患者的康复，安全性高。综上所述，血栓通联合脑得生浓缩丸治疗急性缺血性脑卒中的疗效可靠，可利于氧化应激、炎症因子、血液流变学、神经功能的改善。

第三节　中医药联合治疗脑卒中的研究与评价

一、中药结合针刺治疗对椎-基底动脉供血不足患者血管内皮功能的影响

椎-基底动脉供血不足是目前中老年人常见的缺血性脑血管疾病，是由各种原因引起的椎-基底动脉狭窄、痉挛或闭塞导致脑干、小脑或枕叶皮层短暂性缺血，从而出现眩晕、恶心呕吐、步行不稳、肢体震颤，或视力模糊等症状。资料显示，椎-基底动脉供血不足约占老年性眩晕的90%，且其发病年龄有日益年轻化趋势，如果不进行积极有效的干预治疗，将可能进展为急性脑卒中，极大地威胁着中老年人的身心健康。而西医治疗本病，无论采用药物治疗还是手术疗法，其复发率均较高。研究表明，椎-基底动脉供血不足的发病与血管内皮功能障碍以及动脉硬化有关。我们采用针药结合治疗椎-基底动脉供血不足患者，取得较为满意疗效。

（一）资料与方法

1. 一般资料

本组98例病人均选自我科2009年1月—2010年6月住院病人，随机分为针药组和西药

组。针药组 48 例，男 25 例，女 23 例，年龄 35~70 岁，平均（67.3±12.4）岁，平均病程（8.5±5.9）月。西药组 40 例，男 19 例，女 21 例，年龄 36~69 岁，平均（65.1±15.6）岁，平均病程（8.6±6.7）年。2 组患者在性别、年龄、病程、经颅多普勒超声（TCD）所示椎-基底动脉血流速等方面对比无统计学意义（$P>0.05$），具有可比性。

2. 诊断及排除标准

参考张源祥等制定的标准：①反复发作性眩晕，发作突然，多在数分钟至数小时缓解，每天数次或数天 1 次，或持续性头昏沉感，发作或病情加重与头位及体位变动有关；②眩晕时并伴有以下 2~3 个症状，平衡失调，跌倒发作，一过性轻偏瘫，或偏身麻木，短暂性意识丧失或记忆丧失，吞咽困难，饮水呛咳，眼球震颤等；③有颈椎病史，或高血压、冠心病、高脂血症和糖尿病等独立危险因素；④排除眼、耳和颅内其他疾病所致的眩晕，头颅 CT 或 MRI 正常；⑤经颅 TCD 检查椎-基底动脉血流量低于正常。符合①~⑤条者即可入选。

3. 方法

（1）针药组：①针刺治疗：体针穴取百会、内关、风池、太溪、阳陵泉、太冲、合谷、丰隆；头针取头部双侧晕听区。按中华人民共和国国家标准《经穴部位》取穴，针灸针均为华佗牌 0.38mm×（40~75）mm 毫针；使用 G6805 型电针仪。患者取坐位，毫针针身与头皮呈 30°角刺入帽状腱膜下层，进针深度约 40mm，以快速小幅度捻转，200rpm，每针行针约 1 分钟，然后接通电针仪，采用密波强刺激，以病人能忍受为度，留针 30 分钟。每日治疗 1 次。②药物治疗：给予服用化痰定眩汤。药物组成：茯苓 30g，天麻 12g，陈皮 10g，泽泻 12g，白术 10g，女贞子 12g，旱莲草 12g，川牛膝 10g，黄菊 12g，炙甘草 3g。随症加减：若肾虚者，酌加炒杜仲、桑寄生；失眠者加夜交藤、合欢皮。日 1 剂，水煎取汁 200mL，早晚分服。

（2）西药组：单纯服用盐酸氟桂利嗪胶囊（商品名：西比灵，西安杨森制药有限公司，批准文号国药准字 H10930003），10mg，每晚 1 次，睡前服用。

两组疗程均为 20 天。均于治疗前 3 天要求停用其他治疗椎-基底动脉供血不足的中西药物，合并有高血压、冠心病或糖尿病者常规给予降压、降糖、扩冠等治疗。

4. 观察指标

（1）椎-基底动脉血流速：分别于治疗前后采用经颅 TCD 检测两组患者的椎-基底动脉血流速。

（2）血清 NO 测定：使用未含抗凝剂的真空试管，采取清晨空腹肘静脉全血 2mL，立即 3000rpm 离心 15 分钟，吸取上层血清置-20℃冰箱内待测。应用酶法测定血清 NO 浓度，试剂盒由晶美生物工程有限公司提供，正常参考值为 50-110μmol/L。指标所用仪器为全自动酶标仪，型号 WellscanMK3，芬兰 LabsustemsDragon 公司生产，操作严格按照试剂盒说明进行。

（3）血浆 TXB2、6-keto-PGF1α、ET-1 测定：测定均采用放射免疫分析法。血浆 ET-1 测定的主要过程为清晨空腹取肘静脉全血 2mL 注入含有 7.5% 的 EDTA 二钠 30μL 和抑肽酶 40μL 的试管中，混匀，立即 3000rpm，离心 10 分钟，吸取上层血浆置-20℃冰箱内待测。TXB2 与 6-keto-PGF1α 测定主要步骤同 ET-1，但血标本以含消炎痛的 EDTA 二钠抗凝。试剂盒均由上海希美生物科技有限公司提供，操作严格按照试剂盒说明进行。

5. 疗效评定标准拟定

治愈：临床症状、体征消失，TCD 示椎-基底动脉缺血恢复正常；显效：眩晕消失，TCD 示供血明显改善；有效：眩晕程度减轻，发作次数减少 1/2 以上，TCD 有改善；无效：

未达到有效标准。

6.统计学处理

计量资料以（$\bar{x}\pm s$）表示，采用 t 检验；计数资料采用 χ^2 检验。组间比较和治疗前后比较先确定样本是否符合正态分布，若不符合正态分布，进行数据转换后再统计分析，符合者再行方差齐性检验，然后根据方差齐性 t 检验，或校正 t 检验或配对 t 检验。

（二）结果

1.2 组临床疗效情况（表6-38）

2 组临床疗效秩和检验结果，$Z=-0.269a$，$P<0.05$（双侧），临床疗效比较在 $\alpha=0.05$ 水准上比较具有显著性差异，提示针药组的疗效明显优于西药组。

表6-38　2组临床疗效对比

组别	例数	治愈	显效	有效	无效	有效率%
针药	48	9	14	19	6	87.50*
西药	40	5	8	13	14	65

注：与西药组比较 $*P<0.05$。

2.2 组治疗前后椎-基底动脉血流速的比较（表6-39）

2 组治疗后椎-基底动脉血流速与同组治疗前比较均有明显改善，差异均有统计学意义（$P<0.05$）；针药组改善椎-基底动脉血流速作用明显优于西药组，差异均有统计学意义（$P<0.05$）。

表6-39　2组治疗前后椎-基底动脉血流速的比较（$\bar{x}\pm s$）

组别	例数	时间	左椎动脉	右椎动脉	基底动脉
针药	48	治疗前	19.49±5.22	19.51±5.36	23.77±7.02
		治疗后	30.31±5.76	28.74±5.59	37.16±7.32
西药	40	治疗前	19.91±5.13	19.13±5.64	22.15±6.39
		治疗后	25.83±5.46	23.27±5.42	29.41±6.75

3.2 组治疗前后血清（浆）NO、ET-1、TXB2 及 6-keto-PGF1α 比较（表6-40）

2 组治疗后血清（浆）NO、ET-1、TXB2、6-keto-PGF1α 水平与同组治疗前比较均有明显改善，差异均有统计学意义（$P<0.05$）；针药组升高血清 NO 含量及降低血浆 TXB2 含量作用明显优于西药组差异均有统计学意义（$P<0.05$）。

表6-40　2组治疗前后血清（浆）NO，ET-1，TXB2 及 6-keto-PGF1α 比较

组别	例数	时间	NO/μmol/L	ET-1/μg/L	TXB/μg/L	6-keto-PGF1/μg/L
针药	48	治疗前	65.36±10.33	88.47±25.41	109.88±70.43	85.34±26.80
		治疗后	82.19±12.321	72.51±24.89	76.86±10.521	113.1±35.43
西药	40	治疗前	65.10±10.71	89.01±25.65	111.52±71.26	87.18±27.39
		治疗后	76.31±25.601	70.40±25.31	89.97±25.321	93.21±30.56

（三）讨论

血管内皮功能的异常被认为是脑血管痉挛所致椎-基底动脉供血不足的重要发病机制之一，内皮细胞功能的完整在一定程度上依赖其所分泌的 ET 和 NO，TXA2 和 PGI2 等血管活性物质的动态平衡。其中，ET-1 是血管内皮细胞生成的唯一 ET 存在形式，具有收缩血管、激活肾素-血管紧张素系统、促进血管平滑肌细胞增殖等作用，致使血管痉挛，因此，抑制 ET-1 及其受体可起到舒张血管的作用；NO 作为生物体内一种结构最简单的多功能信息分子，可激活鸟苷酸环化酶，使环磷酸鸟苷大量产生，从而引起血管舒张。前列环素（PGI）为花生四烯酸的代谢产物，具有扩张血管、抑制血小板聚集等作用，6-keto-PGF1α 为 PGI2 的代谢产物，性质较稳定，常作为判断 PGI2 含量的指标。TXB2 为 TXA2 的主要衍生成分，与 TXA2 作为血栓素合成酶催化前列环素内过氧化物（PGH2）同分异构化的产物，具有收缩血管，诱导血小板聚集等作用。ET 和 NO，PGI 和 TXB2 之间保持一定的平衡，对维持血管内血流量、调节血管舒张功能起重要作用。因此，监测血管内皮功能变化对椎-基底动脉供血不足的临床诊断及疗效判断具有一定的意义。

椎-基底动脉供血不足属于中医学"眩晕"病范围。其病因有情志不遂、体虚年高、饮食不节、跌仆损伤、瘀血内阻等，病变部位主要在清窍，病变脏腑与肝、脾、肾三脏功能失调及风、火、痰、湿、虚、瘀血为患有关。其病机多为本虚、标实、虚实夹杂，本虚以肝肾不足或气血亏虚为主，标实以肝风、痰火、湿浊、血瘀为主。如《素问·至真要大论》曰"诸风掉眩，皆属于肝"，指出眩晕是肝风内动所致；《素问玄机原病式》曰"风火皆阳，阳多兼化，阳主乎动，两阳相搏则为旋转"，指出眩晕是风火为患；《丹溪心法·头脑》曰"无痰不作眩"，指出眩晕是因湿痰阻遏气机而成；《灵枢·灵气》认为"上虚则眩""无虚不作眩"，指出眩晕因虚可致。故其治疗应以补肝益肾、健脾利湿、活血化瘀为主。张仲景曰："心下有支饮，其人苦冒眩，泽泻汤主之。"化痰定眩汤中所选药物以茯苓利湿除痰为君药，配以泽泻、白术、二陈健脾化痰；女贞子、旱莲草养五脏；天麻、黄菊平肝；牛膝补肝肾，活血通经。全方功能健脾利湿祛痰、滋肾平肝活血，主治痰湿中阻、肝肾不足之眩晕，可使清阳得升，浊阴得降。

同时选用头部穴位与体针相结合治疗椎-基底动脉供血不足。选择头部穴位是因头部经络集中，经穴密布，与脑髓、脏腑气血有密切关系。研究发现，针刺头皮晕听区，可明显改善头部血流。另有报道发现，头皮针治疗脑源性疾病，可改善整个脑血管的供血、供氧能力，能对受损休眠的神经元进行修复、激活和再生。体针中合谷属手阳明经，阳明为多气多血之经，取之可行气血、通经络之意；太冲乃肝经之原穴，刺之可平肝息风止痉，与合谷相配为开"四关"，可使气血和顺，五脏安定；太溪为足少阴经之原穴，取之滋肾水以养心安神；阳陵泉为筋之会，取之可舒筋通络，解挛急；丰隆健脾化痰。诸穴合用，共奏补益肝肾、活血通络之功。

本研究结果表明，针刺联合化痰定眩汤不但能显著改善患者椎-基底动脉血流速（$P<0.05$），还可降低血浆 ET-1、TXB2 含量，提高患者血浆 NO、6-keto-PGF1α 含量，其升高血清 NO 含量及降低血浆 TXB2 含量作用明显优于单用盐酸氟桂利嗪的西药组（$P<0.05$），从而有利于血管扩张、改善血管的收缩状态、调节缩血管因子与舒血管因子的平衡、促进血管内皮细胞功能恢复，改善眩晕临床症状。

二、中西医结合治疗脑梗死后抑郁症用药方案分析

抑郁症是脑梗死的常见并发症，直接影响了患者的康复和生活质量，为了更好地治疗脑

梗死，我们自 1999 年 12 月—2002 年 3 月，选择脑梗死后 1 个月以上的患者，应用中药舒郁调神汤配合西药百优解治疗 40 例，取得了一定的疗效，并与西药百优解对照治疗 20 例相比较，现报道如下。

（一）一般资料

两组病人病程均在脑梗死后 1 个月以上，按脑梗死中西医常规治疗后遗留有一定的后遗症，并根据抑郁症的标准进行诊断。两组共选取梗死后抑郁症病人 60 例，随机分为舒郁调神汤配合西药百优解（中西医结合治疗）组 40 例，百优解（对照）组 20 例。中西医结合治疗组中男 21 例，女 19 例；年龄最大为 68 岁，最小为 42 岁，平均为（52.38±6.42）岁；脑梗死病程最长者 4 年，最短者 1.5 月；其中腔隙性梗死 18 例，脑叶梗死 16 例，其他 6 例。百优解组中男 11 例，女 9 例；年龄最大为 67 岁，最小为 43 岁，平均为（52.62±8.22）岁；脑梗死病程最长者 3.3 年，最短者 1.3 月；其中腔隙性梗死 9 例，脑叶梗死 8 例，其他 3 例。两组间相比无显著性差异。

病例选择标准：脑梗死诊断参照 1986 年中华医学会全国第二次脑血管学术会议修订的脑血管疾病的诊断标准，抑郁症的诊断参照《临床疾病诊断依据治愈好转标准》。脑梗死患者发病后 1 个月以上，具有下述症状第 1 项加上其他症状与体征两项或以上者，可诊断为抑郁症。①具有任何 1 项下述的不快心境：抑郁、悲哀、自卑、消沉、沮丧、绝望、郁闷、厌恶、胆怯、空虚、无所关心、烦恼、害怕、愤怒及焦虑；②食欲不振或体重减轻；③睡眠障碍；④精力缺乏；⑤激动或迟钝；⑥最近性欲减退或对一般活动缺乏兴趣；⑦自罪或自责感明显；⑧思维能力或注意集中减退；⑨反复想自杀或自杀。

（二）治疗及观察方法

中西医结合治疗组（简称治疗组）选用中药舒郁调神汤配合西药百优解治疗。舒郁调神汤方药如下：柴胡 10g，郁金 10g，菖蒲 10g，枳实 6g，桃仁 10g，红花 10g，柏子仁 15g，远志 15g，煅龙骨 15g，煅牡蛎 15g，丹参 20g。若心肝火旺，症见烦躁、失眠，加栀子 15g，知母 10g，炒酸枣仁 15g。若心肝血虚，症见悲伤欲哭，神志恍惚者，加甘草 15g，浮小麦 10g，大枣 10 枚。若痰盛者，症见胸闷、痰鸣，加竹茹 10g，天竺黄 15g，半夏 10g。若气血亏虚，症见神疲乏力、精神倦怠者，加当归 10g，黄芪 15g。若肝肾阴虚，症见眩晕、头痛者，加生地黄 10g，玄参 10g，枸杞子 10g，沙苑子 15g。若肾阳亏虚，症见四肢畏寒、腰酸腰痛，加巴戟天 10g，淫羊藿 10g，仙茅 10g 水煎服，每天 1 剂。配合西药百优解 20mg，每天 1~2 次。对照组单独应用西药百优解 20mg，每天 1~2 次。两组均治疗 90 天为 1 个疗程，记录症状的变化。

（三）疗效判断标准

根据汉密顿抑郁量表（HMAD），选择 24 项症状与体征按 5 级评分法进行评分，记录治疗前后两组患者评分的变化，结合《临床疾病诊断依据治愈好转标准》，分为临床治愈、显效、有效、无效四级。临床治愈：HMAD 评分变化大于 90% 以上；显效：HMAD 评分变化在 75%~90% 之间；有效：HMAD 评分变化在 50%~75% 之间；无效：HMAD 评分变化小于 50%。神经缺损评分参照 1986 年第二届脑血管病会议通过的《卒中患者临床神经功能缺损程度评分标准》，记录治疗前后评分的变化，按脑血管疾病的疗效判定标准判定脑血管疾病的疗效。选用 Barthel 指数评定日常生活能力。

（四）统计学处理

疗效判定采用 Radit 分析，评分变化应用 t 检验。

治疗结果

1. 对汉密顿抑郁评分的影响

结果见表 6-41。

表 6-41 两组对汉密顿抑郁评分的影响（$\bar{x}\pm s$）

组别	例数	治疗前总分	治疗后总分
治疗组	40	37.24±4.43	14.12±2.76 * * △
对照组	20	37.57±5.12	20.26±3.21 *

注：与治疗前相比 * $P<0.05$，* * $P<0.01$；与对照组相比 △ $P<0.01$。

2. 总体疗效

结果见表 6-42。

表 6-42 两组疗效判断

组别	例数	临床治愈		显效		有效		无效		总有效率
		例	%	例	%	例	%	例	%	
治疗组	40	8	20	16	40	12	30	4	10	90
对照组	20	2	10	6	30	8	40	4	20	80

注：经 Radit 分析，两组间疗效相比有显著性差异 * $P<0.05$。

3. 对神经缺损评分的影响

结果见表 6-43。

表 6-43 对神经缺损评分的影响（$\bar{x}\pm s$）

组别	例数	治疗前总分	治疗后总分
治疗组	40	23.12±2.35	12.14±2.15 * * △
对照组	20	23.25±2.16	18.25±2.24 *

注：与治疗前相比 * $P<0.05$，* * $P<0.01$；与对照组相比 △ $P<0.05$。

4. 对 Barthel 指数的影响

结果见表 6-44。

表 6-44 对 Barthel 指数的影响（$\bar{x}\pm s$）

组别	例数	治疗前	治疗后 1 个月
治疗组	40	22.24±4.24	38.51±2.31 *
对照组	20	23.22±4.21	31.18±3.22

注：与对照组相比，* $P<0.05$。

（五）讨论

脑梗死由于发病突然，死亡率、致残率高，对患者的打击较大，重症患者康复较慢，患者易产生心理障碍，抑郁症是其常见的表现。本病发病多是由家庭、社会因素及治疗效果引起的心理失衡所致，与梗死的部位有一定的关系，能对患者的生活质量产生不良影响。提高生活质量、改善患肢功能、缩短住院时间是中风病抑郁症康复的总目标。中医认为脑梗死的发病与气、血、痰、瘀密切相关。梗死后抑郁症的病机为：气血失调，痰瘀互结，上扰清窍，心神紊乱。Astrom 等的研究认为梗死后抑郁症的发生与大脑损害引起的去甲肾上腺素（NA）和 5-羟色胺（5-HT）之间的平衡失调有关，脑梗死病灶影响去甲肾上腺素能和 5-羟色胺能的神经通路，使 NA 和 5-HT 含量下降产生抑郁。舒郁调神汤具有疏肝解郁、活血化瘀、调气安神作用。方中柴胡疏肝解郁，丹参活血、养血、化瘀为君；郁金、菖蒲解郁调神，桃仁、红花活血化瘀共为臣药；枳实理气，柏子仁养血安神，煅龙骨、煅牡蛎潜镇浮阳，共为佐使药。百优解为非三环类抗抑郁药，可选择性地抑制中枢神经系统 5-HT 的再摄取，延长和增加 5-HT 的作用，从而产生抗抑郁作用。中西医结合治疗能产生增效作用，对梗死后抑郁症的改善具有很好的作用。

参考文献

[1] 叶晓勤，谢雁鸣，邹忆怀，等.脑栓通胶囊对缺血性中风患者随访半年生存质量指标评分变化的影响[J].中国中药杂志，2015，21：4297-4300.

[2] 叶晓勤，魏戌，谢雁鸣，等.苦碟子注射液治疗缺血性中风急性期上市后再评价[J].中国中药杂志，2011，20：2793-2795.

[3] 魏戌，叶晓勤，谢雁鸣，等.灯盏细辛注射液与灯盏生脉胶囊治疗缺血性中风上市后临床再评价[J].中国中药杂志，2011，20：2789-2792.

[4] 马云枝，沈晓明，王磊，等.舒郁颗粒治疗中风后抑郁症 150 例临床观察[J].新中医，2007（10）：24-26.

[5] 马云枝，王磊，王媛，等.天智颗粒治疗阴虚阳亢型缺血性中风患者 30 例临床观察[J].中医杂志，2008（11）：992-994.

[6] 刘晓明，高善语.安宫牛黄制剂治疗老年急性脑梗死的临床观察[J].光明中医，2016，31（17）：2462-2465.

[7] 马云枝，岳金明，王梅，等.黄芪注射液治疗缺血性中风的临床观察[J].上海医药，1995（7）：17-18.

[8] 马云枝，左庆选，张铭，等.通络愈瘫胶囊对 30 例缺血性中风气虚血瘀型患者血清 IL-8 影响的临床研究[J].中医研究，2007（1）：28-31.

[9] 马云枝，马秀芹，张铭，等.通络愈瘫胶囊对缺血性中风气虚血瘀型患者 TNF-α、IL-6 影响的研究[J].河南中医，2006（12）：28-30.

[10] 冯福海，马云枝，宋丽君.通络愈瘫胶囊治疗急性缺血性中风的临床研究[J].河南中医，1998（2）：33-34+65.

[11] 张茂，冯奇桃，陈丽丽.血栓通联合脑得生浓缩丸治疗急性缺血性脑卒中的临床研究[J].中西医结合心脑血管病杂志，2017，15（13）：1638-1641.

[12] 沈晓明，马云枝，韩宁，等.针药结合治疗对椎基底动脉供血不足患者血管内皮功能的影响[J].现代中西医结合杂志，2011，20（11）：1308-1310.

[13] 马云枝.中西医结合治疗脑梗死后抑郁症 40 例临床观察[J].北京中医药大学学报，2003（2）：63-64.

第七章

临床脑卒中大数据病症研究实例

第一节 疾病临床治疗方案及其实效评估

一、缺血性中风病患者临床用药特征分析

缺血性中风病又称缺血性脑卒中，是各种原因引起的脑部血液供应障碍，局部脑组织因缺血、缺氧而发生的软化坏死。中华人民共和国国家标准《中医临床诊疗术语·疾病部分》中指出缺血性中风病即：因痰、瘀入脉，阻塞脑络所致的以半身不遂、口舌歪斜、偏盲、失语为主要表现的脑神经疾病。其发病率高，为脑血管病中最常见者，约占75%，致残率、复发率高，病死率为10%~15%。临床上对于缺血性中风病的中西医治疗各有特色，且都有良好的效果。

（一）目的

了解临床大数据临床治疗缺血性中风病常用的中西药物及其联合使用方案，为进一步优化临床用药方案提供依据。

（二）方法

纳入标准患者为住院患者；出院诊断中第1诊断为"短暂性脑缺血发作""腔隙性梗死""急性脑梗死""脑梗死后遗症"，且年龄为25~100岁。

排除标准患者住院总费用<1000元，住院天数>365天。

采用描述性统计分析方法对缺血性中风患者基本情况进行分析，使用关联规则方法对患者联合用药进行分析，统计软件为SAS9.3，SPSSClementine12.0，并采用Excel2007辅助作图。

（三）结果与结论

1. 医院医疗电子数据库中缺血性中风病患者的基本信息分析

该研究共纳入39777例缺血性中风病患者，其中多数来源于我国中部地区，共16921

例，占 42.54%，其次来源于南部地区，共 8723 例，占 21.93%，其余患者分别来自西部、西南地区和东部地区，分别占 13.48%、14.72% 和 7.33%；患者入院科室最多者为神经科，共 24227 例，占 60.91%，其他分别来自干部病房、老年病科和康复科等。患者的年龄分布中最多为 60~74 岁的老年人，其次 75~89 岁老年人，总体分布以老年人为最多；患者男女性别比例为 1.78∶1；职业分布中，以劳动者最多发。入院方式中以门诊入院为多，其次为急诊；入院病情以一般者多见，其次为危急者。患者住院天数最多为 15~28 天，其次为 8~14 天，且以医保患者为多，自费者次之见表 7-1。

缺血性中风病患者临床常合并多种疾病，其中合并高血压病者最多，其次为糖尿病，再次为冠心病，见表 7-2。

表 7-1　缺血性中风病患者的基本信息

类别	项目	缺血性中风病患者（n=39777）	
		频数	百分比(%)
年龄分段(岁)	25~44	1628	5.28
	45~59	7668	24.88
	60~74	12420	40.31
	75~89	8747	28.39
	90~100	352	1.14
	缺失	8962	
性别	男	22915	64
	女	12891	36
	缺失	3971	
职业	服务性工作人员	104	0.26
	公务员	2431	6.11
	教师	406	1.02
	军人	1587	3.99
	劳动者	28316	71.19
	其他	5380	13.53
	专业技术人员	1553	3.9
入院方式	急诊	7995	23.33
	门诊	26201	76.46
	其他	73	0.21
	缺失	5508	
入院病情	危急	6940	18.58
	一般	30417	81.42
	缺失	2420	
住院天数分段	1~7 天	5835	14.67
	8~14 天	13643	34.3
	15~28 天	14477	36.4
	29~42 天	3761	9.46
	43~56 天	887	2.23
	≥57 天	1170	2.94
	缺失	4	

类别	项目	缺血性中风病患者(n=39777)	
		频数	百分比(%)
费别	公费	2706	6.82
	其他	3140	7.91
	医保	26059	65.64
	自费	7792	19.63
	缺失	80	
住院总费用分段(万元)	1000~5000元	2898	9.6
	5000~1	9484	31.43 *
	1~2	10939	36.25
	2~3	3151	10.44
	3~5	1925	6.38
	5~10	1318	4.37
	10~20	384	1.27
	20~30	53	0.18
	≥30	26	0.09
	缺失	9599	

表7-2 缺血性中风病患者的合并疾病

疾病	病例数	百分比(%)	疾病	病例数	百分比(%)
高血压病	21938	55.15	肺部感染	2699	6.79
糖尿病	8287	20.83	心律失常	2328	5.85
冠心病	7921	19.91	颈椎病	1407	3.54
血脂蛋白紊乱血症	5221	13.13	气管支气管炎	1292	3.25
动脉硬化	3587	9.02	非酒精性脂肪肝	1282	3.22

患者常用的中、西药物分布36289人有用药记录，在98种西药和76种中药中，统计使用频率前10位的中、西药及其药物作用类型，见表7-3、表7-4。

表7-3 使用频率前10位的中西药

No.	中药			西药		
	名称	病例数	使用频率(%)	名称	病例数	使用频率(%)
1	疏血通注射液	9015	22.66	阿司匹林口服剂	20924	52.6
2	丹红注射液	7369	18.53	桂哌齐特注射剂	10771	27.08
3	血栓通注射剂	5302	13.33	胰岛素注射剂	10599	26.65
4	醒脑静注射液	4372	10.99	硝苯地平口服剂	7957	20
5	舒血宁注射液	3583	9.01	前列地尔注射剂	5891	14.81
6	银杏叶提取物口服剂	3235	8.13	硝酸异山梨酯口服剂	5108	12.84
7	银杏叶提取物注射剂	3225	8.11	氨氯地平口服剂	4786	12.03
8	丹参注射液	2158	5.43	美托洛尔口服剂	3801	9.56
9	天麻素注射剂	2064	5.19	奥扎格雷钠注射剂	3719	9.35
10	灯盏细辛注射液	1714	4.31	神经节苷脂注射剂	3490	8.77

2. 治疗缺血性中风的联合用药分析

（1）按照药物名称对治疗缺血性中风病的联合用药进行关联分析：通过采用多组关联分析的方法分析治疗缺血性中风病的中西药联合情况，见表7-4和图7-1从表7-5中的二项关联分析显示，常出现的组合有：疏血通注射液+右旋糖酐注射剂，醒脑静注射液+L-谷氨酰胺口服剂，疏血通注射液+前列地尔注射液，置信度均大于39%。表7-7显示，1种中药合并2种西药时常出现的组合有疏血通注射液+前列地尔注射液+硝苯地平口服剂，疏血通注射液+前列地尔注射液+胰岛素注射剂，疏血通注射液+前列地尔注射液+阿司匹林口服剂，置信度均大于48%。2种中药合并1种西药时常出现的组合有阿司匹林口服剂+二十五味珍珠丸+疏血通注射液，阿司匹林口服剂+二十五味珍珠丸+消栓口服液，阿司匹林口服剂+二十五味珍珠丸+丹红注射液，置信度均>96%。图7-1显示疏血通注射液与阿司匹林口服剂联合使用最常见，丹红注射液与阿司匹林口服剂、疏血通注射液与胰岛素注射剂等联合使用次之。

表7-4　使用频率前10种治疗缺血性中风的中西药药物作用类型

No.	中药			西药		
	类型	病例数	使用频率(%)	类型	病例数	使用频率(%)
1	活血化瘀剂	30384	76.39	抗血小板药	23049	57.95
2	开窍剂	6850	17.22	血管扩张药	19608	49.29
3	补益剂	5997	15.08	抗高血压病药	15475	38.9
4	泻下剂	4210	10.58	胰岛素	10662	26.8
5	清热解毒剂	3851	9.68	促大脑功能恢复药	8295	20.85
6	益气活血剂	3540	8.9	抗生素	6273	15.77
7	解表剂	2993	7.52	抗心律失常药	4897	12.31
8	祛痰剂	2057	5.17	抗消化性溃疡药	3411	8.58
9	安神剂	1174	2.95	脑代谢激活药	2343	5.89
10	理气剂	913	2.3	糖皮质类激素药	2084	5.24

表7-5　1种中药合并1种西药

中药	西药	置信度	支持度	提升度
疏血通注射液	右旋糖酐注射液	56.535	2.005	2.277
醒脑静注射液	L-谷氨酰胺口服剂	47.915	1.733	3.974
疏血通注射液	前列地尔注射剂	39.519	6.401	1.592
醒脑静注射液	甘油果糖注射剂	37.461	1.635	3.107
疏血通注射液	胰岛素注射剂	37.226	10.885	1.5
疏血通注射液	甘油果糖注射剂	24.507	1.506	1.39
疏血通注射液	蚓激酶注射剂	34.355	1.506	1.384
疏血通注射液	桂哌齐特注射剂	32.849	9.736	1.323
疏血通注射液	硝苯地平口服剂	32.263	7.051	1.3
疏血通注射液	尼麦角林口服液	31.045	1.116	1.251

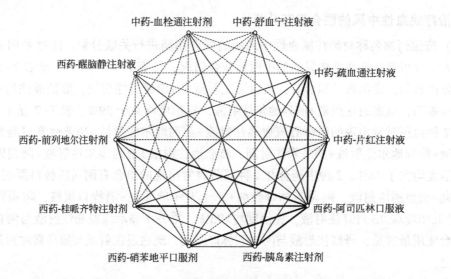

注：粗线表示联合使用频率25%以上，细线表示联合使用频率10%～25%，虚线表示联合使用频率10%以下

图 7-1　缺血性中风病联合用药关联规则网络例图

表 7-6　1 种中药合并 2 种西药

中药	西药 1	西药 2	置信度	支持度	提升度
疏血通注射液	前列地尔注射剂	硝苯地平口服剂	53.404	2.625	2.151
疏血通注射液	前列地尔注射剂	胰岛素注射剂	51.723	3.129	2.083
疏血通注射液	前列地尔注射剂	阿司匹林口服液	48.166	5.186	1.94
疏血通注射液	桂哌齐特注射剂	胰岛素注射剂	46.345	4.956	1.867
疏血通注射液	硝苯地平口服剂	胰岛素注射剂	43.353	3.631	1.746
疏血通注射液	奥扎格雷钠注射剂	胰岛素注射剂	42.594	1.396	1.716
疏血通注射液	硝苯地平口服剂	桂哌齐特注射剂	42.352	2.795	1.706
疏血通注射液	胰岛素注射剂	阿司匹林口服液	41.306	7.531	1.664
疏血通注射液	硝酸异山梨酯口服液	桂哌齐特注射剂	37.72	1.588	1.519
疏血通注射液	硝酸异山梨酯口服液	前列地尔注射剂	37.654	1.259	1.517

表 7-7　1 种西药合并 2 种中药

西药	中药 1	中药 2	置信度	支持度	提升度
阿司匹林口服液	二十五味珍珠丸	疏血通注射液	96.926	1.643	1.683
阿司匹林口服液	二十五味珍珠丸	消栓口服液	96.899	1.028	1.682
阿司匹林口服液	二十五味珍珠丸	丹红注射液	96.28	1.846	1.671
阿司匹林口服液	消栓口服液	疏血通注射液	93.976	1.07	1.631
阿司匹林口服液	消栓口服液	丹红注射液	88.912	1.188	1.544
阿司匹林口服液	脑康泰胶囊	丹红注射液	85.268	1.571	1.48
阿司匹林口服液	便通胶囊	疏血通注射液	85.023	1.012	1.476
阿司匹林口服液	脑血舒通口服液	疏血通注射液	82.386	1.193	1.43
阿司匹林口服液	丹参酮注射剂	疏血通注射液	81.535	0.932	1.415
阿司匹林口服液	脑血舒通口服液	血栓通注射剂	79.597	0.867	1.382

（2）按照药物作用对缺血性中风病的联合用药进行关联分析：临床上治疗缺血性中风病的联合用药情况亦可根据药物的作用进行关联分析，见表7-8、表7-10、图7-2。表7-8显示，常出现的组合有活血化瘀剂+抗焦虑药，活血化瘀剂+溶栓药，活血化瘀剂+催眠药，置信度均>91%。表7-9显示，当1种中药合并2种西药时常出现的组合有：活血化瘀剂+解热镇痛药+抗血小板药，活血化瘀剂+溶栓药+胰岛素，活血化瘀剂+溶栓药+血管扩张药，置信度均>95%。表7-10显示，2种中药合并1种西药时常出现的组合有：血管扩张药+理气剂+活血化瘀剂，血管扩张药+解表剂+泻下剂，血管扩张药+解表剂+开窍剂，置信度均>79%。图7-2多项关联分析示：活血化瘀剂与抗血小板药联合使用最常见，活血化瘀剂与血管扩张药联合使用次之。

表7-8　1类中药合并1类西药情况

中药	西药	置信度	支持度	提升度
活血化瘀剂	抗焦虑药	95.238	1.152	1.143
活血化瘀剂	溶栓药	93.722	4.627	1.125
活血化瘀剂	催眠药	91.687	1.028	1.1
活血化瘀剂	解热镇痛药	90.038	1.314	1.081
活血化瘀剂	血容量补充药	87.067	4.339	1.045
活血化瘀剂	调血脂药	86.795	4.029	1.042
活血化瘀剂	胰岛素	86.729	25.36	1.041
活血化瘀剂	抗血小板药	86.429	54.633	0.037
活血化瘀剂	血管扩张药	86.379	46.922	1.037
活血化瘀剂	口服降糖药	85.404	3.996	1.025

表7-9　1类中药合并2类西药情况

中药	西药1	西药2	置信度	支持度	提升度
活血化瘀剂	解热镇痛药	抗血小板药	95.687	0.974	1.148
活血化瘀剂	溶栓药	胰岛素	95.648	2.652	1.148
活血化瘀剂	溶栓药	血管扩张药	95.399	2.559	1.145
活血化瘀剂	溶栓药	抗高血压病药	94.222	2.326	1.131
活血化瘀剂	溶栓药	抗血小板药	93.151	3.17	1.118
活血化瘀剂	溶栓药	抗生素	93.145	1.267	1.118
活血化瘀剂	溶栓药	促大脑功能恢复药	92.932	1.695	1.115
活血化瘀剂	祛痰药	抗血小板药	91.434	1.347	1.097
活血化瘀剂	抗抑郁药	胰岛素	91.162	0.99	1.094
活血化瘀剂	胰岛素	抗血小板药	90.373	17.558	1.085

表7-10　1种西药合并2种中药情况

西药	中药1	中药2	置信度	支持度	提升度
血管扩张药	理气剂	活血化瘀药	80.815	1.987	1.488
血管扩张药	解表剂	泻下剂	80.707	1.629	1.486
血管扩张药	解表剂	开窍剂	79.658	1.407	1.466
血管扩张药	益气活血剂	开窍剂	79.607	2.666	1.465

西药	中药1	中药2	置信度	支持度	提升度
血管扩张药	调血脂药	活血化瘀剂	79.443	1.017	1.257
血管扩张药	益气活血剂	清热解毒剂	79.276	1.081	1.459
血管扩张药	清热剂	活血化瘀剂	78.862	1.33	1.452
血管扩张药	治风剂	活血化瘀剂	78.649	0.798	1.448
抗血小板药	血管扩张药	活血化瘀剂	78.235	1.094	1.238
抗血小板药	治风剂	活血化瘀剂	77.568	0.787	1.227

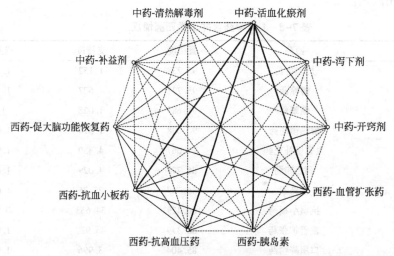

注：粗线表示联合使用频率50%以上，细线表示联合使用频率15%～50%，虚线表示联合使用频率15%以下

图7-2　缺血性中风病药物作用联合用药关联规则网络例图

3. 结论

治疗缺血性中风中使用频率最高的药物为疏血通注射液、阿司匹林口服剂及活血化瘀剂与抗血小板药；从中西药联合的二项关联分析来看，组合疏血通注射液+右旋糖酐注射剂最常见，三项关联则见组合疏血通注射液+前列地尔注射液+硝苯地平口服剂与组合阿司匹林口服剂+二十五味珍珠丸+疏血通注射液最常用。多项关联则见疏血通注射液与阿司匹林口服剂联合使用最常见。其中阿司匹林口服剂+二十五味珍珠丸+丹红注射液+疏血通注射液又是这些组合中置信度最高的一组。

从药物作用分析，最常用的二项关联组合为活血化瘀剂+抗焦虑药；三项关联组合为活血化瘀剂+解热镇痛药+抗血小板药与血管扩张药+理气剂+活血化瘀剂；多项关联分析见活血化瘀剂与抗血小板药联合使用最常见。其中活血化瘀剂+溶栓药+胰岛素+血管扩张药是药物作用组合中置信度最高者。

（四）讨论

治疗缺血性中风病常用联合用药方案的药理分析

按药物名称的联合用药方案：疏血通注射液功效活血化瘀、通经活络，具有抗凝、促进纤溶作用。丹红注射液可活血化瘀止痛，能降低血小板聚集、抗凝、抑制血栓形成，改善脑部血液循环，促进侧支循环形成，恢复脑缺血区脑细胞的功能。二十五味珍珠丸可治疗高血压病、高脂血症、冠心病及脑血管疾病。阿司匹林可抗血小板聚集，预防和治疗缺血性心脏病、心绞痛、心肺梗死及脑血栓形成。前列地尔注射液可扩张血管、抑制血小板聚集。硝苯地平口服剂、胰岛素注射剂及右旋糖酐注射剂分别为有效的降压、降糖及补充血容量。

缺血性中风病的主要症状为由缺血引起的半身不遂、行动不利等，其合并疾病主要为高血压病、糖尿病及冠心病，通过关联分析发现，组合疏血通注射液+右旋糖酐注射剂主要起到活血化瘀、补血养阴的作用；组合疏血通注射液+前列地尔注射液+硝苯地平口服剂可活血通络、控制高血压病；组合阿司匹林口服剂+二十五味珍珠丸+疏血通注射液则具有活血祛瘀、安神开窍之效；组合疏血通注射液+前列地尔注射液+胰岛素注射剂+阿司匹林口服剂既可活血祛瘀以治疗中风，又能有效地控制血糖；组合阿司匹林口服剂+二十五味珍珠丸+丹红注射液+疏血通注射液中多种活血化瘀药物的联合使用可以加强活血通络作用，有利于缺血性中风的治疗。中西药物联合使用方案可在活血化瘀治疗中风的同时又可以兼顾其主要合并疾病，以达到标本兼治的目的。

按药物作用的联合用药方案：中风的基本病机是阴阳失调、气血逆乱，病理基础为肝肾阴虚，在整个治疗过程中须辅以祛风解表、疏肝理气、滋补肝肾以达到标本兼治的目的。而活血化瘀剂、血管扩张剂、抗血小板药均具有活血祛瘀通络作用，现代药理亦表明，活血化瘀药物可扩张血管、改善血液循环、抗血小板凝聚、抑制血栓形成及保持血流通畅的作用；理气剂、抗焦虑药均可疏肝理气；解表剂可祛风解表，以散外风；泻下剂可通腑泄热，这几类药均可有效治疗缺血性中风病，在临床上较为常用。

故对药物作用的关联分析中得出的常用组合活血化瘀剂+抗焦虑药、活血化瘀剂+解热镇痛药+抗血小板药、血管扩张药+理气剂+活血化瘀剂、活血化瘀剂+溶栓药+胰岛素+血管扩张药、血管扩张药+解表剂+泻下剂+活血化瘀剂、活血化瘀剂+抗血小板药均本着标本兼治的原则创立。活血化瘀、扩张血管、抑制血小板聚集、溶栓均是通过活血祛瘀治疗中风最主要的病因，而理气、泻下、解表及抗焦虑等均可治疗其标症。因此，众方案皆提示临床治疗以标本兼治为主要原则。

缺血性中风用药方案与诊疗指南的关系：《急性缺血性脑血管病中西医诊疗指南》中亦推荐使用活血化瘀、益气活血、化痰通腑等类药物，并建议积极控制血压、血糖及血脂，抗血小板聚集、抗凝以及改善情感障碍和生活质量。本研究得出临床治疗缺血性中风病主要以活血化瘀、扩张血管、抑制血小板聚集、溶栓及理气、泻下、解表及抗焦虑为主，这与指南中的推荐基本一致。同时，在具体药物方面，本研究又指出以疏血通注射液、丹红注射液、二十五味珍珠丸及阿司匹林、硝苯地平、右旋糖酐、前列地尔等为常用药，其中蕴含的治疗原则亦与指南基本相符。因此，本研究的结论为指南的实行提供了一定的现实依据，加强了指南的实践意义，为指南进一步指导临床实践奠定了更坚实的基础。而在具体药物方面本研究为指南提供了更广阔的思路，为临床治疗用药提供了更多的选择。

本研究的成果及局限性基于医院信息系统数据可了解临床对缺血性中风病的病因病机及病理因素进行治疗，其中"瘀"是最主要的病理因素，故药物中以活血化瘀药为主，同时在治疗主病的基础上治疗中风最常见的合并症，故在联合用药中有很大一部分是针对合并症治疗的。通过本研究可得出临床对于缺血性中风的治疗以标本兼治为原则，以期控制危险因素，全面治疗。这既为临床治疗提供了一定的参考，也为以后的诊治方案优化提供了依据。

本研究为回顾性研究，未进行前瞻性研究方案设计，故仅能了解目前临床缺血性中风病的常用联合用药使用概况，无法对研究结果进行有效性、安全性等的评价。在进一步研究中，根据本研究分析结果进行前瞻性研究设计，评价临床常用联合用药的疗效及安全性，为缺血性中风病临床治疗提供更有力的依据。

二、缺血性中风病急性期中西药物群组模块分析

中风病是世界性的重大疾病，也是我国重点慢性病管理病种之一，具有发病率高、死亡率高、致残率高、复发率高的特点，为社会、家庭及患者本人造成了极大的负担。中医药对中风病治疗有独特的优势，尤其中成药对缺血性中风病急性期治疗起着重要的作用。中成药目前主要在我国大范围使用，治疗缺血性中风病的中成药种类繁多，但是西医临床实践指南与中医临床实践指南未提及或仅提及有限的几种可选择的中成药，不足以为临床有效使用提供证据。

在中国，缺血性中风病患者无论入住中医医院还是西医医院都可能同时联合使用中成药与西药两类药物，尤其是缺血性中风病急性期联合使用的药物种类更多，这些药物协同作用可能提高临床疗效，依据"模块化理论"，可能存在若干不同功能的中西药物模块。目前对于中西药物联合方案研究主要依据临床经验、临床调查或文献挖掘，医疗大数据及复杂网络分析为中西药物群组模块的研究提供了新的机遇。

（一）目的

该研究在"病证结合、方证相应、动态时空"理论指导下，基于医院信息系统中存储的大量医疗电子数据，探索应用复杂网络分析结合关联分析辨识缺血性中风病中西药物群组模块的方法，获得"病-证-药-时-效"多维立体的动态中西药物群组模块，为大样本医疗电子数据的中西药物研究提供方法学参考，为深入研究中西药物联合作用有效性、安全性及作用机制提供基础。

（二）方法

1. 数据纳入与排除标准

（1）纳入标准：中医医院患者；西医出院诊断中第1诊断标准化后为"急性脑梗死"的住院患者；年龄35~99岁；患者住院主记录信息表、西医诊断表和医嘱信息表3种数据均完整。

（2）排除标准："脑栓塞"患者；不能明确是否为缺血性中风病的患者，如"急性脑血管病""脑血管意外"等；合并疾病中有"脑出血""脑梗死后出血""脑肿瘤""脑外伤""血液系统疾病""风湿性心脏病""心房纤颤"的患者。

2. 数据预处理

（1）数据提取：在西医诊断表中提取缺血性中风病原始名称并进行标准化，从中提取第1诊断为缺血性中风病的患者，按照纳入排除标准，共纳入中医医院急性缺血性中风病患者11135例。

（2）数据标准化

① 药物标准化：剔除与缺血性中风病治疗无关的药品，如溶媒、外用药物、五官科用

药、造影剂、麻醉药等，剔除非治疗性医嘱，如封管、出院带药、冲洗等，将剩余药物进行标准化，分别标记西药与中成药。西药：将药物统一标准化为通用名称；中成药：将同种药物不同剂型者合并，根据药品说明书的功能主治，参照药物处方组成，参照《中国药典》（2010 版）对中成药进行分类。

② 证候要素提取：将患者入院证候与出院证候记录合并，去除重复项，共获得 250 种不同证候名称，分别标记出每种证候名称的病性或者病位证候要素，再次去重后共获得 30 种证候要素，其中病性证候要素 20 项，分别为外风、内风、气闭、气虚、气滞、湿、精髓亏虚、痰、血虚、血瘀、阳虚、阴虚、阴阳离决、寒、火、阳亢、气不固、热、饮、水，空间性病位的证候要素共 10 项，分别为肝、脾、肾、脑、心、肺、胸膈、大肠、胃、胆。

3. 研究方法

（1）关联分析：以关联分析获得所有患者缺血性中风病 2 项药物或证候要素频繁项集，从药物组合中剔除西药与西药组合，关联分析的支持度为患者中西药物或证候要素分布比例。

（2）复杂网络构建：以关联分析得到的两项中西药物组合或证候要素组合构建复杂网络，网络中以药物或证候要素作为节点，连接 2 种药物或证候要素的边表示患者同时使用这 2 种药物或同时具有 2 种证候要素，边的权重表示同时使用这 2 种药物或具有证候要素的患者数量，在构建的网络图中节点的度为与该点相连的边的权重之和。如果某节点度高，则该点居于网络中心。

（3）层次结构核心算法

1）建立每位患者使用所有中西药物或证候要素的数据集。

2）分别计算 2 种药物或证候要素的例次。

3）将所有药物组合与证候要素的种类合并，将所有组合的总频次作为 SN，建立全数据集并按患者例数进行降序排列。

4）提取核心药物或证候要素子网：①根据层次结构核心算法公式，获得前 K 种 2 项中西药物组合或证候要素组合，其中代表前 K 项 2 项中西药物组合或证候要素组合的总频次，经拟合本研究中取值亦为 2；②根据以上计算结果，提取前 K 种 2 项中西药物或证候要素的组合，建立数据文件；③使用作图软件对筛选出的 2 项中西药物组合或证候要素组合进行可视化，建立核心中西药物或证候要素子网。

（4）再次关联分析：对核心中西药物再次采用关联分析获得多项中西药物组合，根据药物作用获得执行不同功能的中西药物群组模块。

（三）结果与结论

患者基本信息 11135 例患者来自 6 家中医医院，入院时间为 2002 年 1 月 15 日至 2011 年 5 月 28 日，患者年龄最小 35 岁，最大 99 岁，平均年龄为 67.42±9.08 岁。患者年龄以 60~74 岁为最多，共 5124 例，占 46.02%，其次为 75~89 岁年龄段人群，共 3139 例，占 28.19%，45~59 岁年龄段患者共 2548 例，占 22.88%，35~44 岁患者与 90~100 岁患者分别为 257 例（2.31%）和 67 例（0.60%）。男性与女性患者比例为 1.65∶1。

患者入院病情为"一般"者 7163 例，占 64.33%，入院病情为"急"者共 1840 例，占 16.52%，病情为"危"者共 2132 例，占 19.15%；治疗结果好转为最多，共 10618 例，占 95.36%，治愈 110 例，占 0.99%，死亡 248 例，占 2.23%，无效 159 例，占 1.43%。

证候演变特征分析 11135 例缺血性中风病患者有证候诊断记录的患者共 7450 例。

以入院 1 天内缺血性中风病患者证候要素分析为例，有入院证候记录的患者共 3760 例，同时具有 2 项以上证候要素的患者共 3681 例，以关联分析获得 2 项证候要素频繁项集，以各证候要素作为节点，2 个节点之间的边表示每位患者同时具有 2 个证候要素，其权重为这 2 种证候要素具有的患者人数，将所有的节点和边构成证候要素复杂网络图，加权网络中，节点的度为与该点相连的边的权重之和，建立的复杂网络见图 7-3。

图 7-3 显示，居于中心位置且连线较多较粗的证候要素为主要证候要素，根据公式计算缺血性中风病患者入院 1 天时的前 K 种 2 项证候要素组合，经计算 K 值为 9，因此取前 9 种 2 项证候要素组合建立核心证候要素网络，具体见表 7-11、表 7-12 和图 7-4。

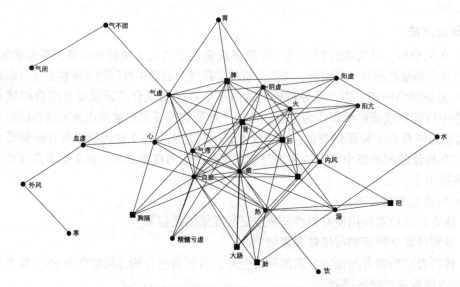

注：图中圆点为病性证候要素，方点为病位证候要素

图 7-3　入院 1 天患者证候要素复杂网络图

表 7-11　缺血性中风病入院 1 天核心证候要素分布表

序号	证候要素	证候要素	例数	支持度（%）	序号	证候要素	证候要素	例数	支持度（%）
1	血瘀	痰	1751	46.57	6	肾	阴虚	473	12.58
2	痰	内风	961	25.56	7	血瘀	气虚	404	10.74
3	血瘀	内风	634	16.86	8	热	痰	132	3.51
4	肾	肝	475	12.63	9	肝	阳亢	116	3.09
5	肝	阴虚	474	12.61					

表 7-12　入院 1 天患者核心证候要素节点度分布表

序号	病性证素	节点度	病位证素	节点度	序号	病性证素	节点度	病位证素	节点度
1	血瘀	2789	肝	949	5	气虚	404	—	—
2	痰	2712	肾	948	6	热	132	—	—
3	内风	1595	—	—	7	阳亢	116	—	—
4	阴虚	947							

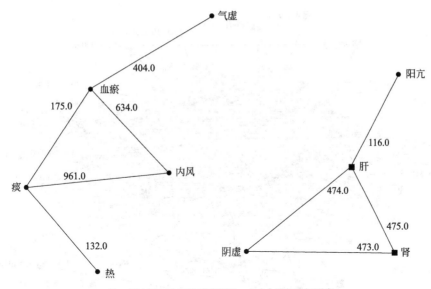

注：图中圆点为病性证候要素，方点为病位证候要素

图 7-4　入院 1 天患者核心证候要素子网图

缺血性中风病患者入院 1 天核心证候要素为血瘀、痰、内风、阴虚、气虚、热证、阳亢、肝、肾，其中阴虚比例为 25.73%，气虚比例为 10.98%。从证候要素组合看，痰-血瘀共 1751 例，内风-痰共 961 例，故居于其次，血瘀+内风共 634 例，阴虚-肝-肾呈现闭合三角，共 473 例，其中肝-阳亢共 116 例。气虚-血瘀共 404 例，痰-热共 132 例。

核心中西药物群组模块发现

（1）获取急性期核心中西药物：选择治疗结局为"治愈"和"好转"的 10728 例患者入院 14 天内治疗缺血性中风病的中西药物，按照入院后 1 天内、2～3 天、4～7 天和 8～14 天 4 个时间段以及入院病情为"急""危""一般" 3 个层面，分别构建药物复杂网络，以层次结构核心算法提取各时间段的核心中西药物。

根据药物筛选结果，患者入院 14 天内针对缺血性中风病治疗的中西医药物共 111 种，其中中成药 70 种，西药 41 种。每位患者在 14 天内使用缺血性中风病药物至少为 1 种，最多为 15 种，药物使用中位数为 3（2，4）种。

以入院 1 天内病情为急的患者为例，治疗结局为治愈和好转的患者共 1840 例，使用治疗缺血性中风病药物共 76 种，以关联分析获得 2 项药物频繁项集，从中剔除西药与西药组合，使用两种中成药与中成药或中成药与西药组合共有 672 种组合，以 76 种药物作为节点，以 672 作为边，建立中医医院入院病情为急的患者入院天内药物复杂网络（图 7-5）。

处于网络中心的中成药使用主要为具有活血化瘀功效的注射剂，如银杏叶提取物、灯盏花素注射液、疏血通注射液、丹红注射液、血栓通等，清开灵、醒脑再造胶囊也居于网络中央；位于网络中央的西药主要为阿司匹林、氯吡格雷、奥扎格雷、甘露醇、肝素、桂哌齐特、依达拉奉、长春西汀等。

通过构建缺血性中风病中西药物复杂网络，同时对节点度进行分析，发现某些节点度很大，有些节点度非常小，节点度分布服从幂律分布，具有无尺度现象，因此该药物复杂网络是无尺度网络。采用层次结构核心算法公式计算 K 值为 11，因此选取前 11 位 2 项中西药物组合，共涉及 12 种药物，其具体分布见表 7-13。

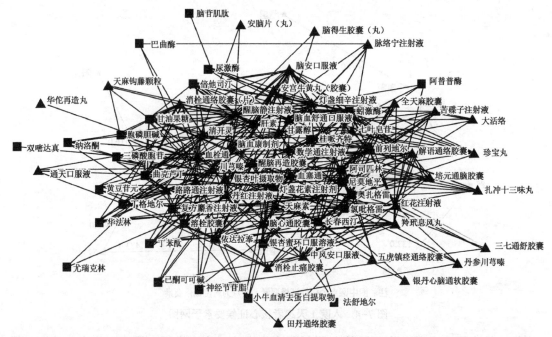

注：图中三角形为中成药，正方形为西药，连线为两药同时使用，每个点周围的线段代表与其他药物连接的多少，线越多代表某种药物与其他药物联合使用越多，线越粗代表两药联合使用越多，在网络中处于核心位置的为使用多的药物或组合

图 7-5 入院 1 天内病情为急的缺血性中风病患者中西药物复杂网络图

表 7-13 入院病情为急的患者入院 1 天核心中西药物 2 频繁项集分布表

序号	中成药	西药（或中成药）	例数	支持度(%)	序号	中成药	西药（或中成药）	例数	支持度(%)
1	银杏叶提取物	阿司匹林	199	11.69	7	疏血通注射液	阿司匹林	99	5.82
2	川芎嗪	阿司匹林	172	10.11	8	脑血康制剂	阿司匹林	95	5.58
3	血栓通	阿司匹林	147	8.64	9	丹红注射液	阿司匹林	88	5.17
4	银杏叶提取物	奥扎格雷	129	7.58	10	醒脑再造胶囊	阿司匹林	87	5.11
5	川芎嗪	肝素	110	6.46	11	疏血通注射液	桂哌齐特	82	4.82
6	银杏叶提取物	长春西汀	99	5.82					

利用以上药物组合构建缺血性中风病入院 1 天内病情为急的患者核心药物网络（图 7-6 及表 7-14）。

表 7-14 入院 1 天且病情为急的患者核心中西药物节点度分布表

序号	中成药	节点度	西药	节点度	序号	中成药	节点度	西药	节点度
1	银杏叶提取物	427	阿司匹林	887	5	脑血康制剂	95	桂哌齐特	82
2	川芎嗪	282	奥扎格雷	129	6	丹红注射液	88	—	—
3	疏血通注射液	181	肝素	110	7	醒脑再造胶囊	87	—	—
4	血栓通	147	长春西汀	99					

入院病情为急的患者入院 1 天内核心中西药物中，中成药共 7 种，主要为活血化瘀药物和化痰醒脑药物；西药 5 种，主要为抗血小板药、改善微循环药、抗凝药，中西药物联合使用最多的分别为银杏叶提取物和阿司匹林。

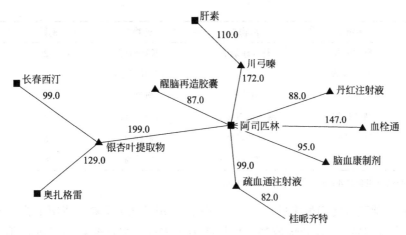

注：图中三角形为中成药，正方形为西药，连线为两药同时使用，每个点周围的线段代表与其他药物连接的多少，线越多代表某种药物与其他药物联合使用越多，线越粗代表两药联合使用越多

图 7-6 缺血性中风病入院 1 天内病情为急的患者核心药物子网

采取同样的方法，分别获得入院后 1 天内、2~3 天、4~7 天和 8~14 天 4 个时间段内，入院病情为"急""危""一般" 3 类患者常联合使用的核心中西药物。

（2）关联分析构建核心中西药物群组模块：基于以上分析获得的核心中西药物，根据患者联合使用药物中位数为 3，在疾病治疗结局治愈与好转患者中，以关联分析分别筛选不同入院病情患者使用率高于 1% 的 3 项核心中西药物组合，根据构成药物的药理作用，发现功能不同的核心中西药物模块，并以不同时间段中西药物群组模块分布发现动态中西药物群组模块。

以入院 1 天内且病情为急的患者核心中西药物群组模块发现为例，采用关联分析获得核心中西药物 3 项药物组合，仅纳入使用率大于 1% 的中西药物组合，其结果详见表 7-15。

表 7-15 入院 1 天且病情为急的患者 3 项中西药物组合分布表（支持度 1% 以上）

序号	药物 1	药物 2	药物 3	例数	支持度
1	阿司匹林	川芎嗪	肝素	100	5.88
2	阿司匹林	奥扎格雷	银杏叶提取物	91	5.35
3	阿司匹林	银杏叶提取物	长春西汀	77	4.52
4	阿司匹林	肝素	血栓通	72	4.23
5	阿司匹林	川芎嗪	脑血康制剂	63	3.7
6	阿司匹林	肝素	脑血康制剂	62	3.64
7	阿司匹林	奥扎格雷	醒脑再造胶囊	58	3.41
8	奥扎格雷	银杏叶提取物	长春西汀	55	3.23
9	阿司匹林	奥扎格雷	丹红注射液	49	2.88
10	阿司匹林	醒脑再造胶囊	长春西汀	47	2.76
11	川芎嗪	肝素	脑血康制剂	47	2.76
12	阿司匹林	桂哌齐特	疏血通注射液	46	2.70
13	奥扎格雷	丹红注射液	长春西汀	44	2.59
14	阿司匹林	醒脑再造胶囊	银杏叶提取物	44	2.59

序号	药物1	药物2	药物3	例数	支持度
15	阿司匹林	丹红注射液	长春西汀	42	2.47
16	阿司匹林	肝素	银杏叶提取物	40	2.35
17	阿司匹林	川芎嗪	血栓通	40	2.35
18	奥扎格雷	醒脑再造胶囊	长春西汀	37	2.17
19	阿司匹林	奥扎格雷	血栓通	36	2.12
20	阿司匹林	脑血康制剂	血栓通	36	2.12

注：所有核心药物组合共40项，上表仅展示前20项。

核心药物3项联合使用最多的组合为阿司匹林+川芎嗪+肝素，使用率为5.88%，其次为阿司匹林+奥扎格雷+银杏叶提取物，使用率为5.35%。根据药物的药理作用，主要为抗血小板药+改善微循环药+活血化瘀药，抗血小板药+抗凝药+活血化瘀药，主要具有活血化瘀作用，将其命名为"活血化瘀模块"，另有抗血小板药+改善微循环药+化痰醒脑药，在化瘀的同时具有祛痰作用，执行化瘀祛痰功能，将其命名为"化瘀祛痰模块"。

采用同样的方法，分别获得各时间段不同入院病情患者中西药物群组模块，结果详见表7-16。

证候要素分布显示，缺血性中风病急性期主要核心证候要素为痰、血瘀、内风、阴虚、气虚、阳亢，病位在肝、肾两脏。

从药物模块分布看，患者入院8~14天入院病情为急的患者仅使用"活血化瘀模块"，其模块组成同入院1天模块。入院病情为危的患者使用的中西药物组合主要为"抗血小板药+降纤药+活血化瘀药"和"抗血小板药+抗凝药+活血化瘀药"，为"活血化瘀模块"。入院病情为一般的患者入院8~14天仅使用"活血化瘀模块"。入院病情为危的患者仍无使用率高于1%的中西药物模块。

缺血性中风病患者入院病情为急、一般的患者入院7天内中西药物群组模块变化不显著，主要使用"活血化瘀模块"和"化瘀祛痰模块"，入院8~14天主要使用"活血化瘀模块"。入院病情为危的患者入院7天内未发现使用率高于1%的中西药物模块，入院8~14天主要使用"活血化瘀模块"。以上各模块中未见具有益气、养阴、扶正功效中成药。

(四) 讨论

1. 结合复杂网络分析关联分析辨识中西药物群组模块

缺血性中风病起病急，病情变化迅速，尤其在急性期，证候表现多样，我国对于该病的治疗中成药占据了重要的席位，在临床实践中应随时间和证候的变化正确选用适宜的药物进行治疗。

中国是世界上首先创立中西医结合医学的国家，中西医结合临床与科研工作的基本方法是病证结合模式，中西药联合使用是中西医结合的具体体现之一。就本研究来讲，11135例缺血性中风病患者常用缺血性中风病中西药物有111种，2种药物组合有6105种，3种药物组合则将有12099种，单纯以关联分析难以发现各种药物之间的关系，采用复杂网络分析则能够直观发现各种中西药物组合关系，发现核心药物，将复杂的关系直观化、立体化，更适宜处理医疗大数据。

表 7-16 中医医院缺血性中风病核心中西药物群组模块分布表

入院时间	核心证候	急		危		一般	
		中西药物模块	模块代表	中西药物模块	模块代表	中西药物模块	模块代表
1 天内	血瘀痰内风热阳亢	（1）"活血化瘀模块"：①抗血小板药+活血化瘀药+改善微循环药；②活血化瘀药+改善微循环药；抗血小板药+抗凝药+活血化瘀药；（2）"化痰祛瘀模块"：抗血小板药+改善微循环药+化痰醒脑药	（1）①阿司匹林+肝素+川芎嗪；②阿司匹林+奥扎格雷+银杏叶提取物；③阿司匹林+肝素+血栓通；阿司匹林+肝素+长春西汀+银杏西汀；（2）阿司匹林+长春西汀+奥扎格雷+醒脑再造胶囊	未发现使用率高于 1% 的中西药物方案	未发现使用率高于 1% 的中西药物方案	（1）"活血化瘀模块"：抗血小板药+改善微循环药；（2）"化痰祛瘀模块"：抗血小板药+改善微循环药+化痰醒脑药	（1）①阿司匹林+奥扎格雷+肝素+银杏叶提取物；②阿司匹林+桂哌齐特+银杏叶提取物；③阿司匹林+银杏西汀+长春西汀+银杏叶提取物；（2）阿司匹林+醒脑再造胶囊+银杏叶提取物
	阴虚气虚	未发现扶正及补益肝肾中成药使用	无			未发现扶正及补益肝肾中成药使用	无
2~3 天	患者例数过少，不具有代表性	"活血化瘀模块"：①抗血小板药+抗凝药+活血化瘀药；②抗血小板药+改善微循环药+活血化瘀药；化痰祛瘀模块：抗血小板药+改善微循环药+化痰醒脑药	①阿司匹林+肝素+川芎嗪；②阿司匹林+长春西汀；③阿司匹林+奥扎格雷+银杏叶提取物+银杏西汀+醒脑再造胶囊	未发现使用率高于 1% 的中西药物方案	未发现使用率高于 1% 的中西药物方案	（1）"活血化瘀模块"：①抗血小板药+改善微循环药；②"化痰祛瘀模块"：抗血小板药+改善微循环药+化痰醒脑药	（1）阿司匹林+长春西汀；②阿司匹林+银杏叶提取物；③阿司匹林+银杏西汀+长春西汀+醒脑再造胶囊
4~7 天	患者例数过少，不具有代表性	（1）"活血化瘀模块"：①抗血小板药+改善微循环药+活血化瘀药；②抗血小板药+活血化瘀药；（2）"化痰祛瘀模块"：抗血小板药+改善微循环药+化痰醒脑药	（1）①阿司匹林+肝素+长春西汀+川芎嗪；②阿司匹林+长春西汀；银杏叶提取物；③阿司匹林+银杏西汀+奥扎格雷胶囊；醒脑再造胶囊	未发现使用率高于 1% 的中西药物方案	未发现使用率高于 1% 的中西药物方案	（1）"活血化瘀模块"：①抗血小板药+改善微循环药；②"化痰祛瘀模块"：抗血小板药+改善微循环药+化痰醒脑药	（1）①阿司匹林+奥扎格雷+雷贝拉唑+银杏叶提取物；②阿司匹林+桂哌齐特+银杏叶提取物；③阿司匹林+银杏西汀+长春西汀+银杏叶提取物；（2）阿司匹林+醒脑再造胶囊+银杏叶提取物
	阴虚气虚	未发现扶正及补益肝肾中成药使用	无			未发现扶正及补益肝肾中成药使用	无
8~14 天	血瘀痰内风热阳亢	"活血化瘀模块"：①抗血小板药+溶栓药+活血化瘀药；②抗血小板药+抗凝药+活血化瘀药；抗血小板药+活血化瘀药	①阿司匹林+尿激酶；②阿司匹林+银杏叶提取物；②阿司匹林+肝素+银杏叶提取物	"活血化瘀模块"：抗血小板药+溶栓药+活血化瘀药；抗凝药+活血化瘀药	①阿司匹林+尿激酶+银杏叶提取物；②阿司匹林+肝素+银杏叶提取物	"活血化瘀模块"：抗血小板药+改善微循环药+活血化瘀药	①阿司匹林+奥扎格雷+雷贝拉唑+银杏叶提取物；②阿司匹林+桂哌齐特+银杏叶提取物；②阿司匹林+桂哌齐特+血通注射液
	阴虚气虚	未发现补益肝肾中成药	无			未发现补益肝肾中成药	无

研究中发现不同入院时间段中不同入院病情的缺血性中风病中西治疗药物复杂网络为无尺度网络，采用层次结构核心算法提取核心中西药物，但是无法体现多种核心中西药物在同一患者中使用的情况，因此结合关联分析得到若干种核心中西药物组合，根据组合中各种药物功效，其组合执行不同的功能，即为中西药物群组模块。

研究发现患者入院 14 天内核心证候要素为血瘀、痰、内风、阴虚、气虚，而核心中西药物使用主要具有活血化瘀、化痰醒脑功效，符合实证治疗特征，但缺少针对虚证治疗的中成药物。

缺血性中风病为本虚标实的疾病，患者在缺血性中风病急性期以实证为主，本虚证候表现不甚明显，"急则治其标"，因此在入院 7 天内的治疗中偏重于活血化瘀、化痰醒脑以治标；患者入院 7 天后，肝-肾-阴虚、气虚-血瘀重要性逐渐上升，但在治疗缺血性中风病的核心中成药中未发现明显具有益气养阴作用者。考虑本研究分析的核心证候要素与核心中西药物均来自中医医院，中医医院除使用中成药外，还可能根据患者病情加服具有扶正作用的中药汤剂，在前期研究中发现中医医院与西医医院使用的核心中西药物功效比较差异不大，西医医院患者虽然未进行辨证，但是证候要素与中医医院患者证候分布却应一致，即西医医院中缺血性中风病患者也未使用具有益气或养阴作用的药物，因此推荐西医医院在缺血性中风病急性期的 7 天后使用具有益气或养阴扶正的中成药，为了便于药物在西医医院中使用，建议以症状代替证候以便更易于西医医院使用，以"病证结合"的方式推荐西医医院使用中成药，扩大中成药的受益人群。

该研究以缺血性中风病作为研究对象，选择结局为治愈和好转患者的缺血性中风病中西药物，分别构建按照入院 1 天内、2~3 天、4~7 天和 8~14 天 4 个时间段中病情为"急""危""一般" 3 个人群的中西药物复杂网络，发现缺血性中风病入院核心证候要素与核心中西药物相对应的中西药物群组模块，将患者与时间、空间相结合，建立"病-证-药-时-效"多维立体中西药物群组模块，以医疗大数据研究客观体现了"病证结合、方证相应、动态时空"的辨证论治理论，为利用医疗大数据研究进行中西药物方案研究提供了研究的模型。

2. 需重点关注中西药物联合使用的安全性问题

通过本研究发现缺血性中风病急性期患者应用的"活血化瘀模块"中，主要为抗血小板药+抗凝药（或溶栓）+活血化瘀药、抗血小板药+改善循环药物+活血化瘀药。根据现代药理学研究，活血化瘀类中药多具有改善血流动力学、血液流变学，改善微循环，抗血栓，抗动脉粥样硬化作用等，与"活血化瘀模块"中的西药具有类似的作用，虽然可能通过不同的途径起作用，但是最终结果一致，如果大量使用同类药物则可能导致不良反应，如出血等，因此临床使用"活血化瘀模块"时，如使用活血功效较强的活血化瘀药物时，应首先检测患者的凝血功能，同时减少抗血小板药、抗凝药等西药的种类或剂量，在使用过程中密切关注患者不良反应的发生，安全使用"活血化瘀模块"以达到良好的临床疗效。

3. 问题与展望

该研究数据为临床大数据临床诊疗数据，混杂和数据缺失是研究中的两大主要问题。对于关键字段缺失的数据不纳入分析，已纳入分析的数据可能个别字段缺失，经过核查为随机缺失，因此研究结果可反映临床实际；混杂因素主要采取了分层处理的方式，但是由于分层数量的限制，仍有医保政策、地域等因素对研究结果可能造成影响。

该研究利用复杂网络分析 HIS 数据发现的缺血性中风病急性期中西药物群组模块，仍需获得临床专家的共识，进一步研究可在本研究基础上，针对某种模块开展前瞻性临床疗效评价或安全性评价，还可开展网络药理学研究或实验药理学研究，以探讨中西药物群组模块的作用机制，为中西药物联合应用机制探讨提供证据，也为新药开发提供思路与线索。

第二节　疾病发病及转归的时空因素影响

一、中医学整体观念对疾病的认识

中医学认为人体的健康状态与气候特点、地理环境、生活习惯息息相关，人们在先秦以前就认识到不同的时期、不同的地域有着不同的气候特点，自然界的变化直接影响人体，人与自然界是一个动态变化着的整体。例如《周礼》曰："四时皆有疠疾，春时有痟首疾，夏时有痒疥疾，秋时有疟寒疾，冬时有漱上气疾。"这是由于四季寒温燥湿的不同而发生的季节病。人禀天地之气而生，未有不受天地之感应者，疾病的时空观念在中医典籍《黄帝内经》中得以充分体现。其中以《天元纪大论》《五运行大论》《六元正纪大论》等七篇大论为主体形成的五运六气学说，即以五运、六气和三阴三阳等理论为基础，用天干地支作为推演五运六气规律的工具，来研究气候变化与自然界中生物的生、长、壮、老、已和疾病发生发展的关系，用以指导临床辨证论治和养生防病。如《素问·天元纪大论》曰："甲己之岁，土运统之；乙庚之岁，金运统之；丙辛之岁，水运统之；丁壬之岁，木运统之；戊癸之岁，火运统之。"运用五行学说根据十个天干年的五运太过和不及，推演出十种天干年不同气候特点及其对应的疾病流行特征。一年按照气候变化的特点为二十四个节气，每一个节气为十五天多一点，二十四节气其实是将道分为二十四，每段占黄道 15°，为一个分点，太阳每运动到一个分点上，都对地球产生不同影响，标志着地球上一个不同节气的到来。又《素问·生气通天论》曰："故阳气者，一日而主外，平旦人气生，日中阳气隆，日西而阳气已虚，气门乃闭。"说明在一日之内，由于昼夜晨昏的变化，不同的气候条件对人体有不同程度的影响。

又如《素问·阴阳应象大论》曰："东方生风，风生木……南方生热，热生火……中央生湿，湿生土……西方生燥，燥生金……北方生寒，寒生水。"这是运用五行学说来推导出五方气候的基本特点。同时中医认为，疾病的发生与发展是由病邪（外因）和人体抵抗力（内因）的消长决定的。中医把致病的外因归为"风、寒、湿、热、燥、火"六淫，它们都和气象要素相关。例如，气压的升降、降水量和湿度的大小与中医燥湿相通；气温高低和中医寒、热、火关联；风向风速和中医的风有关；日照也与中医的燥、火、湿有一定关联。因此，我国春季多风病，夏季多暑病，长夏多湿病，秋多燥病，冬多寒病。当然，由于气候异常和特殊环境条件，某季节中也可出现另一季节的病。这种"天人相应"的整体观念成为中医学理论的一个重要特点。历代医家都重视气候变化与人体生理、病理的密切关系，治疗也从宏观入手，注重因时、因地、因人制宜的"三因制宜"学说。

因此，基于气象医学原理，结合 HIS 数据和气象数据，研究疾病的发生、转归与气象因素、地理因素的相关性，探索其规律，这对提前有针对性地采取预防措施，减少疾病的发病与死亡，具有现实意义。本节的实例基于医疗大数据分析了出血性中风、病毒性肝炎和肺癌患者的发病、死亡与时间气候之间的关系，就是对这一问题的初步探讨。

二、气象因素影响出血性中风发病的分析

出血性中风（intracerebral hemorrhage，ICH）属于西医学"脑出血"范畴，是常见的急危重症疾病，发病率为（60~80）/10万。在我国占急性脑血管疾病30%左右，急性期病死率达30%~40%，是一种病死率高、致残率高的疾病。ICH多见于50岁以上患者，男性多于女性，多有高血压病史。中医认为ICH多由忧思恼怒，饮食不节，恣酒纵欲等原因以致阴阳失调、脏腑气偏、气血错乱所致。正如《素问·生气通天论》所曰："阳气者，大怒则形气绝，而血菀于上，使人薄厥。"

近年来，无论是动物实验还是临床研究，在ICH的发病机制、转归过程、相关分子标志物及治疗诸方面都有较大的进展，但是资料显示ICH的发病率、死亡率呈逐年上升趋势，发病初始年龄较以往提前，并发症多等，给社会和家庭带来沉重负担。据2013年《中国卫生统计年鉴》数据显示，2012年ICH出院人数281414人，平均住院日15天，人均医药费12207.4元。目前在临床上主要采取保守药物治疗、外科手术治疗等方法进行治疗，但仍有一部分病人预后较差，严重影响了患者的生活质量，甚至威胁到了患者的生命安全。因此，以病因学为基础的研究已经成为研究的新方向。如何提高ICH的预防水平是当今医学界共同关心的问题。ICH成因包括环境因素、生活习惯、生理病理状况等，气象条件是诱发心脑血管疾病的重要因素之一。研究其发病季节及气象条件对发病的影响，对减少或延缓ICH的发生有重要的积极意义。

（一）目的

运用HIS数据和气象数据，以气象因素与ICH发病人数的相关性为研究切入点，通过发病人数的分布揭示ICH发病时间规律，筛选出影响ICH发病人数增多的气象因子，解析气象因子与ICH发病的相关关系。

（二）方法

1. 数据来源与标准化

（1）HIS数据：由全国各地18家三级甲等医院的住院数据整合而成，数据分为5个部分，包括患者的一般信息、诊断信息、医嘱信息、实验室检查信息和分类费用信息，但不包括病程记录等文本数据。系统通过设计视图将结构和数据统一形成一体化数据仓库，存贮于SQLServer2008中。为能够更好地利用HIS数据，本研究采取分层多次规范化的方法对来自各家医院的数据进行了处理。按照数据仓库的建立模式，采用计算机与人工相结合的方式，对数据进行抽提、清理、整合，最终形成符合研究需要的海量HIS临床大数据仓库。提取其中10237例出血性中风患者的信息作为本次研究的数据。

（2）气象数据：来自"中国气象科学数据共享服务网"（http：//cdc.cma.gov.cn/）的中国地面气候资料日值数据集。本数据集由各省上报的全国地面月报信息化文件根据《全国地面气候资料（1961—1990年）统计方法》及《地面气象观测规范》有关规定，进行整编统计而得。数据集为中国756个基本、基准地面气象观测站及自动站1951最新日值数据集，要素包括：平均本站气压、日最高本站气压、日最低本站气压、平均气温、日最高气温、日最低气温、平均水汽压、平均相对湿度、最小相对湿度、20~8时降水量、8~20时

降水量、20~20时降水量、小型蒸发量、大型蒸发量、平均风速、最大风速、最大风速的风向、极大风速、极大风速的风向、日照时数。

2. 患者纳入与排除标准

入院第一诊断为脑出血性疾病，亚组为原发性脑出血患者。排除脑出血后遗症、脑出血恢复期、事故等导致脑外伤性出血患者。

3. 发病时间确定

研究指出，ICH 神经功能恶化的主要原因是发病后 3 小时内血肿迅速扩大，压迫脑组织后导致颅内高压，并且由于 ICH 后低氧血症使得脑组织发生严重缺氧，并且由此引发一系列的病理过程，从而严重影响脑组织功能，患者常出现剧烈头痛、眩晕、偏瘫、昏迷等症状，通常在发病 24 小时内就诊。一项临床研究显示高血压病脑出血发病后 24 小时以内就诊率为 100%，12 小时以内就诊率为 70%，6:00~12:00 为发病高峰。

根据出血性中风发病急，病情危重，需紧急就医的特点，本研究观察每日入院人数，发病日期以患者入院日期为计。根据二十四节气的划分（立春—大寒），发病人数以节气为单位统计。

4. 统计学方法

发病人群分布特征采用不同年份与地区进行分层分析。为精确了解气象因素与入院人数间的相关程度，根据入院人数呈离散概率分布的特点，研究采用 Pearson 相关关系分析，得出两者之间相关程度与变化方向的量数，即相关系数。总体相关系数用 P 表示，样本相关系数用 r 表示。其计算公式如下：

$$r = \frac{\sum(X-\bar{X})(Y-\bar{Y})}{\sqrt{\sum(X-\bar{X})^2 \sum(Y-\bar{Y})^2}} = \frac{I_{TT}}{\sqrt{I_{TT}I_{TT}}}$$

$r>0$ 表示正相关，$r<0$ 表示负相关，$r=0$ 表示零相关。$P>0.05$ 表示无显著相关，£ 0.05 表示有显著相关。

统计软件为 SPSS 软件 19.0 版，R 软件 2.15 版。

（三）结果与结论

1. 全人群分布特征

患者基本信息来自全国 5 个地区 9 个城市的 HIS 数据库，共纳入 2003—2011 年患者10237 例。其中 2003 年 5 人，2004 年 87 人，2005 年 97 人，2006 年 12 人，2007 年 212人，2008 年 1604 人，2009 年 3728 人，2010 年 3399 人，2011 年 993 人。患者以中老年为主，其中 45~59 岁占 36.26%，60~74 岁占 30.33%，75~89 岁占 97%。男女比例64.03：35.97。

2. 二十四节气与发病人数

五运六气以回归年与甲子 60 年为其基础的周期单位并且顺其规律模式化，确定了定量的数量关系。其他各种周期的影响都是将其叠加到回归年周期上来论述的。年份之间的气候既有相似性，也有差异性。

不同的年份随着五运六气的变化，其二十四节气也会产生略微变化。本研究以二十四节气为时间节点统计入院人数，研究出血性中风的发病时间规律。由于 2003—2007 年入院人数较少，且2008年和2011年数据未覆盖全年，以下只对2009—2010年二十四节气（立春—大寒，2009年2月4日—2011年2月3日）期间发病患者7056例进行统计分析，分布见雷达图7-7、图7-8。

（1）不同年份发病人数分析

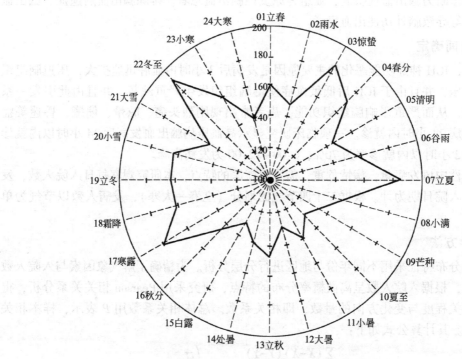

图7-7　2009年3725例发病节气分布

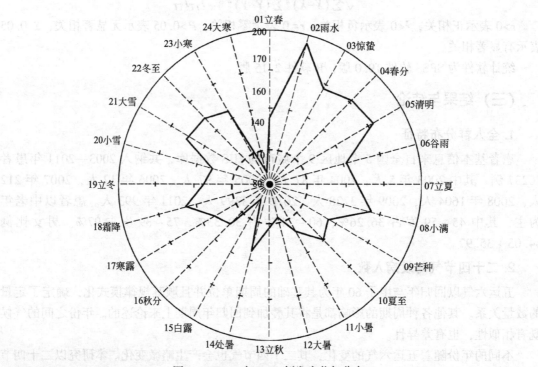

图7-8　2010年3331例发病节气分布

（2）运用五运六气原理分析 2009 年和 2010 年气象因素对出血性中风发病的影响：2009年（己丑年）中运为土运不及，经曰"岁土不及，风乃大行"，容易出现"飧泄霍乱，体重腹痛，筋骨繇复，肌肉瞤酸，善怒"等病证。全年湿气偏盛；上半年太阴湿土司天，主湿；下半年太阳寒水在泉，主寒；湿气、寒气为全年气象的主要特征。五运中二运、四运、五运，六气中二之气主异常气候。另己丑年为太乙天符年。从图 7-7 的分布情况来看，全年各节气发病数均超过 120 例，上半年与下半年发病人数无显著性差异，发病高峰为冬至、立夏和寒露。冬至是"阴极之至，阳气始生"，立夏是夏季的开始，寒露是气候从凉爽到寒冷的过渡，且有水汽凝结现象，这三个节气特点均为气温或者湿度变化较大，说明出血性中风的发病与本年的寒气与湿气较为显著的节气相关。气象资料也显示 4-6 月长江中下游地区出现罕见持续阴雨天气，新疆、青海、甘肃等地出现沙尘天气，强对流天气袭击部分省市，南疆持续 5 天出现沙尘天气，华北南部黄淮东部等地出现强降雨，暴雨天气过程，说明立夏发病增多可能与这个时期湿气较著有关。另 2009 年入院人数较 2010 年多，其发病与太乙天符年是否有关，有待商榷。

2010 年（庚寅年）中运为金运太过，经曰"岁金太过，燥气流行，肝木受邪"，容易出现"两胁下少腹痛，目赤痛眦疡，耳无所闻"等病证，全年燥气偏盛；上半年少阳相火司天，主火；下半年厥阴风木在泉，主风；燥气、火气、风气为全年气象的主要特征。六气中初之气主异常气候。从图 7-8 的分布情况来看，全年各节气之间发病数差异较大，其中发病较少节气为大寒 90 例，白露 91 例，发病最多的节气为雨水 195 例，上半年明显比下半年发病人数多。说明本年度上半年火气与燥气相加，肝火亢盛导致出血性中风发病增加存在相关性。另六气中初之气主异常气候。气象资料也显示 1—2 月云南等地出现旱情，且旱情持续发展。雨水未雨，反而燥气较著，发病增多可能与这个时期气候异常有关。

（3）不同地区发病人数分析：经曰："地有高下，气有温凉，高者气寒，下者气热。"我国幅员辽阔，东、西、南、北、中各有其地域环境特点。为了解不同地域气候特征对出血性中风发病的影响。本研究根据地域气候特征与数据分布，将患者划分为东北、南、西、西南、中部五个地区，各地区 2009—2010 年二十四节气发病人群分布见图 7-9。

以上五个地区分布图显示，西南地区发病人数较多的节气为雨水和立冬，西部地区发病人数最多的节气为冬至，中部地区发病人数较多的节气为谷雨至小满，南部地区发病人数最多的节气为惊蛰，东北地区由于入院人数较少，未呈现明显节气发病特征。说明西部地区冬季寒冷和气候干燥，中部、南部地区潮湿季节与出血性中风发病人数增加可能有关。

城市发病人数与气象因素以上分析说明不同时间、不同地区的气候特点是出血性中风发病的影响因素，为进一步了解影响其发病的具体气象因素。本研究选择数据库中发病人数最多的城市（西安市）的患者数据，结合气象数据库中对应的西安市逐日气象数据，根据研究目的和各项数据的完整度，进行了气象因素与入院人数 Pearson 相关关系分析。纳入分析的气象因素有：日平均气压、最高气压、最低气压、平均气温、最高气温、最低气温、平均相对湿度、最小相对湿度、平均风速、最大风速及风向、极大风速及风向、平均水汽压、日照时数。HIS 数据为 2009 年 1 月 1 日至 2011 年 5 月 13 日入院的 2274 例患者的数据。

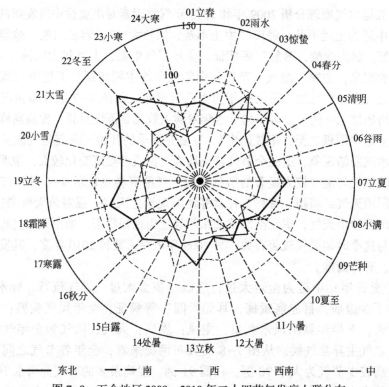

图 7-9　五个地区 2009—2010 年二十四节气发病人群分布

　　由表 7-17 可以看出，与入院人数相关的气象因素有：气温（平均温度、最高温度、最低温度、最低温度下降幅度）、气压（平均气压、最高气压、最低气压）和平均水汽压；这些因素（除最低温度下降幅度）与当天入院人数、第二天入院人数、第三天入院人数都相关，看其相关系数的大小，发现当天的相关系数 r 大于第二天、第三天，呈递减的趋势。合理的解释是：如平均气温与第二天入院人数相关，可能是因为平均气温与第二天平均气温相关带来的，也可能确实存在相关，但可确定的是平均气温与当天入院人数的相关性>平均气温与第二天人数的相关性。从 r 值可以看出，气温、水汽压与入院人数为负相关，气压与入院人数为正相关，说明低温、高气压、低压水汽是西安市出血性中风患者发病的主要气象影响因素。其余湿度、风速、风向、日照时数的分析结果均显示与入院人数无显著相关。

（四）结论

　　五运六气学说蕴含了极为丰富的周期思想，其中的一些重要观点与现代研究一致，这说明了五运六气学说的超前性和科学性。医学气象学研究认为气象的周期性变化会对人体产生的影响，某些疾病发病也呈现出同节律的特征。例如太阳黑子运动每 2 年爆发 1 次，一项太阳地球物理因素和各种疾病的症状之间的相关性的统计分析（基于伊尔库茨克科学中心的疾病统计数据）表明，磁暴影响心脏节律和血管张力调节，这种影响主要体现在心脑血管疾病方面，如心肌梗死、脑中风、心律不齐患者的增加和症状的加重。然而，又由于五运六气的复杂性，人们对其具体运用方面的准确性产生了一定的质疑和探讨。本研究将大样本、无选择偏倚的临床大数据临床数据引入中医传统理论应用研究之中，结合气象数据进一步阐释五运六气的规律及其对人体生理、病理的影响，相信随着临床大数据数量和准确性的不断增加，运用现代研究方法，五运六气的深奥原理将逐渐阐明，其内涵将得到进一步的丰富与完善。

表 7-17 气象因素与入院人数 Pearson 相关分析

相关因素\气象因素	平均温度		最高温度		最低温度		平均气压		最高气压		最低气压		平均水气压	
	Pearson(r)	P	Pearson(r)	P	Pearson(r)	P	Pearson(r)	P	Pearson(r)	P	Pearson(r)	P	Pearson(r)	P
与当天入院人数	-0.17811	<0.0001	-0.15952	<0.0001	-0.17867	<0.0001	0.16474	<0.0001	0.16792	<0.0001	0.15399	<0.0001	-0.17698	<0.0001
与第二天入院人数	-0.16703	<0.0001	-0.15772	<0.0001	-0.15543	<0.0001	0.16225	<0.0001	0.16695	<0.0001	0.1607	<0.0001	-0.16615	<0.0001
与第三天入院人数	-0.1646	<0.0001	-0.1612	<0.0001	-0.14899	<0.0001	0.15256	<0.0001	0.15509	<0.0001	0.15047	<0.0001	-0.16432	<0.0001
下降幅度与当天入院人数	-0.05805	0.0852	-0.01105	0.7433	-0.08988	0.0076	0.00932	0.7825	0.00613	0.8559	-0.00862	0.7984	-0.05582	0.0979
下降幅度与第二天入院人数	-0.0193	0.5676	0.0048	0.8871	-0.03016	0.3718	0.02366	0.4837	0.028	0.4071	0.02496	0.4599	-0.01504	0.6562
下降幅度与第三天入院人数	-0.03304	0.3281	-0.02012	0.5517	-0.00107	0.9748	0.03638	0.2816	0.04919	0.1453	0.03458	0.3061	-0.03673	0.277

气象因素作为诱发出血性中风的重要因素之一，其中较为主要的气象因子及其与发病人数的相关关系在本研究中得以筛选和明确解析，通过发病人数不同时间、不同地区的分布揭示了其发病时间和空间规律。相对于传统临床研究样本采集的小数据研究，大数据（HIS 数据结合气象数据）研究具有高效、灵活、经济的优势，适合推广应用。本研究结果有望为降低出血性中风的风险提供临床决策依据，为其他重大疾病的防治提供方法学参考。

本研究是基于国内 18 家三级甲等医院 HIS 数据库中的部分数据得出的结论，未广泛纳入其他大部分城市和其他等级医疗机构的数据，具有一定的局限性，研究结果仅作为出血性中风的预防研究的参考。相信随着临床大数据数量和准确性的不断增加，运用现代研究方法，气象与疾病的相关性及其规律将逐渐阐明。

参考文献

[1] 王佳，谢雁鸣，杨薇，等.医院医疗电子数据库缺血性中风病患者临床用药特征分析 [J].中国中药杂志，2014，39（18）：3479-3486.

[2] 杨薇，谢雁鸣.基于电子医疗病例的缺血性中风病药物群组模块思路探讨 [J].中国中药杂志，2014，39（18）：3430-3434.

[3] 郑军然，谢雁鸣.基于 HIS 数据的抑郁障碍患者共病特征及中西药联合治疗分析 [J].中国中药杂志，2014，39（18）：3454-3461.

第八章　　中风病的危险因素

第一节　危险因素定义及分类

一、危险因素定义

危险因素是对人造成伤亡或对物造成突发性损害的因素，有害因素是能影响人身体健康，导致疾病，或对物造成慢性损害的因素。通常可将有害因素统称为危险因素。

中风病的危险因素是指与中风病的发生有密切因果关系的因素，其可以是一种疾病，也可以是一种生活方式。中风病的危险因素可分为可干预性危险因素和不可干预性危险因素。

二、危险因素的分类

人们按照是否可以人为地对危险因素施加干预从而降低危险因素对于中风病的影响，从而将中风病的危险因素分为可干预性危险因素和不可干预性危险因素。

可干预性危险因素系指中风病危险因素中可以被控制或治疗的危险因素，其主要包括：高血压、糖尿病、高脂血症、房颤、颈动脉狭窄、吸烟、饮酒、缺乏体育锻炼、肥胖、阻塞性睡眠呼吸暂停综合征、高尿酸血症、心理因素、高敏 C 反应蛋白、高同型半胱氨酸等。

不可预防性危险因素系指中风病危险因素中不能被控制和治疗的危险因素，其包括：性别、年龄、遗传因素/遗传型、脑卒中病史。

第二节　危险因素研究进展

一、可预防性危险因素

（一）高血压

高血压是中风病最主要的可干预的独立危险因素。《中国高血压防治指南》（2010 年）

指出，收缩压和舒张压的升高均与中风病呈正相关，基线收缩压每增加 10mmHg（1mmHg=0.133kPa），中风病发病风险相对危险增加 49%，舒张压每增加 5mmHg，中风病危险增加 46%。潘国军等表明，70% 以上的脑梗死与高血压有关。原因可能为高血压早期可引起脑细小动脉壁纤维变性和脂肪透明变性；持续的高血压可使脑内小动脉硬化、玻璃样变，还可使基底动脉拉长，穿通动脉移位，血管扭曲及逆行血液进一步减少而缺血梗死，从而导致缺血性脑卒中的发生或复发，高血压病是脑梗死最重要和独立的危险因素。对于中青年病病人，高血压会加速其动脉粥样硬化的产生，引起血管壁增厚，使管腔更加狭窄，此外，血液中的有形组分在血管病变处附着，继而产生附壁血栓而引起脑梗死。赵文娟等研究亦表明不同血压类型病人动态动脉硬化指数不同，反杓型高血压病人动脉粥样硬化病变明显，预后不良。

（二）糖尿病

糖尿病是中风病发生的重要的也是可干预的独立危险因素。流行病学调查发现，糖尿病能显著增加各年龄段中风病发生的风险，但对年轻病人具有更大的影响。通过造成大血管病变、小血管病变两条途径最终导致脑卒中的发生。《中国缺血性脑卒中和短暂性脑缺血发作二级预防指南 2010》指出，血糖控制对 2 型糖尿病的微血管病变有保护作用，对大中血管病变同样有重要作用，血糖控制不良与脑卒中复发有关（I 级推荐，A 级证据）。陈城等研究表明，糖尿病病人发生卒中的危险性约是普通人的 4 倍。高血糖会使血管内皮细胞间黏附分子-1（ICAM-1）表达增加，损伤血管内皮功能，使其无氧效解产生乳酸，过多的乳酸造成细胞内线粒体损伤，导致细胞坏死，从而加快脑梗死进展，而脑梗死发生后，产生的应激反应又使血糖更高，形成恶性循环。糖尿病是大动脉粥样硬化狭窄性脑梗死的独立危险因素，所以，控制好血糖可降低中风病的发生。

（三）高脂血症

《中国成人血脂异常防治指南》指出，低密度脂蛋白胆固醇（LDL-C）或血清总胆固醇（TC）的升高是心脑血管疾病的独立危险因素之一。缺血性中风发生的病理基础之一是动脉粥样硬化，而脂质代谢紊乱与其发生密切相关。有研究结果表明，与健康对照者比较，脑梗死病人颈动脉内中膜厚度（IMT）、斑块检出率及 LDL-C 水平显著升高（$P<0.05$），表明颈动脉粥样斑块形成与 LDL-C 密切相关，而颈动脉粥样斑块形成与脑卒中发病有密切的关系。三酰甘油（TG）增高可促进中密度脂蛋白和小颗粒低密度脂蛋白（LDL）形成，参与动脉粥样硬化过程，亦可激活Ⅶ因子促进外源性凝血系统，同时可抑制纤溶酶原激活物抑制剂从而抑制纤溶系统导致卒中发生。多项研究均显示，血清 LDL-C 与缺血性脑卒中呈负相关。而高密度脂蛋白（HDL）则被视为人体内具有抗动脉粥样硬化的脂蛋白，是心脑血管疾病的保护性因素。有研究表明，载脂蛋白 B（ApoB）是 LDL 的主要载脂蛋白，在正常情况下 LDL 很难进入血管内皮间隙，但在糖尿病等有害因素作用下，血管内皮扩大，LDL 可进入动脉壁，留于内膜下，最终参与形成粥样斑块，且动脉壁内 LDL 更易被氧化或经其他修饰，具有更强的致动脉粥样硬化作用。在多种血脂相关生化指标中脂蛋白（a）[LP（a）]、ApoB 水平增加与脑梗死发生密切相关。ApoB 是 LDL-C 和极低密度脂蛋白（VLDL）的主要载脂蛋白成分，其可促进动脉平滑肌细胞增殖并进入内膜下层的作用，成为促使动脉粥样硬化的主要触发因素。三酰甘油可促进中低密度脂蛋白沉积在动脉内膜下，是造成动脉粥样硬

化公认的危险因素，同时激活外源性凝血系统、抑制纤溶系统而导致心脑血管事件的发生。血脂异常是动脉粥样硬化的重要原因，LDL 增高还可以使血液黏度增高，循环阻力加大，血流减慢。潘国军等研究表明，较高的 LDL 及胆固醇水平可致血浆黏度增高，改变血流动力学，显著增加脑梗死的风险。高密度脂蛋白胆固醇（HDL-C）促进胆固醇从体内排出，参与反向转运，促进胆固醇从外周返回肝脏，从而减少斑块和巨噬细胞内的脂质数量，HDL-C 水平低下可引起动脉壁胆固醇沉积和清除的失衡，从而导致动脉粥样硬化的形成。HDL-C 是潜在的可以改变的卒中危险因素。HDL-C 会抑制内皮舒张因子，是引起动脉粥样硬化的主要脂蛋白，能损害血管内皮的抗凝和纤溶功能，导致脑梗死风险增高。

（四）颈动脉血管粥样硬化狭窄或斑块形成

动脉粥样硬化是一种慢性、进行性、影响多处血管床的系统性疾病，颈动脉是粥样硬化的易发部位。颈动脉作为脑动脉的主要供血血管之一，对脑血流产生直接影响。研究表明，颅外段颈动脉狭窄是缺血性中风的重要危险因素。颈动脉粥样硬化引起缺血性中风的机制涉及粥样硬化斑块不断增大直接阻塞局部血管，表面粗糙的斑块激活血小板和凝血因子形成原位血栓，狭窄血管远端低灌注状态。随着对颈动脉支架置入术（CAS）研究的越来越深入，人们逐渐认识到斑块成分和稳定性与卒中风险有直接关系，斑块脱落、原位血栓形成比狭窄所致的低灌注危险性更大。颈动脉斑块导致脑梗死的原因可能为：①颈部动脉血管狭窄或斑块阻塞血管，使远端血管灌注量不足，导致分水岭区缺血，形成边缘带梗死或低灌注区梗死。②斑块不稳定破碎，随血流冲刷，形成小栓子栓塞远端的血管，或破裂斑块表面胶原纤维暴露，使血小板和凝血因子被激活，形成血栓导致脑梗死。而通过信号转导和基因调控的调查，有报道称，颈动脉粥样硬化发生的两个关键机制是炎症和氧化应激，是其从脂肪条纹形成到斑块破裂和血栓形成的主要环节，而内皮功能障碍是颈动脉粥样硬化的始动环节。

（五）心房颤动

随着风湿性瓣膜性心脏病的减少，非瓣膜性心房颤动成为目前主要的问题。心房颤动是脑卒中的独立危险因素，心房颤动导致血栓形成的机制可能有：一是局部血流淤滞，二是内皮功能障碍，三是血液的高凝状态，缺血性中风通常是左房血栓栓塞的结果，但其中还有25%是由栓塞以外的原因引起，如脑血管疾病、其他来源的栓子栓塞及颈动脉粥样硬化等。因此，心房颤动发生卒中危险因素的机制没有完全明确，心房颤动病人脑卒中的年发生率平均为 5%，45%左右的脑栓塞是心房颤动引起的。与无心房颤动病人相比，在心房颤动基础上发生的卒中导致严重功能障碍和致死的比例更高。大量临床研究证实，抗凝治疗在心房颤动卒中预防中占有重要地位，合理应用抗凝药物可显著降低缺血性卒中发生率，并得到国内外众多权威指南的广泛推荐。心房颤动可以轻度增加中老年病人发生急性血管事件的风险。心房纤颤可使心房的附壁血栓脱落，形成栓子，随着血流到达脑部，发生脑梗死。心房纤颤、瓣膜性心脏病、冠心病、充血性心力衰竭、扩张型心肌病和先天性心脏病等均是缺血性卒中的危险因素，其中心房颤动最为重要。美国的一项研究表明，不管血压如何，有心脏病的患者发生脑卒中的风险比例要比无心脏病者高 2 倍以上。非瓣膜病性心房颤动年发生脑卒中率为 3%~5%，约占血栓栓塞性卒中的 50%，而脑梗死中约有 20%的原因是心源性栓塞。尹启涛等研究表明，心脏病史病人是无心脏病史病人发生脑梗死风险的 5.301 倍。风湿性心脏病是青年心源性脑梗死的重要因素，心房颤动也是青年脑梗死一个非常重要的危险因素。

目前脑梗死合并心房纤颤的证候研究较少，缺乏前瞻性、大样本、综合性及较强说服力的研究结论。因此，开展多中心、大样本、前瞻性的证候研究是今后研究的方向。

（六）吸烟与饮酒

吸烟是缺血性中风的危险因素之一。吸烟量越大，吸烟时间越长，缺血性中风的发病率和病死率越高，而且长期被动吸烟也可增加脑卒中的发病危险。有 Meta 分析结果亦表明，既往吸烟者在 75 岁之前都会有 50% 的缺血性脑卒中超额危险。吸烟被广泛认为是引起脑梗死的重要危险因素之一，而其也是一项可以被改变的危险因素，并且吸烟对人体的危害与吸烟的时间及数量相关。其中吸烟对颈动脉斑块形成的影响可能如下：①促进 LDL 氧化修饰及降低高密度脂蛋白水平，通过组织缺氧及氧化应激等过程损伤内皮功能；②增加了血小板的黏附及聚集，导致凝血功能紊乱；③能提高白细胞表面黏附分子的表达，从而改变血流特性，使血管堵塞；④尼古丁可刺激交感神经，使儿茶酚胺和加压素分泌增加，促进平滑肌细胞增殖；⑤一氧化碳与血红蛋白结合形成碳氧血红蛋白，导致细胞缺氧，能量代谢障碍。饮酒也是缺血性中风的危险因素之一，酒精可能通过多种机制，包括升高血压，使血液处于高凝状态、心律失常和降低脑血流量等导致卒中。长期大量饮酒是急性酒精中毒时脑梗死的危险因素。丁永民等研究脑梗死复发危险因素发现：复发组患者酗酒占 53.3%。詹三华研究发现饮酒会增加脑梗死的复发率。因此在预防中风病发生过程中应控制患者吸烟及饮酒。

（七）高同型半胱氨酸血症

同型半胱氨酸（homocysteine，Hcy）是一种含硫氨基酸，为蛋氨酸代谢过程的中间产物。1969 年 McCully 通过对高 Hcy 血症病人的尸检发现，大多数病人均患有严重的动脉粥样硬化，提出同型半胱氨酸血症可能为导致动脉粥样硬化的危险因素，从而确立了 Hcy 与心脑等血管性疾病的关系。随后对 Hcy 的大量研究表明，高 Hcy 血症不仅与动脉粥样硬化性病变有关，更可直接影响脑卒中的发生、复发及死亡，是脑卒中新的独立危险因素。牛博真等研究表明，高 Hcy 血症可以促进血小板的聚集和黏附，加速血栓形成；同时导致平滑肌细胞过度生长，使血管壁纤维化，最终导致脑部中小动脉硬化，发生脑梗死。高水平 Hcy 可以从血管内皮功能改变、凝血系统及体内氧化还原平衡打破等方面促使血管疾病的发生和发展。

（八）高尿酸血症

近年研究发现，高尿酸血症（HUA）是动脉粥样硬化的独立危险因素，与冠心病、心肌梗死、脑卒中等心脑血管事件的发生率、病死率呈正相关，并且具有独立性。陈艳等研究发现：采用多因素回归分析方法，在修正高血糖、高血脂可能的混淆因素下，HUA 与大面积脑梗死的相关性仍有统计学意义。此外本研究还进行了脑梗死面积测定，探讨 HUA 水平与脑梗死面积的线性关系。显示 HUA 水平与脑梗死面积之间亦存在线性关系，尿酸水平越高，梗死面积越大。结合患者尿酸水平，可使用别嘌醇、苯溴马隆等药物治疗，应低嘌呤饮食。

（九）短暂性脑缺血发作

短暂性脑缺血发作（TIA）是公认的缺血性卒中最重要的独立危险因素之一。高双苓等研究结果显示：TIA 后脑梗死的发生率与颅内动脉狭窄程度呈正相关（$P<0.01$），与颅内动脉责任血管狭窄、近端血管狭窄显著相关（$P<0.01$），多发脑血管狭窄导致 TIA 早期脑梗死的发生率明显升高（$P<0.01$）。TIA 患者早期进行 CTA 检查，可以预测脑梗死的发生。TIA 是脑梗死的危险因素，而另一方面有很多文献提出 TIA 对后继脑梗死有脑保护作用，其保护作用是通过短暂缺血和缺氧触发内源性神经细胞保护机制，增加神经元细胞对继发致死性缺血和缺氧的抵抗能力，这种神经元保护作用称为缺血耐受或缺血和缺氧预处理，但其具体机制尚未完全阐明。尽管 TIA 的神经保护作用已经被明确提出，但是目前尚缺少多中心大宗病例的观察证实。贾颖等研究显示：TIA 组神经功能缺损程度好于对照组，脑梗死体积小于对照组，预后好于对照组，差异均有统计学意义。目前对于 TIA 诱导缺血耐受的机制尚未明了，对于缺血耐受机制的研究有助于开发神经保护药物，为临床神经保护治疗提供新的方向。

二、不可预防性危险因素

（一）年龄

年龄是中风复发的重要独立危险因素。随着年龄的增加，血管弹性降低，血管动脉硬化加重，进而增加了卒中风险。丁永民等研究发现随着年龄的递增脑梗死的复发率也随之增加。在 55 岁以后年龄每增加 10 岁，卒中风险都会倍增。赵红梅等研究发现年龄作为不可干预因素，复发组明显比新发组年龄大，年龄影响着中风复发率，且年龄越大中风的复发率越大。池丽芬等研究脑梗死复发危险因素发现复发组 60 岁以上的患者占 89.1%，明显高于初发组占 69.4% 的比例。而且 60 岁以上患者中风复中危险性是 60 岁以下的 3.382 倍。年龄因素虽然是不可干预因素，但对评价患者中风复中的发病率及危险性有重要意义。

（二）性别

研究发现脑梗死复发率与性别有关。李永红等研究发现中风复发男性高于女性。其男性脑梗死复发率比女性脑梗死复发率高，可能与男性经常从事艰苦和高度危险的工作或有较多的不良生活习惯有关。

（三）遗传因素

从遗传学角度，绝大多数卒中为多基因遗传性疾病，仅少数（约1%）为单基因遗传性疾病。多基因遗传方式主要是遗传因素通过对其调控的血管性危险因素的影响参与卒中发病，即多种基因协同、叠加作用引起卒中。在缺血性卒中的遗传性危险因素研究进展中，Song 等对脑梗死患者磷酸二酯酶 4D（PDE4D）基因多态性的研究最受关注。冰岛的卒中基因解码科学小组发现了一个与卒中家族性缺血性卒中相关的基因：PDE4D 与脑动脉粥样硬化有关。当 PDE4D 表达增加时，引起第二信使 cAMP 降解，导致血管平滑肌增生，免疫功能增强引起局部的炎症反应，促使脑动脉粥样硬化形成。Gretarsdottir 等在对各种卒中易感基因进行全基因扫描时就鉴定出在常染色体 5q12 位点有一具有显著优势对数分值位点，将之命名为 STRK1；随后他们确定 PDE4D 即位于此位点。伴皮质下梗死和脑白质病的常染色体显性遗传性脑动脉病（CADASIL）的遗传基础：Notch3 基因突变形式已有许多探索，但对在生长发育起重要作用且可全身表达的 Notch3 基因发生缺陷后引起该病仅表现神经系统受累，以及同一家系中不同患者临床表型可有不同的原因仍不明确。Opherk 等对 95 个家系的 151 例 CADASIL 患者进行遗传性评估提出，除 Notch3 突变外，还有一些遗传因素对脑内缺血性病损有明显影响作用。如此，也对单基因疾病中基因-基因间相互作用提出了新的研究内容。也有学者从对 CADASIL 患者大脑皮层和神经核团内胆碱能神经元功能异常的研究结果推论，皮层下血管性痴呆应给予拟胆碱治疗；而该病认知功能障碍与大脑皮层广泛神经元凋亡致皮层萎缩有关。出血性卒中遗传学的研究主要在于对颅内动脉瘤发生的遗传机制上，有数个研究提出 17 染色体上 TNFRSF13B 基因以及染色体 5q 蛋白多糖多能聚糖（versican）基因为颅内动脉瘤的易感基因。

Touzé 等在基于人群的 Oxford 血管病研究中以流行病学分析发现，女性卒中先证者要比男性更有可能在一级亲属（特别是女性）中至少有一人发生卒中；母亲患卒中，则女儿发生卒中可能性增大，且母亲患病时年龄越小，女儿发病可能越大；而在男性中并无此现象。对此女性更有卒中遗传危险性原因还未确定，可能与女性特异的遗传因素、后天因素等有关，但非传统危险因素所能解释。

表 8-1　中风病的危险因素

危险因素	研究名称	时间	样本量	研究结论
性别	队列研究	2015 年	291381	2000 年男性、女性复发率分别为 9.6%、9.3%；2011 年男性、女性复发率分别为 7.3%、6.9%。10 年间复发率总体呈下降的趋势，但男性仍然高于女性
	CNSR	2013 年	11560	男女复发率在 3 个月、6 个月、1 年 3 个时间点无差异
年龄	回顾性研究	2015 年	315	年龄越大，脑卒中复发的概率越大，达 1.03 倍
遗传因素/遗传型	巢式病例对照研究	2016 年	212	携带 MTHFR677TT 基因患高血压者较未携带 MTHFR677TT 基因未患高血压者患脑卒中及脑卒中引起的死亡的概率是 1.6~21.3 倍
脑卒中病史	EVEREST	2012 年	3452	缺血性卒中发生 N2 次患者 1 年再发风险较首发缺血性卒中患者增加 40%
高血压	PROFESS	2011 年	20330	140~150mmHg 和 ≥50mmHg 时脑卒中复发风险分别增高 1.23 和 2.08 倍
糖尿病	IRIS	2016 年	3865	降糖药吡格列酮可以降低脑卒中复发率前瞻性
	队列研究	2004 年	13999	空腹血糖和缺血性卒中发病存在"J 型曲线"，空腹血糖 5.0~5.5mmol/L 作为对照组，空腹血糖 5.6~6.0mmol/L、6.1~6.9mmol/L、<4.4mmol/L 时缺血性卒中发病分别是对照组的 1.27、1.60、1.47 倍
高脂血症	SPARCL	2006 年	4731	降低胆固醇水平可以缺血性脑卒中发生、复发和死亡的相对风险降低 16%
房颤	队列研究	2016 年	3247	经过 5 年随访，房颤患者 10% 会发展为脑梗死
颈动脉狭窄	CICAS	2014 年	2684	颅内动脉无狭窄、50%~69% 狭窄、70%~99% 狭窄和闭塞患者卒中 1 年复发率分别为 3.27%、3.82%、5.16% 和 7.27%
吸烟、饮酒	INTERSTROKE	2016 年	26919	吸烟、饮酒是脑卒中的危险因素，吸烟、饮酒的患者是非吸烟、非饮酒患病风险的 1.49~1.87 和 1.64~2.67 倍

危险因素	研究名称	时间	样本量	研究结论
缺乏体育锻炼	队列研究	2015 年	5964	参加体育锻炼可以降低死亡的风险,但脑卒中复发方面是否参加体育锻炼差异不明显
	AHA/ASA 指南(2014)	2014 年		缺血性卒中或短暂性脑缺血发作患者每周至少进行 1 至 3 次、每次持续 40 分钟的中等强度有氧运动以减少脑卒中的复发
肥胖	前瞻性队列研究	2013 年	29326	肥胖患者相对于正常体质量患者脑卒中复发住院的风险低的"肥胖悖论"
	ShilpaBhupathiraju	2016 年	1060 万	BMI 为 25 - <27.5、27.5 - <30.30.0 - <35.0、35.0 - <40.0,40.0 - <60.0kg/m^2 的疾病死亡的风险分别增加 7%、20%、45%、94%、3 倍
阻塞性睡眠呼吸暂停综合征	队列研究	2014 年	149772	中重度睡眠呼吸暂停卒中发生率及全因病死率较非睡眠呼吸暂停者高 19%,且在 <35 岁的女性中更有意义
高尿酸血症	前瞻性队列研究	2013 年	5700	血清尿酸水平每增加 87μmol/L,患脑卒中的相对风险为 1.31;进行指标校正后仍发现血尿酸增高会增加男性 31% 的中风风险
心理因素	前瞻性队列研究	2014 年	2324	卒中后持续抑郁与 1 年后脑卒中复发相关
C 反应蛋白	Afg 分析	2015 年	66560	高敏 C 反应蛋白患者是非高敏 C 反应蛋白患者患脑梗死危险的 1.46 倍,男性稍高是 1.66 倍
同型半胱氨酸	注册登记研究	2016 年	9522	高同型半胱氨酸与脑卒中的复发关联性不大,与脑卒中的病死率有关

参考文献

[1] 解雨彤,李玉娟.缺血性脑卒中的危险因素研究进展 [J].中西医结合心脑血管病杂志,2019,17 (10):1493-1495.

[2] 潘国军,刘延浩.56 例进展性脑梗死危险因素分析 [J].中国实用神经疾病杂志,2014,17 (21):88;129.

[3] 张俊.中青年脑卒中病因及危险因素的临床研究 [J].中国实用医药,2015,10 (2):86-87.

[4] 赵文娟,姜萍,安中平.不同血压类型脑梗死患者动态血压参数与动脉硬化指数关系的研究 [J].中华老年心脑血管病杂志,2012,14 (9):949-952.

[5] 陈城,杨文明.脑梗死的危险因素研究 [J].中医药临床杂志,2015,27 (2):151-154.

[6] SUZUKI K, IWAI H, KANEKO T, etal. Induction of parotitis by fine-needle aspiration in parotid Warthin's tumor [J]. Otolaryngol Head Neck Surg, 2009, 141 (2):282-284.

[7] 王洪伟.血脂水平与脑卒中的关系研究 [J].中国医药科学,2016,9 (6):1-3.

[8] PERAKIS H, HEURLE A D, MILLER B, et al. Usefulness of CT and MRI in predicting parotid gland tumor histopathology [J]. Laryngoscope, 2011, 121:144.

[9] 黄玉婷,吴松鹰.缺血性中风可干预危险因素中西医研究进展 [J].中西医结合心脑血管病杂志,2014,12 (1):102-103.

[10] 王位,黎红华.动脉粥样硬化与脑梗死危险因素 [J].现代中西医结合杂志,2014,23 (1):109-111.

[11] 冯泉.复发性脑梗死的相关危险因素分析 [J].中国实用神经疾病杂志,2014,17 (11):77-79.

[12] 牛博真,张向宇,赵建国,等.代谢综合征对急性期脑卒中神经功能缺损近期疗效影响的临床研究 [J].中华中医药杂志,2013,28 (11):3444-3446.

[13] 石伟纲，申小龙.复发性脑梗死相关危险因素分析 [J]. 中国实用神经疾病杂志，2013，16（1）：37-39.

[14] Razvi SSM，Bone I. Single gene disorders causing ischemic stroke [J]. J Neurol，2006，253：685-700.

[15] Song Q，Cole J W，O'Connell J R，et al. Phosphodiesterase4D polymorphisms and the risk of cerebral infarction in a biracial population：the stroke prevention in young women study [J]. Hum Mol Genet，2006，15：2468-2478.

[16] Worrall BB. PDE4D and stroke. A real advance or a case of the emperor's new clothes? [J]. Stroke，2006，37：1955-1957.

[17] Gretarsdottir S，Thorleifsson G，Reynisdottir ST，et al. The gene encoding phosphodiesterase4D confers risk of ischemic stroke [J]. Nat Genet，2003，35：131-138.

第九章 中医特色的中风病复发风险评估与早期预警系统的构建

第一节 中医风险预警系统框架

一、中医"治未病"理论

"治未病"是中医的健康观，是古代医家几千年来在预防和治疗瘟疫的过程中不断总结和完善的"未病先防、既病防变"的科学思想，是中医学奉献给人类的健康医学模式。"上医治未病"最早源自《黄帝内经》。"治"，为治理管理的意思。"治未病"即采取相应的措施，防止疾病的发生发展。其在中医中的主要思想是：未病先防和既病防变。

（一）未病先防

未病先防重在于养生。主要包括：法于自然之道，调理精神情志，保持阴平阳秘这三方面。

1. 法于自然之道

顾名思义，顺应自然规律的发展变化，起居能顺应四时的变化：春三月，应晚睡早起，在庭院里散步，舒缓身体，以使神志随生发之气舒畅；夏三月，应晚睡早起，不要厌恶白天太长，应使腠理宣统，使阳气疏泄于外；秋三月，应早睡早起，保持意志安定，使精神内守，不急不躁；冬三月，应早睡晚起，等到太阳出来再起床，避开寒凉保持温暖，不能让毛孔张开出汗而频繁耗伤阳气。对于四时不正之气能够及时回避，能够顺应"春夏养阳，秋冬养阴"的法则，即春夏顺应生长之气以养阳，秋冬顺应收藏之气以养阴。

2. 调理精神情志

保持精神上清净安闲，无欲无求，保持心志闲舒，心情安宁，没有恐惧，调整自己的爱好以适合世俗习惯，不生气，不使思想有过重的负担，以清净愉悦为本务，以悠然自得为目的，春天使情志随生发之气而舒畅，夏天保持心中没有郁怒，秋天保持意志安定不急不躁，冬天使意志如伏似藏，保证心里充实。由此以来，真气深藏顺从，精神持守而不外散。

3. 保持阴平阳秘

《黄帝内经》所说"阴平阳秘，精神乃治，阴阳离决，精气乃绝"，阐明了阴阳的平秘对生命活动的重要意义。调和阴阳是最好的养生方法，阳气固密于外，阴气才能内守，如果阳气过于亢盛，不能固密，阴气就要亏耗而衰竭；阴气和平，阳气周密，精神就会旺盛；如果阴阳离决而不相交，那么精气也就随之耗竭。

（二）既病防变

既病防变，顾名思义，已经生病了就要及时的治疗，要能够预测到疾病可能的发展方向，以防止疾病的进一步进展。

疾病的发展都有顺逆传变的规律，正确地预测疾病的发展则能够及时阻断疾病的加重或转变。在中医理论基础中，脏腑之间有阴阳五行相生相克的关系，所以在疾病的发展传变中主要包括五行传变，表里内外的传变。

1. 五行传变

五行传变中包括母子传变及乘侮关系的传变两种。

（1）母子关系的传变包括"母病累子"和"子盗母气"。"母病累子"即疾病从母脏传来，病依据相生方向侵及属子的脏腑。"子盗母气"即病变从子脏传来，侵及属母的脏腑。

（2）乘侮关系的传变包括"相乘传变"和"相侮传变"。"相乘传变"即相克太过而导致疾病传变，"相侮传变"即反克为害。

2. 内外表里传变

疾病的内外表里传变主要是指经络与脏腑的内外表里传变。

在正常生理情况下，经络有运行气血、沟通表里、联络脏腑及感应传导的作用。然而在病理情况下，经络就成为传递病邪和反应病变的途径，《素问·皮部论》中讲"邪客于皮则腠理开，开则邪客于络脉，络脉满则注于经脉，经脉满则入舍于脏腑也"，说明了经络是从皮毛腠理内传于脏腑的传变途径。故而，在疾病产生后可以通过对此传变规律的分析进行预防。

二、构建中风复发风险预警系统框架

（一）中风临床大数据挖掘

1. 疾病评价

利用医疗电子数据开展中风疾病临床评价研究，进行发病规律、诊疗特征、指南评价、经济学评价等研究，具体内容包括如下几方面：

（1）疾病发病规律分析

① 中风的发生与年份、性别、年龄、发病节气、入院病情、基础疾病间的关系。

② 中风中医证型转化规律。

③ 中风发生后血常规、尿常规、肝肾功能、血脂、凝血功能等常规安全性检测指标特征。

（2）中风治疗特征

① 中风用药特征分析。

② 针对中风的常规用药方案特征分析。

③ 特殊人群中风诊疗特征分析。

④ 中药在中风治疗中的地位及疗效评价。

（3）中风中西医指南推广临床评价

① 中风临床实践指南推广及依从性评价。

② 中风临床实践指南效果评估等。

（4）中风的经济学评价

① 中风负担研究。

② 最优诊疗方案经济学研究。

2. 药物评价

利用医疗电子数据进行药物临床评价主要为使用特征分析、安全性评价、有效性评价及经济性评价。

（1）药物临床使用特征分析

① 药物使用人群特征分析。

② 药物适应证用药人群特征分析。

③ 药物使用剂量、疗程分析。

④ 药物临床常用联合用药分析。

（2）药物安全性评价

① 药物对肝肾功能影响的研究。

② 药物疑似过敏反应患者特征及影响因素研究。

③ 特殊人群用药安全性评价，如老年患者、儿童、合并肝功能或肾功能障碍患者的用药安全问题等。

（3）药物有效性评价

① 同类药物对同种疾病治疗的有效性评价。

② 以实验室指标的变化来评价药物的疗效。

（4）药物经济性评价

① 同类药物的最小成本分析。

② 药品的成本效果分析。

③ 药品的成本效用分析。

④ 药品的成本效益分析。

利用医疗电子数据开展中医药研究，首先从中医药的优势出发，找出与西医的不同之处，"以己之长，补彼之短"，比如中成药与西药相比较在疾病治疗方面所存在的优势，均为提出好的研究问题的着眼点。还可从医疗电子数据的特点出发，如通过大量医疗电子数据，更能发现中成药小概率的安全性问题，或者发现中医药在特殊人群中应用的特点及安全性问题等。

（二）搜集整理中风临床数据

脑卒中临床大数据研究的数据来源多种多样，既可以来自各类临床信息系统，也可以来自各类监测数据和医疗保险数据，还可以来自物联网和互联网等系统，这些数据源都可以产生大量有助于脑卒中临床研究的信息。临床大数据的研究中，要有效地利用这些数据，需要建立数据仓库。HIS 产生的数据是大数据临床大数据研究中较典型的数据来源，并可充分反映大数据大体量、多源异构、高维度、大量混杂、大量缺失等特点，因此本章就以 HIS 数据为例，阐述临床大数据研究中中风大型数据仓库的构建。

医院的数据仓库是一个面向主题、集成、相对稳定、能反映历史变化的各类医疗相关信息数据的集合。医院各类数据通过数据仓库工具进行抽取、转化和整理后，存储在数据仓库中以支持医院管理决策及科研分析等应用。建立数据仓库的目的是存放以主题方式组织的、经过二次加工的历史数据，这些数据的来源包括集成平台、临床数据中心，也可以是直接来自底层的业务系统数据库。将这些数据通过清洗和转换，构建成符合数据仓库要求的数据库，为医院成本核算和绩效考评等提供数据支持，并在此基础上构建多维分析模型，为顶层的数据分析和挖掘提供基础。

HIS 数据是诊疗活动过程中各类信息系统产生的所有数字、文字、图片、影像、视频等多种数据的总称。记录了患者的基本资料、健康摘要、既往史、体格检查信息、检查检验记录、检查影像数据、病案首页、病程记录、诊疗记录、医嘱记录、费用记录、用药记录、手术记录、诊断信息、随访信息、组织标本信息、生物信息等。这些信息一般在数据库中长时间保存。

HIS 数据产生于临床实践，但不同于临床试验数据，它没有预先的试验设计、纳入标准，事后的采集整理、评估评价，只是日常发生的临床事件和治疗过程的真实记录，比较客观地反映了临床实际情况。虽然 HIS 数据的生成和管理不像临床试验数据那样有严格的规范和明确的评价体系，但是也有其自身约束要求和管理规范，尤其是将一家医院或者多家医院甚至全国各地区的医院多年的数据整合在一起，形成海量的大数据，更是能为临床研究带来巨大的价值。可以说，随着 HIS 的不断发展，其产生的数据已经逐渐成为中医药临床大数据研究的重要内容。

HIS 产生的数据可以为中医药临床大数据研究提供丰富的资源和内容。例如，病案管理系统可以提供病案首页和疾病手术编码等用以反映患者住院主要信息；医护工作站和药品管理系统可以提供医嘱执行情况用以反映患者用药执行情况；电子病历系统可以提供患者治疗过程信息；检验检查系统可以提供患者化验检查结果、电子胶片和报告单；体检系统可以将历次体检结果保存下来用以反映患者身体变化情况等。这些系统可以看作是基础医疗信息系统，其大部分数据都是临床科研需要的，因此可以将这些数据通过一定的处理提供给科研使用，从而避免手工重复录入，减少工作量，提高工作效率和准确性。而客户关系系统、电子健康档案系统、专科数据库系统、数据分析与挖掘系统等属于顶层应用，其中客户关系系统可以将患者随访等离院后的信息纳入 HIS 数据中，使得整个住院周期数据更加完整；电子健康档案系统包含了患者全部医疗相关信息的归纳、归档和整理，从而提供更加全面的数据；专科数据库系统除了通用的信息外还包含了专科专病特有的信息字段，使得针对某一专科或专病的数据更加个性化和专业化；数据分析与挖掘系统则将所有采集到的数据整合后统一建模和分析，可以发现更多的模式和知识。这些数据有些是临床科研需要的，可以直接提供给科研使用，而有些虽然不是必需的字段，但也可作为科研数据的有益补充，甚至成为某些科研结果的有力证明。而区域医疗应用则是更高层次的应用，它可以将某个范围或某个地区相关 HIS 系统连接起来，产生海量的医疗数据从而产生巨大的价值。以美国 FDA 的迷你哨点计划为例，其建立了一个覆盖几十家医疗机构和学术单位的分布式数据库来进行多种医疗产品的临床使用安全性主动监测和预警。可以想见，这样的一个系统必将极大地提高监测的及时性、准确性和自动化程度，并且为进一步的研究提供了基础和实证。

（三）大型中风 HIS 数据仓库的建立

在医疗领域，大型 HIS 数据仓库是指基于 HIS 数据的应用数据仓库的概念和技术构建的面向临床科研和医疗管理主题、集成多源异构数据、随时间变化、相对稳定的数据集合。其定义中所谓主题，是指用户使用数据仓库进行分析和决策时所关心的重点目标，如医院管理中医院收支情况、收治情况、医疗指标等，临床科研中的某类药品上市后临床使用情况、某类疾病的治疗情况、治疗效果和比较效益分析等。所谓面向主题，是指 HIS 数据仓库内的信息是按分析主题进行组织的，而不是按照业务系统那样按照功能流程进行组织的。所谓集成，是指数据仓库中的信息不是从各个业务系统中简单抽取出来的，而是将有关联的各系统中的 HIS 数据进行一系列加工、整理和汇总的过程，因此，数据仓库中的信息是关于整个 HIS 数据的一致的全局信息。所谓随时间变化，是指数据仓库内的信息不仅反映各类数据的当前状态，而且记录了从过去某一时点到当前各个阶段的信息快照。通过这些信息，可以对企业的发展历程和未来趋势做出定量分析和预测。而信息本身相对稳定，是指一旦某个数据经过前期处理进入数据仓库以后，一般很少进行修改，更多的是对信息进行多维度的查询操作。HIS 数据仓库的重点与要求是能够准确、安全、可靠地从各类 HIS 数据库中取出数据，经过加工转换成有规律的信息之后，再供管理人员进行分析使用。

大型 HIS 数据在临床大数据的研究中具有重要价值，而其作用的发挥需要一个统一的 HIS 数据仓库提供数据基础。数据仓库的建设并没有严格的数据理论基础，也没有成熟的基本模式，通常按其关键技术分为数据的抽取、存储与管理以及数据的分发利用三个基本方面。在大型 HIS 数据仓库构建和使用过程中，需要针对 HIS 数据在临床大数据研究中的难点和挑战，解决好这三个基本方面的关键技术问题，使得 HIS 数据能够应用于临床大数据的研究，更好地满足临床科研的需要。

数据仓库的构建需要达到以下三个方面的目标：

第一，要解决 HIS 数据整合应用的问题。为了使 HIS 数据更好地应用于临床科研，首先，要将多源异构的 HIS 产生的数据融合起来，建立统一的数据模型进行存储管理；其次，对不同数据的结构进行标准化对照，将其统一到数据模型要求的数据结构之中；再次，对不同数据的内容进行清洗、融合和标准化，将其统一到数据模型要求的数据字典之中；最后，构建统一的数据采集机制和数据加密机制，将 HIS 数据的采集、清洗、转换和存储有机地整合起来，形成一个更大规模的 HIS 数据仓库，以便数据的进一步分发利用。

第二，要解决数据仓库总体设计问题。HIS 数据仓库只是概念，没有具体的解决方案，需要根据具体情况自行设计开发。大型 HIS 数据仓库的建立需要一整套系统化、工程化的方法，对数据的采集、清洗、整合、更新等处理过程建立一个总体的管理和控制机制，使得数据的准确性、一致性、安全性得到充分的保证。整体过程要求可重复利用并能协调人与机器协同工作，达到数据处理效率的最大化。

第三，要解决大数据背景下的数据处理问题。大数据是传统数据库或数据处理技术不能处理的既大又复杂的数据集合。一定规模的 HIS 数据仓库符合这个大数据的条件，但和一般意义的大数据又有不同。大数据具有四个特点：规模大、速度快、价值低和形式多样。而大型 HIS 数据仓库的特点可以相应的总结为：规模大、批量更新、价值高和结构化要求高。规模大即数据量巨大且不断增长，要求数据仓库的处理速度和扩展性要好，不能随着数据规模的不断增大响应时间过长或者性能明显下降；批量更新即数据经常是分次大批量的产生，要求数据仓库系统具有很好的"时间戳"管理机制，保证更新的批量数据的准确性和一致性；价值高即数据仓库的所有数据都有其存在价值，这点是其与传统大数据的最大区别，即要求必须保证每条入库数据的质量；结构化要求高即无论数据源是结构化数据还是半结构化或无结构的数据，最终形成的数据仓库包含的是结构清晰、定义明确一致且符合课题要求的数据，要求必须能够很好地处理多源异构数据。

（四）大型 HIS 数据仓库的建设方案

1. HIS 数据仓库的总体建设方案

HIS 数据仓库的构建主要完成多家医院 HIS 数据的抽取、转换、加载与整合，并根据需要形成多个专题子数据仓库供研究使用。在这个过程中需要解决一系列的具体问题。首先，需要设计通用的数据采集方案，将数据采集形成标准的工程化方法，以便于统一部署实施。其次，要实现多家医院数据集中、数据共享，必须使用统一的标准，并执行实际可操作的整合方案，这是实现医疗信息资源数据集成的前提。因此，需要设计标准化的数据整合技术，完成数据的融合。最后，还需要在融合数据的基础上构建统一的数据仓库，数据仓库的构建要考虑后继 HIS 数据的入库和现有 HIS 数据的增量更新，同时，还要考虑如何更好地利用数据仓库的数据来满足不同研究的需要，这也需要一个把这些过程统一起来的工程化方法。下面分别介绍大型 HIE 数据仓库构建的数据采集、数据标准化、数据仓库构建和分发利用的方法。

2. 数据的采集

数据的采集就是一个数据的 ETL 过程。为了得到高质量的数据，必须对抽取出来的原始数据做一系列复杂转换处理，最后才能装载到数据仓库中。数据采集过程的实现有多种方式，既可以在 HIS 上建立分布式采集系统在线采集和上传或每隔一段时间批量采集离线上传，还可以由科研人员使用采集软件根据课题需要到医院进行数据采集再集中起来建立数据仓库。实现 ETL 过程的效率和质量很大程度上决定了数据仓库构建的效率和质量。目前，研究 ETL 过程强调 ETL 系统的可扩展性和灵活性，对于如何创建可复用的标准化的 ETL 过程的研究则很少。如何在一系列相似或相近的 ETL 过程中发现其共同特征、知识和需求，从而抽象出一个通用的数据采集过程模型，使得 ETL 过程可以在这些项目中被反复使用而无须修改或少量修改，大幅度提高实现 ETL 过程的效率，从而提高数据仓库构建的效率，是实现数据采集的一个重要课题。

3. 数据的标准化

HIS 数据仓库构建过程的重点在于标准化，采集到的 HIS 数据只有通过标准化的过程才能形成统一的数据源进入数据仓库。数据标准化按内容可以分为数据字典规范化和结构标准化：数据字典的规范化是指研究者根据需要预先确定数据标准，比如采用医保规定定义费别、药典定义药品名称、ICD-10 定义诊断名称等，然后将各家医院的 HIS 数据的字典表（例如费别字典、药品名称字典、诊断名称字典等）统一对照到这些数据标准中，使得同一事物对象具有相同的名称；结构标准化是指将各家医院数据表的字段结构统一对照到课题规定的数据表的字段结构，使得各家医院的同一个数据表可以直接融合到一起。数据标准化按方式可以分为手工标准化、自动标准化和人机结合的标准化。手工标准化是指由科研人员对需要标准化的数据字典、结构与课题定义的标准数据规范进行对照，然后通过系统的 ETL 过程将数据整合；自动标准化是指按照数据清洗技术建立自动化的系统，在系统中预先定义各种数据清洗规则和对照转换规则，然后再由 ETL 过程将数据整合；人机结合则是将以上两种方式结合起来，在自动标准化的步骤中，增加领域专家参与的过程，通过多级人机交互迭代完成整个对照转换过程，这个过程可以采用数据挖掘的主动学习技术或者群体计算技术，这种方式可以更好地保证数据仓库的准确性和一致性，是目前主要的数据标准化方法。

4. 数据仓库的构建

HIS 数据仓库是在数据标准化的基础上，按照统一的数据结构和数据字典将所有融合后的事实表（存储医疗数据的表）的数据经过再次的 ETL 过程处理后形成的包含各采集医院全部信息的数据一致、结构标准的数据仓库，它具有统一的数据结构和标准化的数据字典，可以支持数据来源分析、总体和明细数据分析以及排查错误分析等应用。由于数据量巨大，HIS 数据仓库存储可以在云计算平台上进行，同时其应用也可以采用服务的方式通过云计算平台发布。数据仓库的构建可以结合领域知识库，通过涵盖广泛相关医药知识的知识库扩展数据仓库的表达能力和增强其推理能力，使得数据仓库的应用更加智能化。

5. 数据的分发利用

因为 HIS 数据仓库数据量巨大，在实际课题过程中可能某阶段只需要其中部分数据，但会对数据标准化的粒度的层次提出不同要求，因此，需要根据课题需求研发导出工具把 HIS 数据仓库进行进一步分解、标准化和定制化，从而导出成符合具体需求的关系型数据库或子数据仓库的形式进行分发利用。

（五）大型 HIS 数据仓库建设的主流与前沿技术

1. 云计算技术

云计算是分布式计算、并行计算、效用计算、网络存储、虚拟化、负载均衡、热备份冗余等传统计算机和网络技术发展融合的产物。云计算有多种定义，现阶段广为接受的是美国国家标准与技术研究院给出的定义：云计算是一种按使用量付费的模式，这种模式提供可用的、便捷的、按需的网络访问，进入可配置的计算资源共享池（包括网络、服务器、存储、应用软件、服务），这些资源能够被快速提供，只需投入很少的管理工作，或与服务供应商进行很少的交互。

云计算包括以下几个层次的服务：基础设施即服务、平台即服务和软件即服务。所谓基础设施即服务，是指消费者通过网络可以从完善的计算机基础设施获得服务，例如硬件服务器租用。所谓平台即服务，是指将软件研发的平台作为一种服务，以服务的模式提交给用户，例如软件的个性化定制开发。所谓软件即服务，是指一种通过网络提供软件的模式，用户无须购买软件，而是向提供商租用基于 Web 的软件，来管理企业经营活动，例如基于互联网办公自动化系统。

云计算从其诞生之日起就以其在网络时代的无与伦比的优势得到迅速发展，其对健康领域的影响也日益巨大。云计算能够提供海量数据存储能力和强大的计算能力，并且提供方便快捷的软件服务，可以将所有软硬件都作为云端服务提供，使用户的需求得到最好的匹配。基于海量数据处理的 HIS 数据仓库可以采用云计算的模式：首先，将 HIS 数据仓库数据向云端迁移，可以方便团队成员在网络内快速获取与管理所需要的数据。其次，云计算为将数据从集中管理中分离出来提供了技术可能，使用云计算技术可以很方便地将数据库服务器从信息中心中转移出来，医疗信息服务与医疗服务流程的分离将帮助降低医疗及科研机构的信息化维护成本，也为数据的共享和安全提供了技术与模式上保障。最后，基于云计算技术的医学科研应用，能够通过在云端数据的分析挖掘将所提供的服务变得更加个性化、智能化。在云计算的支持下，团队成员将更加方便地订阅和发布各种需要的数据，将数据定制和数据分析定义成云服务的形式以提供和优化科研实践。

2. 领域知识库技术

这里的领域知识库是指在中医药范围内所有相关概念、实体、关系、公理，以及建立在其上的推理系统的集合。通过知识库可以完整地描述该领域的事实数据。在基于 HIS 数据的中医药临床大数据研究过程中，无论在 HIS 数据的清洗整理方面，还是在分析与挖掘方面，中医药领域知识库都能发挥重要的作用。

中医药领域知识库可以规范 HIS 数据的清洗和整理过程，知识库中存有药品或诊断等信息的标准名称，在数据的清洗过程中可以自动地对 HIS 中临床使用的药品或者病案归档中的疾病诊断进行自动的匹配和对照，实时发现数据的问题和错误，并能在一定程度上进行修正，结合众包等人机结合技术，可以高效、准确的完成数据清洗和标准化的任务。

中医药领域知识库本身就具有推理机制，可以有效地辅助 HIS 数据的分析和挖掘过程。HIS 数据具有流程性，是对临床工作流程数据的记录，内容比较单一，结构相对简单，没有复杂的维度和关系，提供分析的能力较弱。中医药领域知识库能够扩展 HIS 数据的内涵与外延，可以建立起一整套包括药物、诊断、适应证、检查化验、文献、医学常识等知识在内的体系结构和关系网络，通过将这些医药的知识、常识和经验结构化后与 HIS 数据相关联，可以有效地提出很多新的分析与挖掘的模式。比如中药"十八反""十九畏"可以和临床合理用药相关联，对临床用药的合理性做出比较分析。另外，一些普通知识也可以为 HIS 数据提供分析角度，比如一年内的节气数据和温度、湿度数据都可以为某些疾病的发生和药品的使用提供证据，将这些数据相关联可以发现更多有价值的模式。

3. 群体计算技术

群体计算是人群与计算机群协作的一种计算模型，它通过整合网络上大量用户和计算资源来处理现有计算机很难完成的复杂任务。众包通过志愿者利用他们的空余时间提供解决方案，是群体计算的一种主要工作方式，是互联网带来的一种组织劳动力的全新方式。"计算机与人类协同工作"是众包模式的精髓所在。近些年众包模式已经被公认为是一种很好的解决问题的方法，并且开始挑战数据挖掘的工作。众包已经逐渐应用于科学研究的训练和测试阶段，并且在学术和工业的相关评测方面广泛应用。纵观众包在研究领域的应用，我们并不需要利用众包替我们做全部的工作，而更多的是把它作为科学实验的一种辅助手段。

在前文提及的 HIS 数据的清洗与规范化过程中，有很多工作需要人来参与，比如数据的清洗、对照与标准化工作。以前我们都是找相关领域的工作人员或学生进行数据的标准化，工作量大，存在大量的重复劳动，并且缺少有效的正确性验证。众包系统针对这三个方面进行设计，首先通过自动匹配将已有的对照关系和计算机能够自动识别的对照关系应用到新的任务中，完成自动化的对照和规范化过程；然后开始人工匹配的过程，众包系统会利用推理系统在后台完成由已知数据推理得到的全部匹配关系的工作，并根据任务的规模、成本预算和计算复杂度动态生成需要人工参与的任务并且在网上进行分发；最后，众包系统对用户反馈的结果数据进行统一的存储以备再次利用，避免重复劳动，并且可以自动验证匹配结果的正确性。

（六）中风临床大数据的统计与分析

1. 数据预处理

（1）数据预处理方式和阶段：一般地，数据预处理方式可分为四种。

① 手工实现：通过人工检查，只要投入足够的人力、物力、财力，也能发现所有的错误，但效率较低，在大数据量的情况下，这种方式几乎是不可能的。

② 通过专门编写程序：这种方法能解决某个特定的问题，但不够灵活，特别是在清理过程需要反复进行（一般来说，数据清理一遍就达到要求的很少）时，导致程序复杂，清理工作量大。而且这种方法也没有充分利用目前数据库提供的强大数据处理能力。

③ 解决某类特定应用域的问题：如根据概率统计学原理查找数值的记录，对患者姓名、联系地址、邮政编码等进行清理。

④ 与特定应用领域无关的数据清理：这一部分的研究主要集中在清理重复的记录上，如 Green Hills Software 公司面向医疗器械行业应用领域开发的 INTEGRITY 系统。

这四种实现方法，后两种因其更具通用性和较大的实用性，引起了越来越多的关注。但是不管哪种方法，大致都由以下三个阶段组成，即：数据分析和定义错误类型–搜索–识别错误记录，以及修正错误。

（2）数据预处理过程：当今临床大数据中的数据库极易受噪声数据、遗漏数据和不一致性数据的侵扰，因为数据库太大，常常多达几百 GB，甚至更多。我们更关注的问题是如何预处理数据，提高数据质量和挖掘结果的质量，使挖掘过程更加有效和更容易。可喜的是，目前已有大量数据预处理技术可供参考。譬如数据清理可以去掉数据中的噪声，纠正不一致；数据集成将数据由多个源合并成一致的数据进行存储（如数据仓库或数据立方）；使用规范化的数据变换可以改进涉及距离度量的挖掘算法的精度和有效性；数据归约可以通过聚集、删除冗余特征或聚类等方法来压缩数据。这些数据处理技术在数据挖掘之前使用，可以大大提高数据挖掘模式的质量，降低实际挖掘所需要的时间。图 4–1 总结了数据预处理的具体过程。

① 数据清理：如填补缺失数据、消除噪声数据等。数据清理就是通过分析"脏数据"的产生原因和存在形式，利用现有的技术手段和方法去清理"脏数据"，将"脏数据"转化为满足数据质量或应用要求的数据，从而提高数据集的数据质量。如利用实验室指标开展药物或疾病评价时，某些患者的记录可能超出正常范围数十倍或数百倍，此种情况可能由于患者特殊状态而出现，但是由于此种记录会导致数据分析出现偏差，因此需要对其清理后再进行分析。

数据选样：是从数据集中选取部分数据，用于数据分析。在统计学中，数据选样经常用在数据准备阶段和最终的数据分析。如利用医疗电子数据开展药物评价或者疾病评价时，从数据仓库中选择全部使用某种药物的患者或者患有同一种疾病的患者。

② 数据集成：将所用的数据统一存储在数据库、数据仓库或文件中形成一个完整的数据集，这一过程要消除冗余数据。如从多家医院信息管理系统中提取使用某种药物和患有某

种疾病的患者信息进行整合，并存储在数据仓库中，形成药物-疾病数据集，便于分析某药物对特定疾病的疗效。

③ 数据转换（也称作数据变换）：主要是对数据进行规格化（normalization）操作，如将数据值限定在特定的范围之内。对于某些挖掘模式，需要数据满足一定的格式，数据转换能把原始数据转换为挖掘模式要求的格式，以满足挖掘的需求。如利用 HIS 数据开展药物剂量分析时，由于各医院 HIS 中对于药物剂量记录方式不同或记录错误，可能造成同一种药物出现多种剂量，甚至与真实剂量相差甚远的记录，此时需要对数据进行转换，去除异常数据，限定可信任的分析范围。

④ 数据归约：把那些不能够刻画系统关键特征的属性剔除掉，从而得到精练的并能充分描述被挖掘对象的属性集合。对于需要处理离散型数据的挖掘系统，应该先将连续型的数据离散化，使之能够被处理。仍以利用医疗电子数据进行药物或疾病分析为例，在进行项人口学特征分析时，由于数据取自中国的医院，多数患者国籍为中国，且对药物评价或疾病评价不能起到关键作用，那么在分析前可将"国籍"这一变量剔除，仅保留与药物或疾病评价有关的变量。

2. 数据清理

临床大数据的数据一般是不完整的，含噪声的和不一致的。数据清理的工作是试图填充空缺的值、识别孤立点、消除噪声、清除数据中的不一致等。这是数据准备过程中最花费时间、最乏味，但也是最重要的步骤。下面逐一说明数据清理采用的方法。

（1）缺失数据的处理：缺失值指的是现有数据集中某个或某些属性的值是不完全的。缺失值的产生的原因多种多样，主要分为机械原因和人为原因。机械原因是由于机械故障导致的数据收集或保存失败造成的数据缺失，比如数据存储失败，存储器损坏，机械故障导致某段时间数据未能收集（对于定时数据采集而言）。人为原因是由于人的主观失误、历史局限或有意隐瞒造成的数据缺失，比如在市场调查中被访人拒绝透露相关问题的答案，或者回答的问题是无效的，数据录入人员失误漏录了数据等。

缺失值从缺失的分布来讲可以分为完全随机缺失，随机缺失和完全非随机缺失。完全随机缺失（missing completely at random，MCAR）指的是数据的缺失是随机的，数据的缺失不依赖于任何不完全变量或完全变量。随机缺失（missing at random，MAR）指的是数据的缺失不是完全随机的，即该类数据的缺失依赖于其他完全变量。完全非随机缺失（missing not at random，MNAR）指的是数据的缺失依赖于不完全变量自身。

当前有很多方法用于缺失值清理，可以粗略地分为两类：删除存在缺失值的个案和缺失值插补。第一类方法最简单，并且容易实现，常用的是删除属性或实例，这种方法通过删除含有不完整数据的属性或实例来去除不完整数据。第二类方法是采用填充算法对不完整数据进行填充，大多是通过分析完整数据来对不完整数据进行填充。

① 删除含有缺失值的个案：删除含有缺失值个案的方法主要有简单删除法和权重法。简单删除法是对缺失值进行处理的最原始方法。它将存在缺失值的个案直接删除。如果数据缺失问题可以通过简单的删除小部分样本来达到目标，那么这个方法是最有效的。当缺失值的类型为非完全随机缺失的时候，可以通过对完整的数据加权来减小偏差。把数据不完全的个案标记后，将完整的数据个案赋予不同的权重，个案的权重可以通过 Logistic 或 probit 回归求得。如果解释变量中存在对权重估计起决定行因素的变量，那么这种方法可以有效减小偏差。对于存在多个属性缺失的情况，就需要对不同属性的缺失组合赋予不同的权重，这将

大大增加计算的难度，降低预测的准确性。

②可能值插补缺失值：它的思想是以最可能的值来插补缺失值比全部删除不完全样本所产生的信息丢失要少。在数据挖掘中，面对的通常是大型的数据库，它的属性有几十个甚至几百个，因为一个属性值的缺失而放弃大量的其他属性值，这种删除是对信息的极大浪费，所以产生了以可能值对缺失值进行插补的思想与方法。常用的插补方法有均值插补、利用同类均值插补、极大似然估计方法和多重插补方法。均值插补是根据统计学中的众数原理，用该属性的众数（即出现频率最高的值）来补齐缺失的值。同类均值插补的方法属于单值插补，它用层次聚类模型预测缺失变量的类型，再以该类型的均值插补。极大似然估计（maxlikelihood，ML）方法比删除个案和单值插补更有吸引力，它有一个重要前提：适用于大样本。有效样本的数量足够以保证ML估计值是渐近无偏的并服从正态分布。但是这种方法可能会陷入局部极值，收敛速度也不是很快，并且计算很复杂。多重插补（multiple imputation，MI）又称多值插补，其思想来源于统计学中的贝叶斯估计，认为待插补的值是随机的，它的值来自已观测到的值。具体实践上通常是估计出待插补的值，然后再加上不同的噪声，形成多组可选插补值。根据某种选择依据，选取最合适的插补值。

以上四种插补方法，对于缺失值的类型为随机缺失的插补有很好的效果。两种均值插补方法是最容易实现的，也是以前人们经常使用的，但是它对样本存在极大的干扰，尤其是当插补后的值作为解释变量进行回归时，参数的估计值与真实值的偏差很大。相比较而言，极大似然估计和多重插补是两种比较好的插补方法，与多重插补对比，极大似然缺少不确定成分，所以越来越多的人倾向于使用多重插补方法。

（2）异常数据的处理：所有记录中如果一个或几个字段间绝大部分遵循某种模式，其他不遵循该模式的记录就可以认为是异常的。例如，在HIS数据库中，如果一个整型字段99%的值在某一范围内（如0-1之间），则剩下的1%的记录（该字段值>1或<0）可认为是异常。最容易发现的是数值异常（特别是单一字段的数值异常），可用数理统计的方法（如平均值、值域、置信区间等）。下面介绍几种发现异常的方法：

①基于统计学的方法：这种方法可以随机选取样本数据进行分析，加快了检测速度，但这是以牺牲准确性为代价的。

②基于模式识别的方法：基于数据挖掘和机器学习算法来查找异常数据，主要牵涉关联规则算法。

③基于距离的聚类方法：聚类分析是一种新兴的多元统计方法，是当代分类学与多元分析的结合。聚类分析是将分类对象置于一个多维空间中，按照它们空间关系的亲疏程度进行分类。通俗地讲，聚类分析就是根据事物彼此不同的属性进行辨认，将具有相似属性的事物聚为一类，使得同一类的事物具有高度的相似性。这也是数据挖掘的算法，这类算法基于距离聚类来发现数据集中的异常值。

④基于增量式的方法：如果数据源允许，我们可以采取随机的方法获取元组。元组是计算机数据结构里的概念，是用来存储稀疏矩阵的一种压缩方式，形如 [(x，y)，z] 的集合我们称之为一个三元组。我们可以给异常检测算法输入一个随机元组流，一些异常检测算法对这种输入可以使用增量、统计学方式发现更多的异常。实践中可以从数据源中获得元组，然后转换之后作为异常检测算法的输入。

在发现异常之后，我们要对异常做进一步的清理工作。异常的清理过程主要统分为六个步骤：元素化（elementing）：将非标准的数据，统一格式化成结构数据；标准化（standardizing）：将元素标准化，根据字典消除不一致的缩写等；校验（verifying）：对标准化的元素进行一致性校验，即在内容上修改错误；匹配（matching）：在其他记录中寻找相似的记录，发现重复异常；消除重复记录：根据匹配结果进行处理，可以删除部分记录，或者多个记录合并为一个更完整的记录；档案化（documenting）：将前 5 个步骤的结果写入元数据存储中心。这样可以更好地进行后续的清理过程，使得用户容易理解数据库以及更好地进行切片、切块等操作。

（3）重复数据的处理：在构造数据仓库的过程中，需要从各种数据源导入大量的数据。理想情况下，对于临床大数据中的一个实体，数据库或数据仓库中应该只有一条与之对应的记录。但在对不同种类信息表示的多个数据源进行集成时，由于实际数据中可能存在数据输入错误，格式、拼写上存在差异等各种问题，导致不能正确识别出标识同一个实体的多条记录，使得逻辑上指向同一个临床大数据的实体，在数据仓库中可能会有多个不同的表示，即同一实体对象可能对应多条记录。例如，HIS 中有两条记录除了日期字段不同（分别为 2009/08/02，20009/08/02），其他都相同，我们有理由相信这是由于人工录入误将 2009 写成 20009，最终认为两条记录是重复记录。

重复记录会导致错误的挖掘模式，因此有必要去除数据集中的重复记录，以提高其后挖掘的精度和速度。每种重复记录检测方法都需要确定是否有两个及以上的实例表示的是同一实体。有效的检测方法是对每一个实例都与其他实例进行对比，从而发现重复实例。然而，这种方法虽然效果最好，但其计算复杂度为 O（n2）（n 为数据集中的记录数），对于大型的数据库系统而言，这种方法效率不高，并且费时费力，在现实中一般不采用此方法。

目前常用的另外一种检测方法是比较记录的各对应属性，并计算其相似度，再根据属性的权重，进行加权平均后得到记录的相似度，如果两条记录相似度超过了某一阈值，则认为两条记录是匹配的，否则，认为是指向不同实体的记录。检测这种语义相同，而表现形式不同的记录是数据预处理的一项重要任务，也是目前研究最多的内容。而对于检测出的重复记录，通常可采用两种处理思路：把一种作为正确的，删除其他重复的记录；或者综合所有的重复记录，从而得到更完整的信息。

（4）不一致数据处理：不一致数据是指存在一些数据对象，它们不符合数据的一般模型，与数据的其他部分不同或不一致。一般地，这样的数据对象被称为孤立点。例如，在HIS 数据库中，如果一个人的年龄为 999，这种情况可能是对未记录的年龄的缺省设置所产生的，我们认为这个人的年龄是个孤立点。另外，孤立点也可能是固有的数据可变性的结果。例如，某医院的科室主任的工资自然远远高于医院其他工作人员的工资，而成为一个孤立点。

大多数对孤立点的处理，都是为了使孤立点的影响最小化，或者排除它们。但是由于一个人的"噪声"可能是另一个人的信号，这可能导致重要的隐藏信息的丢失。换句话说，孤立点本身可能是非常重要的，例如在进行疾病方案分析时，对方案-疗效分析时，孤立点有可能是我们需要获得的结果，某些方案使用的患者少，但是疗效好，某些方案虽然常用，但是疗效一般，可为开展有效方案筛选提供支持。

孤立点探测和分析是一个有趣的数据挖掘任务，被称为"孤立点挖掘"。目前已有的传统的孤立点挖掘算法主要包括五类算法：基于统计的方法、基于距离的方法、基于密度的方法、基于偏离的方法和基于聚类的挖掘算法。

① 基于统计的方法：基于统计的算法的基本思想是根据数据集的特性，事先假定一个

数据分布的概率模型，然后根据模型的不一致性来确定异常。存在的问题是，在许多情况下，我们并不知道数据的分布，而且现实数据也往往不符合任何一种理想状态的数学分布，这样就给后期的孤立点发掘造成了很大的困难。另一方面基于统计的方法比较适合于低维空间的孤立点挖掘，而实际的数据大多都是高维空间的数据，在这种情况下，事先估算数据的分布是很困难的。

② 基于距离的方法：基于距离的算法的基本思想是以距离的大小来检测模式，通常我们认为孤立点是没有足够多的邻居的。它可以描述为在数据集合 N 中，至少有 P 个对象和对象 O 的距离大于 d，则对象 O 是一个带参数 p 和 d 的基于距离的异常点。基于距离的检测方法的优势在于其不需要事先了解数据集本身的特性，是与领域无关的，但是问题在于对参数 p 和 d 估计的困难性。不同的 p 和 d 参数的确定会对结果带来很大的影响。

③ 基于密度的方法：基于距离的方法对全局各个聚类的数据提出了统一的 p 和 d 的参数，但是如果各个聚类本身的密度存在不同，则基于距离的方法会出现问题，因此，提出了基于密度模型的局部异常点挖掘算法，通过局部异常点因子（local outlier factor，LOF）的计算来确定异常点，只要一个对象的 LOF 远大于 1，它可能就是一个异常点。簇内靠近核心点的对象的 LOF 接近于 1，处于簇的边缘或是簇的外面的对象的 LOF 相对较大，这样便能检测到局部异常点，更贴近于实际的数据集的特性。这种传统的局部异常点挖掘算法的主要问题在于局部范围的参数——最小领域样本点数目的选择困难。

④ 基于偏离的方法：基于偏差的方法的基本思想是通过检查一组对象的主要特征来确定异常点，如果一个对象的特征与给定的描述过分偏离，则该对象被认为是异常点。现有的基于偏离的方法主要有序列异常技术和数据立方体方法，前者是以样本集的总体的方差为相异度函数，描述了样本集的基本特征，所有背离这些特征的样本都是异常样本，这种方法对异常存在的假设太过理想化，对现实复杂数据的效果不太好。而后者在大规模的多维数据中采用数据立方体确定反常区域，如果一个立方体的单元值显著地不同于根据统计模型得到的期望值，则该单元值被认为是一个孤立点。

⑤ 基于聚类的方法：基于聚类的方法的基本思想是将孤立点挖掘的过程转换成聚类的过程。首先将数据集利用已经成熟的模型进行聚类分析，将数据集形成簇，那些不在簇中的样本点即被视为孤立点，需要进行再处理。

并非所有的孤立点都是错误的数据。所以，在检测出孤立点后还应结合领域知识或所存储的元数据，一般先要采用人工方法来判定该数据是有价值的数据还是错误数据。如果发现是有价值的数据，那么这正是我们数据分析与挖掘的目的。另外针对孤立点的错误数据，需要再对其进行处理。简单地说，数据错误是指数据源中记录字段的值和实际的值不相符。如果数据源中包含错误数据，记录重复问题和数据不完整问题则会更难清理，故必须要清理数据源中的错误数据。

一般说来，从数据源中检测出的错误数据数量不大，所以，对于检测出的错误数据，可以直接由人工来处理。当然，对于一些不重要的错误数据，也可以采取类似于不完整数据的处理方法，比如：常量替代法；平均值替代法；最常见值替代法；估算值替代法。值得指出的是，对于错误数据的清理，由于每种方法的适用范围不同，故需要尽可能采用多种清理方法，这样能有效地提高错误数据清理的综合效果。

4. 数据选样

数据选样是从数据集中选取部分数据，用于数据分析。在统计学中，数据选样经常用在数据准备阶段和最终的数据分析阶段。例如，如果要对大型 HIS 数据集做数据分析与挖掘工作，常常需要付出过高的代价和过长的时间，因此常采用数据选样方法达到想要的结果，这样可以减小数据集规模，使得某些效果更好但代价较高的算法可以应用到数据集上。

有效的数据选样原则是：选样后的数据集与原数据集在挖掘的效果上应当相同。这就要求选样的数据在原数据集中应该有代表性，即选样数据在某些特征上应与原数据集更接近。

（1）简单随机选样：简单随机选样方法是最简单最容易实现的选样方法。数据集中的任意数据都有相同的被抽取概率。它有两种方法：

① 无放回选样（sampling without replacement）：当数据被抽取到时，将该数据从数据集中删除，然后再进行下次抽取。

② 有放回选样（sampling with replacement）：当数据被抽取到时，该数据并不从全部数据中删除。在这种方法下，同一个数据有可能被再次抽取到。这种方法比前者更容易实现。

当数据集中包含不同类型的数据对象并且数据对象的数量也不是平均分配的时候，简单随机选样方法对数据对象较少的数据类型的选样概率较低，这样就不能正确表征数据集。比如，实际中要对大型 HIS 系统库中较少的类建立分类模型，那么就需要在样本集中包含适量的稀有类，但是简单随机采用方法往往效果不佳。因此，需要一种新的选样方法，该方法能够对不同频率的数据对象正确选样。

（2）分层选样：如果数据集被划分为互不相交的几个部分（层），则通过对每一层的随机选样就可以得到整个数据集的选样。特别是当数据集倾斜时，可以帮助确保样本的代表性。分层选样（stratified sampling）技术就是在互不相交的几部分内进行选样，其选样技术可以用简单随机选样技术。

确定样本集的大小是比较困难的任务。如果样本集大的话，那么选用样本的代表性就大，但是这会减少选样的优点。反之，若样本集较小，那么很多数据模式就会丢失。但是选样的大小又关系到样本集的质量，从而影响到后面的挖掘结果。

（3）逐步向前选样：逐步向前选样方法从一个小样本集开始，然后从数据集中选择样本，逐步增加样本集的大小，直到得到一个大小合适的样本集为止。逐步向前选样算法需要用到选样计划表 $S=\{n0, n1, n2\cdots nk\}$，其中（$ni<nj, i<j$），每个 ni 指定了一个样本集的大小。

横坐标表示的是样本集的大小（介于 O 和 N 之间），纵坐标是模型的精确度，是由样本集产生的。该曲线最初倾斜度较大，在中间部分又稍微倾斜，最后成稳定状态。当曲线在最后接近水平状态时，样本集的增大对模型的精确度几乎没有影响。当曲线刚刚进入水平状态时，样本集大小与精确度的交点称为会聚点，此时，数据集大小为 n_{min}。当样本集的大小小于 n_{min} 时，模型的精确度会降低，而当样本集大于 n_{min} 时，模型的精确度也不会高于在 n_{min} 下的精确度。然而，如何判断算法是否达到会聚点，是较困难的。

5. 现代医院关于脑卒中的数据集成与变换

（1）数据集成：HIS 系统的数据源通常来自多个不同医院的数据库或数据文件，这样就需要首先将这些分散的数据进行集成，获得具有可用格式的数据，形成一个统一的数据集，以便对数据进行处理和挖掘。数据集成是指合并多个数据源中的数据，并将其存放在一个一致的数据存储（如数据仓库）中。这些数据源可能包括多个数据库、数据立方体或一般文件。

在数据集成时，有许多问题需要考虑。首先是模式集成和对象匹配问题。模式集成是从多个异构数据尾、文件或遗留系统提取并集成数据，解决语义二义性，统一不同格式的数据，消除冗余、重复存放数据的现象。譬如，判断某医院使用的数据库中的"fee"与另一家医院数据库中的"cost"是否是相同的属性。因此，模式集成涉及实体识别，即如何表示不同数据库中的字段是同一个实体，如何将不同信息源中的实体匹配来进行模式集成，通常借助于数据库或数据仓库的元数据进行模式识别，帮助避免模式集成中的错误。冗余是另一个重要问题，如果一个属性能由另一个或另一组属性中导出，那么认为该属性可能是冗余的。属性（维）命名的不一致也可能导致结果数据集中的冗余。数据集成的第三个重要问题是数据值冲突的检测与处理。例如，对于临床大数据的同一实体，来自不同数据源的属性值可能不同。这可能是因为表示、比例或编码不同。例如，液体属性可能在一个数据系统中以"mL"为单位存放，而在另一个数据系统中以"cc"为单位存放。

总之，数据集成在整个预处理过程中是具有挑战性的。由多个数据源小心地集成数据，能够帮助降低和避免结果数据集中的冗余和不一致，从而提高其后挖掘过程的准确率和速度。

（2）数据变换：数据变换是将数据转换成适合于各种挖掘模式的形式，需要根据其后所使用的数据挖掘算法，决定选用何种数据变换方法。数据变换主要涉及如下内容：

光滑：去掉数据中的噪声，这种技术包括分箱、回归和聚类等。

聚集：对数据进行汇总或聚集。通常这一步用来为多粒度数据分析构造数据立方体。例如，可以聚集药品的日销售数据，计算月和年销售量。

泛化：使用概念分层，用高层概念替换低层或"原始"数据。例如，分类的属性，如属性为年龄的数值，可以映射到较高层概念如青年、中年和老年。

规范化：将属性数据按比例缩放，使之落入一个小的特定区间，如 -1.0 ~ 1.0 或 0.0 ~ 1.0。

属性构造（或特征构造）：可以构造新的属性并添加到属性集中，以帮助挖掘过程。

第二节　中医风险预警系统的宏观理念

一、中医"整体观念"

中医学是一门实践性极强的科学，它源于历代医家的医疗实践，成长于中华文化大环境下，和数千年华夏文明息息相通，作为中华民族优秀文化宝库的重要组成部分，具有源远流长、博大精深、影响深远的光荣传统。它经历了几千年的发展，逐步形成了完整的医学理论，具有丰富的临床经验，精湛的医疗技术，科学的医疗思想，神奇的医疗效果，其辉煌成就，在世界科学飞速发展的今天，依然熠熠生辉，璀璨夺目，保持着强大的生命力。其中"天人相应"整体观作为中医文化的特色之一，始终贯穿于整个中医理论体系，就其思想体系而言，除中医学本身的思想理论之外，哲学占有极其重要的地位。作为根植于中华民族文化沃土的中医文化，源远流长，博大精深，其运用中国古代哲学的思维方式分析、归纳和研究，通过直观观察所获得的人体生理、病理现象，在观物过程中，中国的哲人往往把对象当作"一"，即完全的统一整体加以对待的。

（一）中医天人相应整体观的起源

中国传统文化，其核心精神为"致中和"，这种中和精神具体体现在人与自然关系上，强调天人合一。春秋战国时期，我国的医药就开始走向理论化，并不断地与哲学相结合，在逐步完善中形成了体系，同时显示出文化的特性。《庄子·大宗师》曰："天者，自然之谓。"春秋战国时期的《管子》认为，人们只要遵循阴阳五行所概括的宇宙的构成序列，其行为就会"合于天地之行"，达到"人与天调"，这就是天人合一思想的最早体现。天人合一思想曾长期影响我国哲学文化和中医学的发展，并成为中国文化以及中医学范畴的一个基本特点。《周易》"天人合一"观的唯物主义哲学思想，对中医"天人相应"整体观念的形成和发展起到了奠基石的作用，所以最早给予医学影响的，当首推《周易》。《周易》作为古代思想文化的渊源，对祖国医药学和医药文化体系的形成和发展，产生了极大的影响。"医易同源""医易相关"，便是对这种影响的高度概括和总结。《周易》对自然和人类社会纷纭复杂现象的认识和实践，体现着朴素的辩证思维观点，其中突出的表现在整体观上，它在观察、分析、综合万物时着眼于整体，把自然界和人看成是一个不可分割的统一体。"天人"是周易的一个重要内容，而"天人合一"则是它的重要命题。"天人合一"指的是人与自然和谐统一、渗透交融的关系。中医的整体观念就是在《周易》"天人合一"整体观的影响下，逐渐形成、发展和完善的。人与自然界是一个不可分割的统一体。人不能离开自然，且受自然界的制约，人体对自然界应有相应的调节和适应能力。

"天人相应"与中医整体观《周易·乾卦·文言》记载道："大人者与天地合其德，与日月合其明，与四时合其序。"是讲大凡圣贤者能一切顺其自然，不超乎万物之常势，这就是"天人合一"的思想。现存最早的医学巨著《黄帝内经》在成书过程中就已经融化和根植于当时的文化土壤中。在古代自然科学和哲学尚未完全分开的时候，《内经》吸收了《周易》"天人合一"观，与医学理论熔铸成一个难以分割的整体，从而逐渐形成、发展和完善了中医的整体观念。如《内经》有"人以天地之气生，四时之法成"及"人与天地相参也，与日月相应也"等论述，就是说，人生活在自然界，自然界存在着人类赖以生存的必要条件，并且影响着人体的生命活动，而人体受自然界的影响，必然会发生生理或病理上的变化。

"道"与中医整体观我国博大精深的传统文化摇篮孕育出中医学及其相关理论。《老子·四十二》提出："道生一，一生二，二生三，三生万物。""道"本身包含的阴阳二气相交而形成一种适匀的状态，万物在其中产生。《庄子·知北游》曰："人之生，气之聚也。聚则为生，散则为死……通天下一气耳。"庄子认为，生与死只不过是"一气"之变化，以气来解"一"，以气来解"道"。三国时期的王弼认为天地万物都是以"无"为本，北宋时期以儒家道统人物自居的程颢、程颐，创立了理学的客观唯心主义体系，其最高范畴是"理"。道家庄子提出"归真返朴，清净无为"表达了"顺乎自然来保存自身"的观点。儒家代表董仲舒所著《春秋繁露·人副天数》有记载："人有三百六十节，偶天之数也……谷川之象也。"他认为天与人在形体、情感、规律上相合，这种"天人合一"的观点，对中医整体观的形成有着深刻的影响。到宋代，道学家明确提出了"天人合一"观点。人法地，地法天，天法道，道法自然，道家认为人与天地为一。中医学本道家之旨发展为"天人相应"学说，诸如四时气候变化、昼夜更替、地理条件等自然环境因素，对人体疾病发生和健康长寿均有十分密切的关系。可见，中医药学的"天人相应"整体观并非凭空产生的，它根植于中华民族文化沃土之中。它的文化内涵不仅在于其汲取了古代先进的哲学、逻辑学的思维方法，而更在于它今天仍体现了医学发展的方向。

（二）中医天人相应整体观的内涵

所谓整体观念，"天人相应"观贯穿于整个中医理论体系，即是中医学对于人体本身的统一性、完整性，以及对人与自然相互关系的整个认识。以此解释人体的组织结构、生理功能、病理变化，指导疾病的诊断和防治。人是天地宇宙发展到一定阶段的产物，是大自然的组成部分。人体小宇宙与天地大宇宙息息相通，"人与天地同纪"，人体不仅在结构上与天地相应，人体的机能活动与天地阴阳、四季的变化规律也一致，人体生命活动受自然规律的支配和约束，天地大自然的各种变化时时影响着人的机能活动。

1. 人体自身的整体观

（1）以五脏为中心，脏腑、经络、气血、津液的统一：人体以五脏为中心，通过经络，将六腑、九窍、五体、四肢百骸等联系为一个整体。气血和津液是滋养机体的源泉，经络是气血、津液运行的通道，脏腑、经络、气血、津液形成一个复杂而严密的信息网络结构，各司其职，共同完成机体整体的生理活动，而人的生命就在其中。《黄帝内经》记载："心者，君主之官也，神明出焉……凡此十二官者，不得相失也。"以上这十二官虽有分工，但其作用应该协调而不能相互脱节。《金匮要略》提到"见肝之病，知肝传脾，当先实脾"，这是对治未病的典型举例，也体现了中医五脏的整体观。又如临床常见的肝火亢盛可表现为面红目赤等，有诸内必行诸外，查其外候能知病之所在，是中医整体观指导下的辨证方法对于疾病的治疗。

（2）形与神的统一：《说文解字》将形解释为"象形"，即有象可查的物质。中医学中的形，主要指气血津液、脏腑经络、躯体肌肉等生物机体或生命物质及其所进行的机能活动。神不仅是指脏腑的机能表现，一般还泛指精神魂魄、感觉思维、情志性欲等各种心理活动。我国思想家荀况早在公元前300年就在其著作《荀子·天论》中提出"天职既立，天功既成，形具而神生，好恶喜怒哀乐臧（藏）焉，夫是之谓天情"，并从唯物主义角度全面系统阐述了人的心神与形体之间的关系。《黄帝内经》提出了知、情、意等心理概念及"五志说"，阐述了心理与生理之间的关系及心理因素在躯体疾病发生发展中的作用等问题。"形神合一"理论可以主要概括为三点：第一，形体先于精神而存在，即形体第一性，精神第二性的唯物观；第二，形在功能上是物质基础，神则属于机能和作用的范畴，神相对于形来说具有能动性；第三，形与神不可分离，两者相互依存，相互为用。《素问·宣明五气》曰："心藏神，肺藏魄，肝藏魂，脾藏意，肾藏志，是谓五藏所藏。"由此可见，在心神的主导下，特定的心理活动归属于特定的脏腑，脏腑是情绪的载体，情绪是脏腑生理活动的外在表现。形、神对立是生命运动的基本矛盾，而形、神统一则是生命存在的基本特征。

2. 人与环境的整体观

（1）人与自然环境的整体观：人禀天地之气而生，机体的一切身心活动、新陈代谢等均接受着一年四季春温、夏热、秋凉、冬寒的气候变化，以及节气改变所调控，故《素问·宝命全形论》提出："天覆地载，万物悉备，莫贵于人，人以天地之气生，四时之法成。"是讲人的生命活动是受天地变化而影响，和自然界春夏秋冬的规律一样成长。同样，一日之内昼夜晨昏的变化对人体生理也有不同的影响，如《素问·生气通天论》提到"平旦人气生，日中而阳气隆，日西而阳气已虚，气门乃闭"。另外，疾病的轻重变化也受着一天昼夜阳气消长变化的影响，如《灵枢·顺气一日分为四时》提到"春生，夏长，秋收，冬藏，是气之常也……朝则人气始生，病气衰，故旦慧；日中人气长，长则胜邪，故安；夕则人气始衰，邪气始生，故加；夜半人气入藏，邪气独居于身，故甚也"。

（2）人与社会环境的整体观：良好的社会环境、有力的社会支持、融洽的人际关系，有利于身心健康。而不利的社会环境，可影响身心机能，危害身心健康。人类遵循古人教诲，顺应四时之气而养生："所以圣人春夏养阳，秋冬养阴。""虚邪贼风，避之有时。"《伤寒论·序》中提到"余宗族素多，向余二百。建安纪年以来，犹未十稔，其死亡者，三分有二"，则是讲社会的动荡以及经济的恶化均不利于人民稳定的生活。《素问·疏五过论》中有以下描述："凡未诊病者，必问尝贵后贱，虽不中邪，病从内生，名曰脱营。尝富后贫，名曰失精，五气留连，病有所并。"中医在诊病之前有必要先询问患者了解其生活情况。"尝贵后贱"可致"脱营"病，"尝富后贫"可致"失精"病，"故贵脱势，虽不中邪，精神内伤，身必败亡；始富后贫，虽不伤邪，皮焦筋屈，痿为挛"。

（三）中医整体观的三重内涵

长期以来，人们习惯于这样认识中医整体观：①人体各构成部分之间是相互联系的；②人受环境影响。目前编撰的中医教材也是把整体观归纳为这两点，且作为中医的两个基本特点之一，而称中医为整体性医学。现在对整体观有了新的提法：把中医整体观分为主要包括时间整体观、空间整体观和时空整体观三重内涵。

1. 时间整体观

中医整体观的"时间整体观"以五运六气为核心内容，用阴阳五行等推演模式将年、月、日、时与道、运、气等相结合，用普遍联系的观点将各种时间概念融合成一个有机整体。

中医哲学对"天"的重视，突出表现在对"天时"的重视。《素问·四气调神大论》曰："夫四时阴阳者，万物之根本也……故阴阳四时者，万物之终始也，死生之本也。逆之则灾害生，从之则苛疾不起，是谓得道。"《素问·天元纪大论》曰："夫五运阴阳者，天地之道也。万物之纲纪，变化之父母，生杀之本始，神明之府也，可不通乎。"可见，"四时阴阳""五运阴阳"是《黄帝内经》"天地之道"的重要内涵，故《素问·六微旨大论》曰"天之道也，此因天之序，盛衰之时也"，而将顺应四时五运称为"谨奉天道"（《素问·天元纪大论》）。事实上，《黄帝内经》几乎处处体现了"以时为道"的基本思想，如认为"因时之序"才能"生气通天"（《素问·生气通天论》），认为"四气调神"即顺应四时之序而调摄是养生之要务（《素问·四气调神大论》）。对于脏腑，《黄帝内经》强调"脏气法时"之论（《素问·脏气法时论》）；对于发病，《黄帝内经》有"反此三时，形乃困薄"之说（《素问·生气通天论》）；对于治法，《黄帝内经》要求"合人形以法四时五行而治"（《素问·脏气法时论》）。在中医的其他经典中，也有同样的论述。如《伤寒论》中认为三阳三阴即"六经"的时序、传变以及辨证施治等，都与时间不可分割；《金匮要略》的总论中，则用"先后病"作篇名，且设立四时加减法（《金匮要略·脏腑经络先后病脉证》）；李东垣《脾胃论》专门论述人之脏腑和天之四时五运的关系："五行相生，木火土金水循环无端，惟脾无正，形于四季之末，各旺一十八日，以生四脏。四季者，辰戌丑未是也，人身形以应九野。左足主立春，丑位是也；左手主立夏，辰位是也；右手主立秋，未位是也；右足主立冬，戌位是也"（《脾胃论·藏气法时升降浮沉补泻之图》），等等。类似的例子，在中医经典中几乎俯拾皆是，充分体现了中医哲学重"时""以时为道"之重要思想。从这个角度看，也可以认为"天时"是"天道"中极重要甚至首重的组成部分。

中医哲学对"天时"的重视，与中国哲学是相通的，或者说来源于中国哲学。《周易》对"时"的重视，比比皆是："与时偕行"（《周易·乾·文言传》），"应乎天而时行"（《周易·大有·象传》），"随时之义大矣哉"（《周易·随·象传》），"变通莫大乎四时"（《周易·系辞传上》），等等。故《易纬》中说："阴阳律历皆祖于《易》"（《易纬·通卦验》）；"卦者，时也；爻者，适时之变者也"（《周易注卷十·明卦适变通爻》）。王弼对"立天之道，曰阴与阳；立地之道，曰柔与刚"注曰："阴阳者，言其气；柔刚者，言其形。变化始于气象，而后成形。万物资始乎天，成形乎地，故天曰阴阳，地曰柔刚也。"（《周易注卷九·周易说卦第九》）王弼首先将"天之道"解释为"阴阳气象"，而后又进一步阐发其奥旨："盖立天之道，曰阴与阳。有少阳，有老阳；有少阴，有老阴。少阳之纯于春，为元；老阳之熙于夏，为亨；少阴之敛于秋，为利；老阴之凝于冬，为贞。万物之为元也，资气而已。"（《周易新讲义卷一·乾元亨利贞》）这就明确诠释了"阴阳气象"的真实内涵是春夏秋冬四时。

中医整体观的"时间整体"将各种不可见的时间概念普遍联系成一个有机整体，这个"有机"表现在时间上便是"有序"性。《黄帝内经》云"谨候其时，气可与期"，"五日谓之候，三候谓之气，六气谓之时，四时谓之岁，而各从其主治焉……时立气布，如环无端"（《素问·六节藏象论》），说明了"岁""时""候""气"的不可分割性以及有序性。这种时间整体观作为一种世界观和方法论，不仅反映了宇宙万事万物的变化规律和相互联系，而且为我们顺应时代，选择和把握时机，提供了哲学上的支持。因此，"时间整体观"是中医整体观的重要内容，也是中国传统文化的精髓之一。

2. 空间整体观

中医整体观的"空间整体观"指的是人、境（包括自然环境和社会环境）以及人境之间都是有机整体。

空间整体观在中医学上可以分为人一体观、人境一体观两大类。人一体观包括身一体观（或称五脏一体观）、身心一体观、身心灵一体观（或称形神一体观）。《黄帝内经》云："五脏六腑，心为之主，耳为之听，目为之候，肺为之相，肝为之将，脾为之卫，肾为之主外"（《灵枢·五癃津液别》），"经脉者，所以行气血而营阴阳、濡筋骨、利关节者也"（《灵枢·本脏》），即在形态结构上，中医学认为人是以五脏为中心，通过经络系统把六腑、五体、五官、九窍、四肢百骸等全身组织器官联络成一个有机整体，并通过精、气、血、津液的作用，完成机体统一的生命活动。可见，就人之"形"而言，中医持"身一体观"。由于以五脏为中心，又可称为五脏一体观。身心一体观的"心"，特指"情志"，即"五志""七情"。中医认为五志过极可直接导致五脏病变，即"怒伤肝""喜伤心""悲伤肺""思伤脾""恐伤肾"。《素问·举痛论》云："怒则气上，喜则气缓，悲则气消，恐则气下，寒则气收，热则气泄，惊则气乱"，即情志失常还可导致人体气机的紊乱。《灵枢·口问》云："悲哀愁忧则心动，心动则五脏六腑皆摇"，此认为情志首先损害的是"心"。以上都是中医"身心一体观"的具体表现。

身心灵一体观的"灵"，在中医中包括于"神"的概念中，因此身心灵一体观又可称为形神一体观。广义的"神"也包括"情志"，但这里主要论述与形相依相凭的"灵明神气"，因为这最能体现中医哲学的特点。形神关系自先秦时起，就受到诸子百家的广泛重视。如《管子·内业》云："凡人之生，天出其精，地出其形，合此以为人"，《庄子·知北游》云："精神生于道，形本生于精，万物以形相生"，等等。《史记·太史公自序》中记述了黄老道家的形神观："形神骚动，欲与天地长久，非所闻也……凡人所生者神也，所托者形也。神大用则竭，形大劳则敝，形神离则死。死者不可复生，离者不可复反，故圣人重之。由是观之，神者生之本也，形者生之具也。"中医学结合临床实践的观察与总结，形成了医学认识的形神理论。《黄帝内经》从医学的角度具体论述了"形神合一"的观点，云："血气已和，荣卫已通，五脏已成，神气舍心，魂魄毕具，乃成为人"（《灵枢·天年》），又云："故能形与神俱，而尽终其天年，度百岁乃去"（《素问·上古天真论》），肯定了"神气舍心"才有人的生命，"形与神俱"才能长寿。形神一体观又包括三个具体内容："五脏皆虚，神气皆去，形骸独居而终矣"（《灵枢·天年》），说明形为神之舍；"无神则形不可活""神去离形谓之死"（《类经·针刺类》），说明神为形之主；"故能形与神俱，而尽终其天年"（《素问·上古天真论》），则说明形神之间不可分割的关系。

人境一体观中的境指环境，包括社会环境和自然环境两种。中医学很早就注意到人的社会属性，认为社会环境的优劣或变化等因素会影响到人体健康。《素问·疏五过论》云："故贵脱势，虽不中邪，精神内伤，身必败亡。始富后贫，虽不伤邪，皮焦筋屈，痿躄为挛。"此"贵脱势"，说的就是社会地位的变化。明代的张介宾云："以五方风气有殊，崇尚有异，圣人必因其所宜而为之治。"（《类经·论治类》）明代的李中梓更有一段精辟论述："大抵富贵之人多劳心，贫贱之人多劳力；富贵者膏粱自奉，贫贱者藜藿苟充；富贵者曲房广厦，贫贱者陋巷茅茨。劳心则中虚而筋柔骨脆，劳力则中实而骨劲筋强；膏粱自奉者脏腑恒娇，藜藿苟充者脏腑恒固；曲房广厦者玄府疏而六淫易客，茅茨陋巷者腠理密而外邪难干。故富贵之疾，宜于补正；贫贱之疾，利于攻邪。"（《医宗必读·富贵贫贱治病有别论》）强调了因社会地位、经济状况的不同，造成人身心机能上的众多差异，临床治疗要充分考虑这些因素。晋代医家葛洪云："故一人之身，一国之象也；胸腹之位，犹宫室也；四肢之列，犹郊境也；骨节之分，犹百官也。神犹君也，血犹臣也，气犹民也。故知治身，则能治国也。夫爱其民，所以安其国；养其气，所以全其身。民散则国亡，气竭即身死。"（《抱朴子内篇·登涉第十七》）这种身国同构、身国合一观，可谓人与社会之整体观的典型体现。中医学还十分重视自然环境对人体的影响，即在不同的地理环境，人的生理现象也是有差异的。如江南地区多湿热，西北地区多燥寒等，故南北之人的体质也有差异。若易地而居，初期许多人都会感到不太适应，即所谓"水土不服"。这个"水土不服"从中医哲学的角度而言，反映的就是空间整体观。此外，《黄帝内经》云："动作以避寒，阴居以避暑"（《素问·移精变气论》）；唐代的孙思邈云："凡人居止之室，必须周密，勿令有细隙，致有风气得人"（《备急千金要方·卷八十一·居处法第三》）；宋代的周守忠云："积水沉之可生病，沟渠通浚，屋宇清洁无秽气，不生瘟疫病"（《养生类纂·卷二》），等等，都充分说明了环境卫生对健康的积极作用，体现了空间整体观对中医学的重要意义。

3. 时空整体观

时空整体观是对时间的连续性与空间的广延性的科学概括与反映，即把物之存在与时间、空间作为一个有机整体来把握。

表面看来，似乎中医西医都有"时空整体观"，只不过中医更重视时间、西医更重视空间而已。但事实并非如此，因为西医几乎忽略了时间整体，如解剖学是西医学的重要基础，它是拿死人去做解剖，再拿"死人"比附"活人"，这里哪有时间概念？西医这套方法固然有其直观具体的一面，但也存在明显的不足，如去年的"我"就不同于今年的"我"。中医则不然，"活人"就要"活"着考察，不能以"死人"去看。因为西医几乎没有时间整体观，所以它对空间整体应该融摄时间整体的认识也就不彻底；中医则不然，不仅有对时间整体的认识，而且认识到时间空间的不可分割性，并切实应用于临床。一言以蔽之，从医学哲学而言，中医对整体观的认识，是从时间整体、空间整体、时空整体三个维度来看待的；西医则限于空间整体的狭隘之见，而缺乏时间整体观。中医会根据不同的"时间"开不同的处方，西医则不论何时得何病，处方一般不会变。本文为利于中西医学哲学的比较，特将时空整体观单独列出来。

中国哲学一直很注意时空整体观。先秦时期的墨家对时间、空间、运动的统一已经阐述得比较深刻，《墨子·经说上》云："久（时间），弥（包）异时也；宇（空间），弥异所也。"又解释道："久，古今旦莫；宇，东西家南北。"即是说，时间范畴包括古今早晚等一切具体的时间，空间范畴包括东西南北等一切具体场所。更为难得的是，后期墨家持"运动"的时空整体观，认为运动是事物在时间和空间中的变迁，运动离不开时间和空间。如《墨子·经说下》云："行者，必先近而后远。远近，修也；先后，久也"，非常形象地说明了运动的时空整体观。

时空整体观是中医的一大特色。《黄帝内经》云："不知年之所加，气之盛衰，虚实之所起，不可以为工矣"（《素问·六节藏象论》），"不知年之所加，气之同异，不足以言生化"（《素问·五常政大论》），明确指出不知道中医时空整体观者，"不可以为工"，也就是不能做中医医生，因为他们没有体悟到中华医道。中医是以时空整体观为最基本的认识论和方法论的。《黄帝内经》云："春胃微弦曰平，弦多胃少曰肝病……夏胃微钩曰平，钩多胃少曰心病……长夏胃微软弱曰平，弱多胃少曰脾病……秋胃微毛曰平，毛多胃少曰肺病……冬胃微石曰平，石多胃少曰肾病"（《素问·平人气象论》），"经脉十二者，以应十二月……分为四时。四时者，春秋冬夏其气各异"（《灵枢·五乱》），"天暑衣厚则腠理开，故汗出……天寒则腠理闭，气湿不行，水下流于膀胱，则为溺与气"（《灵枢·五癃津液别》）。以上都是以时空整体观为认识论和方法论才得出的结论。又如"夜半为阴隆，夜半后而为阴衰，平旦阴尽而阳受气矣。日中为阳隆，日西而阳衰，日入阳尽而阴受气矣……平旦阴尽而阳受气。如是无已，与天地同纪"（《灵枢·营卫生会》），"阳气者，一日而主外，平旦人气生，日中而阳气隆，日西而阳气已虚，气门乃闭。无扰筋骨，无见雾露，反此三时，形乃困薄"（《素问·生气通天论》），"以一日分为四时，朝则为春，日中为夏，日入为秋，夜半为冬。朝则人气始生，病气衰，故旦慧；日中人气长，长则胜邪，故安；夕则人气始衰，邪气始生，故加；夜半人气入脏，邪气独居于身，故甚也"（《灵枢·顺气一日分为四时》），这些论述中同样也蕴涵着时空整体观的内涵。

中医的辨证论治，"证"即是"病机"，此"病机"又首先指"时机"。所以中医把病分为很多证型，而这些证型的分类，突出体现了时机和病变的结合，即是根据时空整体观来辨证论治的。如伤寒之病，分为六经之证，其时间规律非常之明显。太阳病欲解时，从巳至未上；阳明病欲解时，从申至戌上；少阳病欲解时，从寅至辰上；太阴病欲解时，从亥至丑上；少阴病欲解时，从子至寅上；厥阴病欲解时，从丑至卯上。这个"时"提示如果在该时服药，将得"天时"之助，而促使疾病由"欲解"到病解。例如：寅至辰时，天地阴气退尽，阳气渐长而未隆，人体少阳是阳气之生发枢纽，故少阳病欲解时，从寅至辰上，治疗时以小柴胡汤疏利气机，和解少阳。可以说，《伤寒论》的"六经辨证论治"是中医时空整体观的典型代表。

在中医学中，时间整体、空间整体可能是通过"气""气机"等概念而联系成时空整体的，因为中医认为人体经脉之气的运行具有方向性和时间性，这个有方向性的运行即是"气机"，也就是气的升降出入运动。在不同时间，人体气机是不一样的，如人体十二经脉配十二时辰：肺寅大卯胃辰宫，脾巳心午小肠未，膀申肾酉心包戌，三亥胆子肝丑循。针灸治疗常根据此经脉气血时辰涨落变化以补虚泻实。《黄帝内经》云："刺实者，刺其来也；刺虚者，刺其去也。"（《灵枢·卫气行》）李东垣说："凡治病服药，必知时禁。夫时禁者，必本四时升降之理，汗、下、吐、利之宜。"（《脾胃论·用药宜禁论》）春升、夏浮、秋降、冬沉，这八个字充分说明了四时变化对人体气机的影响是确切的，时间变化对空间变化的影响是明显的。反之亦然，如北方之春升可能是南方之夏浮，南方之冬沉可能是北方之春升，可见空间对时间的影响亦是明显的。从这个角度说，时间和空间也存在相互转化的关系，因此，时空整体还表现为时间、空间的彼此影响、互相转化，这是中医时空整体观的重要内涵之一。

中医的时空整体观，决定了中医所谓之五脏与西医所谓之五脏有本质的不同。引起中医存废之争的余云岫认为中医"学说理论则大谬，而无用一节可以为信"，并在《灵素商兑》中批判《黄帝内经》云："《素问》五脏有定义焉：所谓五脏者，藏精气而不泻也，故满而不实；六腑者，传化而不藏，故实而不满。此其谬误，凡稍知生理解剖者皆能晓然。今谓逐条驳之：肝者，乃为胆汁、尿酸、糟质之制造所也，又有消灭门脉血液毒力之用，细检其结构，有胆汁细管发自肝细管，而开口于胆管，所以输送胆汁于胆囊也。是则肝也者，摄取由肠管而来之诸材料，制成胆汁，泻之于胆囊，更由是而泄之于肠也。藏乎泻乎？彼不知肝之医化学作用，又徒以肉眼检查，其解剖不能得肝胆联络之路之有胆汁细管，遂意其藏而不泻。"余氏在此是把西医所谓五脏和中医所谓五脏进行硬性比附，而没有认识到中西医所谓五脏名同而实异的本质，故所论不合学理，大失公允。诚如恽铁樵在《群经见智录》中所云："盖《内经》之五脏，非解剖的五脏，乃气化的五脏……如心热病者，先不乐，数日乃热，热争则猝心痛，烦闷，善呕，头捅，面赤，无汗。此其为病亦非解剖心脏而知之病，乃从四时五行推断而得之病。故下文云：壬癸甚，丙丁大汗，气逆则壬癸死。此其推断死期，亦非解剖的心脏。与干支之壬癸丙丁有何关系？乃气化的心脏，与壬癸丙丁生关系也。"可见中医之心脏，有深刻的时空内涵，是一个"天人合一"的小天地；肝、脾、肺、肾与之同理；且五脏又存在五行的生克乘侮关系，如此构建了中医的五脏一体观。据此，五脏一体观应作时空整体看。中医的五脏仅仅是代表某类功能密切相关的组织器官的一个符号，和西医解剖意义上的五脏根本不同，这是由中医整体观的认识论和方法论所决定的。可见，中医整体观究竟包括几重含义，是值得深究的大问题。通常说的中医整体观大多只指空间上的整体，所以尽拿西方之系统论来"套"中医整体观，却忽略了中医更为重要的两个整体观：时间整体观以及时空整体观。因此，对中医整体观的认识必须深入到三重内涵，才能恢复中华医道之基本精神。若机械地拿系统论来"套"中医整体观，试问：用实验的方法，造出了空间整体的模型，但时间整体和时空整体如何去造？"造"不出来就能说明中医不科学吗？——仅此一端，即可见中医之"玄"，正是因为用现代实验方法难以复制或者无法复制中医之真，才导致中医被误解误读，乃至被以讹传讹。由此亦可见研究中医特色与优势，不能忽略中医哲学。

中医整体观与西医整体观（如果说西医也有整体观的话）相比较，最大的区别是中医整体观不仅重视时间整体，而且以时间整体统摄空间整体。《尚书精义》云："盘庚……昼参日景，夜考极星，以至相其阴阳"（《尚书精义卷二十·盘庚下》），先言昼夜而后言阴阳，不能不说其以时间概念为阴阳的首要内涵之一。《周礼订义》云"昼参日景，所以正其朝也；夜考极星，所以正其夕也"，"朝主东言，夕主西言，东西正则南北可从而正矣。东西南北位皆正，则中可求矣"（《周礼订义卷七十八》），亦可见古人由"时间"到"空间"，而不是由"空间"到"时间"的思维取向。中国先哲之所以首先重视"时间"，是因为古代先哲们在对宇宙的探求中，首先是"参天地"，而参天地的方法之一是"昼参日景"和"夜考极星"，所以最先发现的必然是与日月、昼夜变化规律相关的时间节律；其次发现受时间节律制约的人、物的规律，最后得出天、地、人乃至万事万物其实都遵守着这个时间节律，从而感悟到"天人同构""天人合一"，即宇宙间的一切是一个不可分割的整体。如《黄帝内经》云："顺天之时，而病可与期，顺者为工，逆者为粗"（《灵枢·顺气一日分为四时》），"夫治民与自治，治彼与治此，治小与治大，治国与治家，未有逆而能治之也，夫惟顺而已矣"（《灵枢·师传》），"至数之机，迫迮以微，其来可见，其往可追"（《素问·天元纪大论》）。这里的"顺"字主要是指"顺应天时"，可见先哲更重视时间及以时间统摄空间的思维方式。因为空间要通过一个有来有去的时间序列显示出来，时间也要在一定空间中才得以直观化。时间整体决定了中医整体观是运动的整体，空间整体决定了中医整体观是相对静止的整体，如此中医整体观又是动静合一的时空整体观。

对中医时空整体观的深入理解不仅有助于对中医特色和优势的研究，也可为未来科技的发展提供新的认识论和方法论。钱学森反复指出："中医要是真正搞清楚了以后，要影响整个现代科学技术。中医的理论和实践，我们真正理解了、总结了以后，要改造现在的科学技术，要引起科学革命"。而中医"要改造现在的科学技术，要引起科学革命"，不是靠中医技术，而是靠中医哲学。因为"中医这个东西不是现代科学意义上的所谓科学，它是一个哲学，或者说是在早年现代科学还没有形成的时候，所谓的自然哲学"。此外，中医整体观决定的"整体思维""顺势因时"等思维方式，还要求人类本身的"内省"，通过人类本身行为的调整来维护整体和谐，这些都是中医整体观给予人类的启发。

（四）中医整体观的实践意义

1. 中医整体观指导辨证论治

辨证论治是在整体观念的指导下对疾病进行研究分析和处理的一种特殊方法。在辨证时要在中医整体观的指导下将患者的个体差异、发病季节、生活环境及情志因素考虑在内。另外，由于一种疾病在不同阶段可以表现为不同的证候，所以在中医整体观的指导下掌握"同病异治"与"异病同治"尤为重要。此外，还应整体的考虑发病的季节、地域环境、患者的体质状态以及年龄、性别等因素。

2. 中医整体观与亚健康

亚健康状态是指人的身心处于疾病与健康之间的一种低质状态，机体无明确的疾病，但在躯体上、心理上出现种种不适的感觉和症状，从而呈现活力和对外适应力降低的一种病理生理状态。在亚健康病因中，中医整体观强调应考虑多方面的致病因素，如不良生活方式（包括饮食不节、劳逸失当、房事不节等）以及情志刺激等。中医整体观认为疾病的共同本质是"正虚"，也就是神调控的机体自身组织与协调能力的下降所导致的"阴阳自和""五行自稳"的失调,所以"扶正"或"治本"是预防或治疗各种疾病的重要环节和落脚点,调控自身机制并纠正失衡的生理状态,可达到防病治病的目的。

3. 中医整体观揭示与人与自然统一、和谐的重要性

一年四季有春生、夏长、秋收、冬藏的发展规律,自然界有着人类赖以生存的必要条件,中医强调人体内在环境必须与外界环境相适应,才能保持身体健康,预防疾病发生。如违背四季气候变化,人的适应能力降低,就会影响身体健康。因此,顺应四时气候是养生长寿的关键。"春夏养阳,秋冬养阴"是中医养生的重要原则。《素问·阴阳应象大论》说:"天有四时五行,以生长收藏,以生寒暑湿燥风;人有五脏化五气,以生喜怒悲忧恐。故喜怒伤气,寒暑伤形。"这些理论以取类比象的方法论述自然界与人的关系,虽还不能说完美无缺,却揭示了人的生老病死与自然界有密切关系这一道理,对临床很有指导意义。这些都说明,掌握"天人相应"的观点是十分重要的。

"阴平阳秘"是人体正常的生理状态,这是一种动态平衡状态。人生活在自然界中,自然界存在着人类赖以生存的必要条件,同时自然界的变化又可以直接或间接地影响人体,在一定范围内,机体能产生生理的适应性,超过了这个范围,即是病理性反应。阴阳的平衡状态被打破了,只能通过扶正祛邪来因势利导,调动机体自身的抗病能力和自我调节功能,以恢复阴阳的平衡状态。

历代养生学家都把顺应自然作为保健防病的重要原则,强调人的精神意志必须顺从自然环境与社会环境的客观规律,使机体内在环境和外在环境相统一。万物皆顺自然的生、长、化、收、藏的变化规律,人也同此一理,做到与天地相参,与日月相应,顺乎自然,适应自然。自然的变化是有规律的,只要人们掌握了这些规律,不断认识自然,便可逍遥自在的生活。今天,世界医学模式正由单纯生物医学模式向生物-社会-心理整体医学模式转换,这与中医药强调的"天人相应"整体观的传统、独特医学理论是相一致的。

4. 中医整体观指导整体与局部的治疗

中医学认为,人是一个有机的统一整体,在组织结构上,人体的各个脏腑器官都是整体的一部分,在生命活动中必然受到整体的调控和制约,并且各个脏腑之间也通过经络、气血等相互联通、相互影响,任何疾病的发生都是整体功能失调的结果,而诊治疾病就是采用调节整体功能的手段,恢复机体内环境的平衡,以发挥自身抗病因素的能力,达到治疗疾病的目的。在临床中,笔者运用中医辨证论治方法治疗某些感染性疾病如麻疹、感冒、天疱疮、腮腺炎等,取得较好的疗效,就是促使其自身免疫作用的发挥,达到控制感染的目的。若只见病而不见人,只抗菌而不注重整体,头痛医头,脚痛医脚,就会出现药不对证,也不可能收到好的治疗效果。

处理局部和整体的关系是诊治疾病过程中经常遇到的问题,局部病变是整体功能失调的表现,"阴平阳秘,精神乃治",要调适阴阳,必须落实到脏腑、经络、气血的功能紊乱上来。临床如碰到头痛患者,就用止痛的药,往往疗效不显,如果辨别它的性质,区别疼痛的位置,以部位而言,前额为阳明经循行部位,头部两侧为少阳经循行部位,后颈和头顶为太阳经循行部位,按循行部位分经用药,常常疗效显著。再者,以眼病为例,眼虽为机体的局部器官,但其眼底病多是全身疾病的局部表现。《黄帝内经》云:"有诸内,必形诸外",如以"炎症"为主要临床表现的热性眼底病,绝不是清热"消炎"就能治疗的,而应根据患者全身情况分为寒、热、虚、实证候,灵活施治,才能取得好的疗效。脏腑功能正常则目

明，脏腑功能失调可致目昏目暗。《黄帝内经》云："肝气通于目，肝和则目能辨五色矣"，"五脏六腑之精气皆上注于目"。中医学治疗眼底病有"从肝之气血论治"和"首顾脾胃"的观点，近代眼科著名专家陈达夫教授治疗眼底病就多从肝脾论治，这说明眼是局部，而它的病变却关系到整个机体。因此笔者在临床中将局部病变放在个体心身合一的整体背景下考虑，在治疗时从局部到整体全面分析，往往可以获得较为长期而稳定的治疗效果。

5. 中医整体观精神治疗与注重正气

《素问·阴阳应象大论》中说："怒伤肝，悲胜怒；喜伤心，恐胜喜；思胜脾，怒胜思；忧伤肺，喜胜忧；恐伤肾，思胜恐脾。"人的七情本是生理活动，因某一情志太过而损及五脏，古人则用一种情志活动来调正另一种不正常的情志活动。在临床中对于患者的心理状态掌握是非常重要的一环，患者情绪不好，心情沉重，对疾病的愈后就会产生不良影响，因而要结合具体病情，掌握患者思想活动，耐心开导，安定情绪，增强信心。正如《灵枢·师传》说："人之情莫恶死而乐生，告之以其败，语之以其善，导之以其所便，开之以其所苦，虽有无道之人，恶有不听者乎。"

中医学认为，人体正气源于先天，赖后天水谷精微不断滋养，"五脏皆禀气于胃，胃者，五脏之本也"，胃气的有无及强弱，直接影响到正气的存亡盛衰。急、慢性病都应当时刻以胃气为重，在邪正斗争激烈之际，每能决定疾病转机，成为获得成功的关键。苦寒伤胃阳，辛燥伤胃阴，故平时用药遣方时就要引起注意，苦寒、辛燥不可太过，应佐以相应的药物，以防损伤正气。如一青年女性患者，面色无华，少气短言，自诉夜晚多梦，纳食不香，且怕在自己家里过夜。询问其原因，患者一闭眼即产生幻觉，感到屋内有可怕的东西在跑动，要到邻居家里人多的屋里方能安寝。平时喜食墙壁上的干土，化验检查有钩虫卵。当时经驱除钩虫后，针对患者心理变化耐心进行了精神开导，"恬淡虚无，真气从之。精神内守，病安从来"。后又着重调理脾胃，佐以甘麦大枣汤治疗一段时间，诸病悉除。

6. 中医整体观自然变化与体质差异

医生在诊治疾病的过程中必须因时因地因人制宜。《黄帝内经》云"治病必明天道地理，阴阳更胜，气之先后，人之寿夭，生化之期"，人是自然界的产物，与自然环境、社会环境息息相关，人与自然也是一个有机的统一体。外界环境的变化可以直接或间接地，明显或潜在地影响到人的身心活动，人的一切生理活动、新陈代谢均受制于或依赖于自然环境，一年四季气候的变化、节气的改变等都调控着人的机能活动。《素问·五常政大论》说："地有高下，气有温凉，高者气寒，下者气热，西北之气，下而寒之，东南之气，收而温之。"同一种疾病，因患者所处地理环境不同，其病因就不完全相同，发病率的高低不同，治疗的方法不同，疗效也不同。

人的禀赋不一，体质也有强弱之分，同一致病因素作用于人体，就有不同的情况出现，有的人不患病，这就是所谓"正气存内，邪不可干"。有的人患病，对于患病的人其处方用药也不同，如同是大便不通的患者，有治体质强壮阳明腑实证的大承气汤，有治阳明热结轻证的小承气汤，有治阳明燥热内结无痞满的调胃承气汤，有阳明温病、热结阴亏、燥屎不行、下之不通而需"增水行舟"法的增液承气汤，有肠胃燥热、脾约便秘需用润肠通便的麻子仁丸，这就要求在临床上根据患者体质强弱肥瘦的不同用药应有相应的变化。《素问·五常政大论》说："能毒以厚药，不胜毒者以薄药"。强壮者药宜重，娇弱者药宜略重。总之，不能孤立地看病证，应把患者作为一个整体来看，看到人与自然有不可分割的联系。

7. 中医整体观规律中抓主要矛盾

中医学整体观认为，人体脏腑、气血、经络、津精在病理上相互影响，相互传变。伤寒的六经传变，温病的"卫气营血""三焦"传变，都是前代医家的经验性总结，认识这些规律，有助于认识疾病，根据不同阶段提出不同的治疗措施。如一壮年妇女患肺结核病，咳痰带血丝，两颧潮红，盗汗，不欲饮食，形体消瘦，体倦乏力，本病属中医学"肺痨"范畴，肺受痨虫的侵蚀，可母病及子，肾中真阴受损，水不涵木，肝阳上亢，水火不济，心火旺盛，导致肺肾阴虚，心肝火炎，同时子病及母，影响脾的功能，就出现以上那些症状。该患者曾因使用西药出现不良反应而要求用中药治疗，当时抓住纳食差、正气虚这一主要矛盾，拟"培土生金"之法，用归脾汤加减化裁治疗一段时间，收到了意想不到的效果，诸症悉除，后来拍片复查病灶钙化，且能从事农业劳动，此后每年冬腊月间熬一料膏剂服用调理。本病从整体观念的传变规律，抓住主要矛盾治疗，没有用抗痨药物而治愈了肺结核病。

在中医整体治疗上，不仅把人体看作一个整体，更将人与自然环境看作一个有机的整体。由于人处在自然环境下，环境的变化会时刻影响着人体的生命活动及生理活动的变化，因此在中医治疗过程中，会将环境与人体结合起来，治疗方案也会因环境的变化而有所改变。中医的整体观念是从根本上解决人体机能出现的变化，从而降低了疾病的复发率。中医的整体观念有助于更全面认识到将患者的疾病根源，从而影响了治疗措施，是患者在治疗过程中，追根溯源，在对机体影响最小的情况下治愈疾病。并且，中医治疗对于慢性疾病来说是一种很好的保守治疗方式，可以减少长期服用西药对患者肝肾功能的损害，减少西药代谢过程中对机体功能造成的损害，最大限度地保护了患者的身体功能，并且提高了患者的生活质量。由此可见，中医整体观在临床的诊断中的依据起到了重要作用，而在临床开予治疗方案中起着重大的指导作用，包括在临床护理方面，中医整体观都是临床治疗疾病不可缺少的重要指标。

中医临床各科对疾病的认识和处理，都是建立在整体观念的基础上的，整体观念作为中医学研究的重要思想，具有不可替代的价值，在我国的临床实践中发挥着重要的指导作用。在信息化的今天，控制论、系统论、信息论的不断发展和完善，中医整体观在当今社会上不仅具有实践性、科学性等基本化性质，并且更具有现代化的思想内涵。而中医整体观念的特点主要是在于对疾病的考察要求要站在全局的立场上考虑，并且针对患者的疾病需要进行综合性的分析探讨，从而让人们了解中医哲学的根源，从思想上深刻认识整体观念，能够更好地指导中医养生和临床实践，在临床实践中起着巨大的作用。

二、风险预警系统的宏观理念

（一）风险预警系统概念

预警最初是来源于军事领域。所谓预警，是指在灾害来临之前，根据经验或者系统做出预测，在系统中向有关部门发出预警，从而避免危险在未知的情况下发生而带来更大的伤害。预警，而这个源于德国的 Vorsorge 法则，主要是为政府预防或者降低随时可能出现的危害社会大众的事件与状态，为政府积极出谋划策，最大限度地降低该事件对各类资源和生态环境的破坏。随着时间的推移发展，预警一词被运用到社会管理许多方面。在中国预警管理发展比较缓慢，最开始是体现在经济方面，企业的预警管理起步更晚，风险预警系统主要通过吸收各个方面的理论与观点包括许多创新的方式方法，构建出了安全预警管理体系的理论基础。主要包括风险理论、预测决策理论和安全预警理论。

风险简单来说就是损失的不确定性，它是事物发展历程中存在的不确定性，它是事物发展的实际结果和预期结果之间存在的巨大差距。风险中的损失包括了所有经济主体所产生的一切不利的影响事故，它是对事物的损失或收益的机会评估。在风险投资领域中，投资的风险如果越大，它相对的报酬也就越大，目前全世界对风险还没有一个统一的说法，领域不同风险的理解定义都不同。总的来说风险的定义可以概括为：事物发生的不确定性；事物发生后所带来的经济损失存在的可能性；事物发生最终实际结果和期望结果的不一致；特定领域风险意味着高额的收益或者报酬。

人民生命和身体健康问题越来越被社会所重视，相关理念在中医治病防病许多方面得到运用。中医风险预警系统目的是通过对身体状况的检查检验以及技术分析，及时发现身体各个重要环节中潜在的问题和风险，借助信息技术建立起具备事前预测功能的预警系统。通过这个系统可以及时了解人民身体等相关信息，也可以有效的预知疾病问题，在事情发生之前控制、降低出现较大影响身体健康的事件。

（二）疾病风险预警的原理

疾病风险预警的疾病大多指的是慢病。慢病即慢性非传染性疾病的简称，主要是指那些发病率、致残率、病死率较高和医疗费用昂贵，并有明确预防措施的疾病。包括心脑血管病，如高血压病、冠心病、脑卒中等；代谢性疾病，如肥胖、糖尿病、痛风等；恶性病质慢性病，如肺癌、胃癌、肝癌等；其他慢性病，如精神类疾病，精神、心理障碍，过劳症，更年期综合征等一系列虽不能传染但也不能自愈，需要长期综合干预和治疗的一类疾病。预警是指疾病发生之前，根据疾病的总结规律或观测得到的可能性前兆，发出紧急信号，报告危险情况，以避免其在不知情或准备不足的情况下发生，从而最大程度减轻危害所造成损失的行为。

疾病的病变过程中，人体的生理特点和病理变化往往有其共同规律和特殊规律。因此，每一种疾病都有基本的病理特点，如消渴的基本病理是阴虚燥热，肺痨的基本病理是阴虚燥热、痨虫袭肺，泄泻的基本病理是脾虚湿盛等。研究不同疾病的中医病理特点，能够为该病的预警和干预提供依据。同时研究发现，在疾病形成之前，机体常存在着某种病理变化趋势，这种病理特点同样也是疾病的易患因素之一。例如，高血压病除了与遗传因素、吸烟、饮酒、高盐饮食、精神应激等因素密切相关外，还可能与肾虚、肝郁、阳亢、血瘀、痰浊等因素有关，故从中医病理特点与相关疾病的关系，可以探讨该病的中医易患因素而提前预警。

既然中医学的疾病风险预警的原理来源于中医诊断学，结合现代临床流行病学研究，在证素辨证和体质辨识基础上，建立状态与疾病相关的模型构建而成的。中医学的疾病风险预警的研究方法是应用中医诊断学原理，延伸扩大到在整体观念指导下，通过全面、规范、准确地对所有人群，包括未病、欲病和已病等不同健康水平的群体，从宏观、中观、微观层面各种状态进行四诊信息采集，并结合西的体检指标采集，最后将所得到的数据与流行病学调查所得数据相结合，建立有关的数学模型或用电子计算机仿真，对慢病进行理论研究和临床验证，分析得出慢病形成的各种危险因素，从而对慢病进行风险预警。

（三）中、西医学架构下两种疾病风险预警的差异和不足

西医学的疾病风险评估已逐步发展成为流行病学、卫生统计学、行为医学、心理学等多

种学科的交叉应用技术。近年来，国内外学者通过应用数据挖掘技术，结合循证医学对慢病患者包括医学影像、各项理化指标，还包括年龄、性别、身高、体重、既往病史等大量数据分析，找出慢病相关风险因素，从而进行该病的风险预警。因此，西医学的疾病风险预警更具客观化、标准化、同质化和普及化。但它更多的是从疾病本身去研究，而忽略了疾病的载体——人的因素，以及影响疾病和人体的外环境因素。由此所得到的预警就难免会挂一漏万。

中医学对健康有很多独到的认识，对疾病的病因病机的解释与西医学的危险因素有不同之处，如中医学认为，骨质疏松症早期身体功能的改变，与肾虚有密切关系，因此，如果受检者呈肾虚状态，则其发生骨质疏松的风险就会大大提升。目前众多的健康风险评估模型中，大多以西医学中的疾病危险因素作为变量，对于如何运用中医药技术对可能引起疾病的危险因素进行系统评估方面的研究，还缺少涉及中医学方面的相关内容。

有研究利用"中医体质及健康状况自填式问卷"结合现代检测手段收集健康信息，由专家提供对个体或群体的健康进行健康及疾病的风险评估。但是专家不可复制，大样本时操作不了，很难系统化研究；风险评估多仅有定性，没有量化，不利于推广实施疾病风险预警。因此，梳理中医学有关"治未病"的理论，参考西医学疾病风险预警的方法，提出把中医诊断学原理与现代临床流行病学研究相结合，在证素辨证和体质辨识基础上，建立状态与疾病相关的模型，构建慢病风险预警系统，对慢病的风险进行评估，发出风险预警，使得中医的疾病风险预警更强调整体性、全面性和个性化，为慢病防控和治未病健康工程提供技术支撑显得尤为重要。

（四）疾病风险预警的意义

疾病风险预警已经是健康管理研究的热点问题。疾病风险预警在中医健康管理的应用，是为了服务于"中国式"医改（使医疗卫生工作重心下移、关卡前移）的重大需求；是医学目的由治疗疾病为中心向维护健康为中心的需求。目前我国健康管理相关研究起步较晚，健康管理理念与发达国家差距很大，体检缺乏针对性，一般不进行健康风险评估和预警，造成医疗经费的浪费。如果采用全民健康管理，进行健康状态评估，提早针对疾病风险发出预警，进而有针对性地进行干预，就可以提高人民的健康水平，遏制医疗经费的过快增长。《泰定养生主论》道："与其病后求良药，孰若病前能自防。"要自防，首先要能够对可能发生的疾病进行风险预警。从中医学关于疾病的病因、发病、传变和转归，可主要归纳出疾病未成的预警、未发的预警、未传的预警、瘥后复发的预警等。

（五）疾病未成阶段的风险预警

孙思邈在《备急千金要方·论诊候》书中记载："古人善为医者……上医医未病之病，中医医欲病之病，下医医已病之病。"如何医未病之病？古今医家无不孜孜汲汲寻求其门径道路。《医学源流论·病同因别论》曰："凡人之所苦谓之病；所以致此者谓之因。"说明疾病的形成必定要有其原因，即病因。因此要预防疾病的形成，就必须先能对产生疾病的病因进行风险预警，防止致病因素变在病因。根据中医学的病因学理论，对慢病风险预警而言，就是要能对六淫、七情、饮食、劳逸，以及痰饮、瘀血、结石等的产生进行预警。

1. 六淫致病的风险预警

六淫致病，一是自然界气候变化异常，如六气太过或不及；非其时有其气；气候变化过于急骤。因此，可以建立一套以"五运六气"结合现代气象信息的预警系统进行风、火、暑、湿、燥、寒等易感之邪的预警。如2016年水运太过，少阳相火司天，厥阴风木在泉，则提示本年以寒为主（寒冷早来或比往年冷）；但上半年火热较盛，下半年风多，根据胜复理论，本年湿也较盛。二是人体的正气不足，整个机体处于"虚弱"状态，如气虚体质易感风邪；阳虚体质易感寒邪；阴虚体质易感热邪、燥邪等。因此，进行气候预警的同时应当结合体质状态辨识来预警。

2. 七情致病的风险预警

七情致病，一是强烈或/和持久的情志刺激，如过怒伤肝；过喜伤心等。二是人体正气虚弱，脏腑精气虚衰，对情志过激的调节能力下降。情志舒畅，则正气强盛，邪气难以入侵，或虽受邪也易祛除。突然强烈的情志刺激可扰乱气机、伤及内脏而致疾病突发。如临床中常见的突发性胸痹心痛、中风病等，可因强烈的情志刺激而诱发。长期持续性的精神刺激，如悲哀、忧愁、思虑过度易致气机郁滞或逆乱而缓慢发病，可引起消渴、胃脘痛、癥积等病的发生。因此，可以通过情志与脏腑的对应关系，如怒——肝、悲——肺、喜——心、恐——肾等对相应脏腑进行疾病风险预警。

3. 饮食致病的风险预警

饮食致病包括：①饮食不节，如长期过饥预警脏腑失养；长期过饱预警脾胃疾病。②饮食不洁预警胃肠功能失调如泄泻、痢疾等病，寄生虫病，食物中毒等。③饮食偏嗜，这是最主要的饮食预警：五味偏嗜的预警，如《素问·生气通天论》曰："味过于酸，肝气以津，脾气乃绝；味过于咸，大骨气劳，短肌，心气抑；味过于甘，心气喘满，色黑，肾气不衡；味过于苦，脾气不濡，胃气乃厚；味过于辛，筋脉沮弛，精神乃央。"食类偏嗜的预警，如《素问·奇病论》曰："数食甘美而多肥……肥者令人内热，甘者令人中满，故其气上溢，转为消渴。"因此，可以建立一套饮食习惯——易出现的相关状态——易患疾病对应系统对相应疾病进行预警。

4. 劳逸失度致病的风险预警

劳逸失度主要有过劳：如劳力过度的"劳则气耗""久立劳骨""久行伤筋"等；劳神过度的暗耗心血，损伤脾气，"久视伤血"等；房劳过度的肾精、肾气耗伤等。过逸：如安逸少动，气机不畅，可出现食少胸闷，痰盛肥胖；正气虚弱，阳气不振，可出现易感外邪，或"久卧伤气"而精神萎靡等。劳逸失度致病尚需结合个人的生理病理、体质、职业等，才能更好地做出"过用"的预警，因此放在生理病理、体质因素与发病预警中去研究。

5. 病理产物致病风险预警

病理产物往往又是致病因素，而且多为慢病的致病因素，因此一旦产生，便预示着可能会发生某些疾病，或者本身就是一种疾病。

痰饮：体检时多可发现痰饮的征象，痰的客观表现如形体肥胖、臃肿；身体某个部位的肿块，如痰核、瘰疬、瘿气、肿瘤，或肢体的肿胀，这些痰的特征，往往是客观的可以触摸得到或看到的，如楼英《医学纲目》曰："凡有痰者，眼皮及眼下必有烟灰黑色，举目便知，不待切脉"，并且大多见舌苔滑腻等。

瘀血：瘀血产生的征象有身体某部位刺痛拒按，夜间尤甚；唇甲青紫，目眶暗黑，头发容易脱落；皮肤灰暗没有光泽，肤质粗糙，有皮屑，干燥，甚者如鱼鳞；眼白络脉终末紫斑，或舌下络脉曲张；体表皮肤出现紫斑、紫点；可见局部青紫肿胀的隆起；出血或经血紫暗有块；舌质紫暗，脉涩或结或代等。

结石：其形成多与饮食、情志、药物、体质、劳逸相关，故无需专列预警。

可以通过四诊采集得到的信息，参考生理病理、体质因素，经过加权运算得到各种病理产物如痰、湿、瘀等的诊断分值，并予以预警。

（六）疾病未发阶段的风险预警

中医学认为疾病的发病原理在于邪正相搏，即"外内合邪"所致。而影响发病的主要因素可归纳为自然环境因素、社会环境因素、体质因素和情志因素等方面。因此，中医学关于疾病未发阶段风险预警要立足于影响发病因素来研究，可分为因时预警，因地预警和因人预警的方案并编入疾病风险预警系统里。

1. 因时预警

时，主要指四时，并延伸为时辰、昼夜、节气、运气等。时变则寒温气象随之变化，人的状态亦随之变化。一年四时气候呈现出春多风而温、夏多暑而热、秋多燥而凉、冬多寒而冷的节律性变化，人体的生理状态也相应地发生了适应性的变化。然而人类适应自然环境的能力是有一定限度的，如气候剧变，超过了人体调节机能的一定限度，或者机体的调节机能失常，不能对自然变化做出适应性调节时，人体就会发生疾病。这都说明，时间状态发生变化，人的状态也会相应地发生变化以维持人与自然的和谐状态，如果人的状态没有发生变化或者不能适应时间状态的变化，就可能导致疾病。因此，时间气候变化导致疾病发病的风险预警可与六淫致病风险预警结合，一起采用"五运六气"与现代气象信息的预警系统结合体质辨识系统进行年运节气等时间变化——风、火、暑、湿、燥、寒等——好发疾病的风险预警。

2. 因地预警

中医学在探讨人体生理病理变化规律过程中充分认识到人对地域的依赖关系，将人体生理、病理与地域紧密地联系起来。《素问·异法方宜论》载有："东方傍海而居之人易患痈疡，西方之人其病生于内，北方之人脏寒生满病，南方之人易病挛痹，中央之人易病痿厥寒热。"说明人类居处有方域不同，地势有高低险峻之殊，水土有厚薄之分，气候有冷暖干湿之异，当机体感受邪气，因人体禀赋强弱的差异，疾病的发生和发展也必将产生不同的影响。朱丹溪提出相火论也是根据"西北之人，阳气易于降；东南之人，阴火易于升"的特点，说明了地理环境对人体状态的影响是极其重要的。因此，需要查阅大量文献，如各地府志、县志和各种地方疾病的文献等，建立地方、地域——气候特点、水土性质、生活习俗——地域性多发病、常见病数据库，编入疾病风险预警系统。

3. 因人预警

（1）生活、工作及社会环境与预警：随着人们生活水平的不断提高，生活环境大为改善，生活环境对人们的影响逐步从卫生恶劣、蚊蝇滋生导致的许多传染病转为夜生活丰富的光、声、电磁扰所致的慢性非传染性疾病；工作环境阴暗潮湿易致阴盛之病，噪音嘈杂易得阳盛之疾。此外尚有各种与工作环境相关的职业病等；社会现实突变与疾病的发生也有重大关系，如《素问·疏五过论》曰："诊有三常，必问贵贱，封君败伤，及欲侯王。故贵脱势，虽不中邪，精神内伤，身必败亡。始富后贫，虽不伤邪，皮焦筋屈，痿为挛。"因此有必要建立个人的生活、工作、家庭及社会关系档案，通过对流行病学文献调研和临床数据采集，找到不同的生活、工作、家庭及社会环境与疾病的相关性，编入风险预警系统。

（2）生理特点与预警：生命存在就是一个生长壮老已的过程。不同年龄、性别等生理特点，不同体质，都会有不同疾病的风险。如小儿既容易感受外邪而发感冒，也容易伤食而患脾胃病，且发病较急，传变较快；步入老年，"血气已衰，骨疏薄"，整个机体功能呈现衰弱态势，容易出现与衰老相关的疾病。再者由于男女在先天禀赋、身体形态、脏腑结构等方面的差异，相应的生理功能、心理特征也不同，因此健康状态也存在着性别差异。故如《医学正传·诸气》曰："大抵男子属阳，得气易散，女人属阴，遇气多郁，是以男子之气病者常少，女人之气病者常多。"不同生理病理特点好发疾病谱不同，风险因素影响程度不同，因此，可以对各种生理病理状态的人群进行相应好发疾病的预警。

（3）体质特点与预警：体质是一种状态，也是一种趋势。把握了各种体质的本质特征及病变规律，可对疾病做出有效的预测和判断，以对疾病进行早期预警和早期治疗。目前有关体质的辨识主要通过症状进行辨别，如中医体质的各种量表，这与中医临床四诊信息采集有相同之处。这样的辨识，在一定程度上与证的辨识存在交叉，即反映的病理本质和参考价值相当。体质与证有不同内涵，体质的表现特点是在机体未病的状态时即有体现，证是在机体发病时的阶段性表现。异病之所以同治，同病之所以异治，虽说决定于证，但就证的本质而言，仍关系于体质之有所不同。体质对证的影响很大，体质的差异导致病证的多变性，即体质是同病异证、异病同证的基础。不同的体质对疾病证的"从化"具有一定的制约性。如阳虚体质之人，患病后，证易从寒化、从湿化；阴虚体质之人，证易从热化、从燥化。在证的诊断方面，提出"据质求因，据质定性，据质明位，据质审势"。

人的体质可以通过外部的表征信息表现出来，因而对体质的辨识可以借鉴辨证的方法，即应用证素辨证的原理，通过每一症状对证素的贡献度进行加权积分，建立辨证的数学模型，从而对体质的判断也更加客观、准确。

（七）疾病未传阶段的风险预警

《素问·阴阳应象大论》曰"故邪风之至，疾如风雨，故善治者治皮毛"，《伤寒论》中太阳病"欲作再经者，针足阳明，使经不传则愈"，这里"治皮毛""欲作再经者"即强调早期治疗，既病防变，防止病情加重。但如何防变，防病情加重，首先就是要有疾病传变、加重的风险预警。《金匮要略·脏腑经络先后病脉证》提到"夫治未病者，见肝之病，知肝传脾，当先实脾"，"若人能养慎，不令邪风干忤经络，适中经络，未流传脏腑，即医治之"，强调了对病位扩大的风险预警，故叶天士提出"先安未受邪之地"。以上证例提示我们对疾病传变的预警可以立足在对证的判断上，以证素辨证原理对当前证的病位、病性进行辨识，从病位的增减、深浅，以及病性的变化，对证的发展、转归做出预测，为既病防变和"截断疗法"提供疾病传变的预警。

（八）疾病未复阶段的风险预警

疾病病后状态又称瘥（差）后，是指疾病的基本证候解除后，到机体完全康复的一段时间，但机体正气不一定恢复正常。因此，疾病瘥后阴阳自和能力极不稳定，稍有不慎即可使故疾再起或罹患他病。因此，对病后态不可掉以轻心，要认真调护，以免变化众生而出现劳复、情志复、重感复、药复、自复等。瘥后复发可以看作是疾病传变的特殊形式，因此疾病复发的风险预警可以归类于疾病未传阶段的风险预警。

参考文献

[1] 沈晓明，谢雁鸣，马云枝，等.具有中医特色的缺血性中风病复发风险评估与早期预警系统的构建 [J].中医杂志，2016，17：1464-1467.

[2] 王桂倩.基于体质的缺血性中风病复发风险评估模型建立研究 [D].中国中医科学院，2018.

[3] 王丹，丁宪春.医疗风险预警管理在内科的应用 [J].中医药管理杂志，2019，13：144-145.

[4] 薛万国，李包罗.临床信息系统与电子病历 [J].中国护理管理，2009，9（2）：7-80.

[5] 安继业，薛万国，史洪飞.临床数据中心构建方法探讨 [J].中国数字医学，2008，3（10）：13-16.

[6] Platt R，Carnahan R M，Brown J S，etal. The U. S. Food and Drug Administration's Mini-Sentinelprogram：statusanddirection. [J]. Pharmacoepidemiol Drug Saf，2012，21（SupplementS1）：1-8.

[7] W. H. Inmon. Buildingthe Data Warehouse，4th Edition [M]. NY，USA：Wiley Publishing Inc，2005.

[8] 孙振球.医学统计学 [M].北京：人民卫生出版社，2005.

[9] 邓纳姆.数据挖掘教程 [M].郭崇慧，田凤占，靳晓明，等译.北京：清华大学出版社，2005.

[10] 方锐，苏锦河，胡镜清，等.数据包络分析方法及其在医学研究建模中的应用 [J].中国中西医结合杂志，2018，09：1130-1136.

[11] Han J，Kamber M. Data mining：concepts and techniques [M]. 2nd Edition，San Fransisco：Morgan Kaufmann Publishers，2006.

[12] 毛国君，段立娟，王实，等.数据挖掘原理与算法 [M].2版.北京：清华大学出版社，2007.

[13] 苗夺谦，卫志华.中文文本信息处理的原理与应用 [M].北京：清华大学出版社，2007.

[14] 陈国青，卫强.商务智能原理与方法 [M].北京：电子工业出版社，2009.

[15] 奥尔森，石勇.商业数据挖掘导论 [M].吕巍，等译.北京：机械工业出版社，2007.

[16] 钱铁云，王元珍，冯小年.结合类频率的关联中文文本分类 [J].中文信息学报，2004，18（6）：30-36.

[17] 宋擒豹，沈钧毅.基于关联规则的 Web 文档聚类算法 [J].软件学报，2002，13（3）：417-423.

[18] 李灿东，赵文，魏佳，等.基于治未病的疾病风险预警 [J].中华中医药杂志，2019，11：5256-5258.

[19] 吴长汶，朱龙，唐娜娜，等.基于治未病思想指导下的疾病风险预警系统研究 [J].中华中医药杂志，2017，07：2848-2852.

[20] 吴长汶，朱龙，唐娜娜，等.基于整体观念的肿瘤病风险预警 [J].中华中医药杂志，2017，08：3558-3561.

[21] 吴长汶，朱龙，周常恩，等.五运六气在疾病风险预警中的应用 [J].中华中医药杂志，2018，07：2729-2733.

<table>
<tr><td>第十章</td><td>基于风险评估模式的
中医健康管理</td></tr>
</table>

　　健康管理概念是 20 世纪 50 年代末在美国由保险公司最先提出的，其核心内容是医疗保险机构通过对其医疗保险客户（包括疾病患者或高危人群）开展系统的以"预防为主"的健康管理，达到有效控制疾病的发生或发展，显著降低出险概率和实际医疗支出，从而减少医疗保险赔付损失的目的。基于西医学的健康风险评估是指从疾病自然史的第一阶段开始，即在疾病尚未出现时针对风险因素及对健康的影响进行评估，通过健康教育使人们保持健康的生活方式，阻止风险因素的干扰。也即是在疾病风险因素出现的早期，通过分析风险因素及其危害的严重程度，预测疾病发生的概率，从而减少风险因素的危害和疾病的发生，这是健康风险评估的一项基本的、行之有效的可以预防诸如中风、高血压及糖尿病等慢性病的重要措施。随着我国的改革开放和人民生活水平的提高，健康管理这一新理念也被引入我国，但是公众的认知度目前还不高，仍未被广大公众所完全接受。比如，有些人一年抽烟能花费上万元，但花几百元做个健康管理在他们看来却是"太贵了"，一旦生病，他们只能花费巨资寻求专家名医，而事实是健康管理提早预防可以让他们少花这笔冤枉钱。

　　其实，在我国悠久浩瀚的历史发展道路上，中医学就早已出现健康管理的思想火花。在 2000 多年前的《黄帝内经》中就提到了"圣人不治已病治未病，不治已乱治未乱"，这已经孕育着"预防为主"的健康管理思想。现代中医健康管理根据中医学"整体观念"及"治未病"等基本理论，充分利用健康管理学的风险评估理念，达到增强体质，防患于未然或促进疾病的康复、防止疾病传变的目的。

第一节　中风病健康管理的概念、特点与模式

一、概念

　　中风是脑卒中的中医称谓。2016 年中国脑卒中大会上，与会专家就指出：我国每年有 200 余万人因中风死亡，每个人一生中有 1/6 的概率患中风；全球每 6 秒会有 1 人死于中风，每 2 秒有 1 人发生中风，现有的 3000 余万中风患者多数遗留残疾，小于 45 岁的患者已接近全部患者的 1/5。因此，如何防治本病成为关乎全人类健康的主要议题。

近年来，随着中风病三级预防相关研究的不断深入，健康管理的概念逐渐引入我国。中风病的健康管理是指以预防和控制中风病的发生与发展，降低该病医疗费用，提高生命质量为目的，针对个体及群体进行健康教育，提高自我管理意识和水平，并对其生活方式相关的健康危险因素，通过健康信息采集、健康检测、健康评估、个性化监看管理方案、健康干预等手段持续加以改善的过程和方法。

中风病的健康管理是对个人或人群的中风病危险因素进行全面管理的过程。其宗旨是调动个人、集体和社会的积极性，有效地利用有限的资源来达到最大的健康效果。风险评估是中风病健康管理过程中关键的专业技术部分，并且只有通过健康管理才能实现，是慢性病预防的第一步，也称为危险预测模型。它是通过所收集的大量个人健康信息，分析建立生活方式、环境、遗传等危险因素与健康状态之间的量化关系，预测个人在一定时间内发生某种特定疾病或因为某种特定疾病导致死亡的可能性，并据此按人群的需求提供有针对性的控制与干预，以帮助政府、企业、保险公司和个人，用最低的成本达到最大的健康效果。

现代中医健康评估是指根据中医学基本理论，运用中医"整体观念"及"治未病"思想，通过中医"望闻问切"四诊获得的信息，结合健康管理学理念，对社会个体或群体的健康状态进行系统的信息采集、评估、调理以及跟踪服务，从而针对这一趋势通过食疗、药疗、针灸、推拿、药浴、茶饮、导引等传统中医疗法，达到增强体质，防患于未然或促进疾病的康复、防止疾病传变的目的。

健康管理不仅是一套方法，更是一套完善、周密的程序。通过健康管理能达到以下目的：一学——即学会一套自我管理和日常保健的方法；二改——即改变不合理的饮食习惯和不良的生活方式；三减——即减少用药量、住院费及医疗费；四降——即降血脂、降血糖、降血压及降体重，从而降低中风病、高血压及糖尿病等慢性病的风险因素。

二、中风病健康管理的特点

中风病健康管理的特点是在中医"整体观念""辨证论治"及"治未病"理论指导下，为标准化、个体化与系统化的应用中西医学、预防医学、管理学理论和方法干预中风病的前阶性和综合性。就其前瞻性而言，中风病健康管理目的在于对引起中风病的高血压、糖尿病、心脏病、代谢综合征、吸烟与酗酒、肥胖、年龄和性别等危险因素进行准确干预，从而防止或延缓中风病的发生发展，以降低社会的医疗成本，提高人群生活质量，因此其前瞻性是实现健康管理价值的关键；就其综合性而言，要实施准确的中风病健康干预就必须综合运用已有的中西医学、管理学知识对中风病及危险因素进行分析，并调动一切社会医疗资源，制定高效的干预措施，建立切实可行的健康管理方案，确保资源的利用获得最大收益，因此其综合性是落实中风病健康管理的前提和基础。

健康管理包括4个部分，即健康监测、评价、维护与促进，通过健康管理，尽量减少中风病危险因素带来的患病风险，不断提高整体健康水平，改善生活质量与降低医疗费用，尤其是增加医疗服务效益，来获得最佳健康管理效果，也是一种前瞻性的社区公共卫生工作的服务模式。随着社会经济快速发展，社会整体生活质量不断提高，人们重视中风病患者质量，健康促进的理念也逐渐深入人心，研究适合中国国情的健康管理的服务模式显得非常有必要。

健康管理的具体服务内容和工作流程，以循证医学和循证公共卫生学为标准，依据学术界已经公认的疾病防控指南及规范和可动用的当代社会的医疗资源来确定和实施。健康评估和干预的结果既要针对个体和群体的特征和健康需求，又要注重服务的可重复性和有可操作性，强调多平台合作提供服务。健康管理的宗旨是调动个体和群体及整个社会的积极性，最大限度地利用有限的资源的健康效应。健康管理的具体做法就是为个体和群体（包括政府）提供有针对性的科学决策信息、干预的技术与手段并创造条件和利用现有资源改善健康状况。

三、中医特色的中风病健康管理模式

随着人民生活水平的提高，尤其是我国社会的老龄化趋势逐渐加快，广大人民群众对于防治中风病、心脏病、高血压病及糖尿病等非传染性慢性病的需求不断增强。在这些需求和挑战中，十八大报告要求医疗卫生总体实现基本公共服务均等化，以最大限度地满足人民群众日益增长的基本公共服务的需求。十九大中更是指出"我国社会主要矛盾已经转化为人民日益增长的美好生活需要和不平衡不充分的发展之间的矛盾"，"就医疗卫生领域而言，解决新矛盾就要从服务供给侧发力，努力回应人民群众多层次、多样化的健康需求"。《中华人民共和国国民经济和社会发展第十二个五年规划纲要》和《中共中央国务院关于深化医药卫生体制改革的意见（中发〔2009〕6号）》提出"要充分发挥中医药在疾病预防控制和医疗服务中的作用"。

（一）安全用药管理

积极治疗高血压、糖尿病、高脂血症、高黏滞血症等容易引起中风的原发病、基础病，让患者正确认识到，中风的预防和治疗是一个漫长的过程，不能随意变换或加减药物、药量或停药，确需调整，应在医生正确指导下方可进行，才能有效地治疗中风后遗症和预防复发。

（二）膳食管理

1. 限制脂肪摄入量

每日膳食中要减少总的脂肪量，增加多不饱和脂肪酸，减少动物脂肪，使 P/S 比值达到 1.8 以上，以减少肝脏合成内源性胆固醇。烹调时不用动物油，而用植物油，如豆油、花生油、玉米油等，每人每日用量 25g，每月在 750g 以内为宜。要限制食物中的胆固醇，每日应在 300mg 以内，也就是说，每周可吃 3 个蛋黄。

2. 控制总热量

如果膳食中控制了总脂肪的摄入，血脂会下降，肥胖或超重患者的体重也会下降，最好能够达到或维持理想体重，这样对全身各内脏的生理功能有益。

3. 适量增加蛋白质

由于膳食中的脂肪量下降，就要适当增加蛋白质。可由瘦肉、去皮禽类提供，也可多食鱼类，特别是海鱼，每日要吃一定量的豆制品，如豆干、豆腐等，对降低血液胆固醇及预防血液黏滞有利。

4. 限制糖的摄入

限制精制糖和含糖类的甜食，包括点心、糖果和饮料的摄入。

5. 科学饮食

中风的患者大部分合并有高血压病，指导患者家属在烹饪时要采用低盐饮食，食盐的用量要小，每日食盐 3g，可在烹调后再加入盐拌匀即可。如果在烹调中放入盐，烹调出来的菜仍然很淡，难以入口，可以在炒菜时加一些醋、番茄酱、芝麻酱，以增加患者食欲。烹调方法宜采用蒸、煮、炖、熬、清炒、汆、熘、温拌等方法，不宜用煎、炸、爆炒、油淋、烤等方法。

6. 多饮水

鼓励中风的患者要经常饮水，尤其在清晨和晚间，清晨饮水可冲淡胃肠道，水分入血液后，随活动以汗液和尿液的形式排出体外。晚间活动量小，睡眠前饮水的最大好处是可以稀释血液，防止血栓栓塞。

7. 增加富含膳食纤维和维生素 C 的食物

其中包括粗粮、蔬菜和水果。有些食物如洋葱、大蒜、木耳、海带、山楂、紫菜、淡茶、魔芋等食品有降脂作用，可多食用。

（三）生活起居管理

1. 居室改造

针对居室进行一些特殊的布置，如座椅较平时稍高，使患者容易站起；沙发不应过于凹陷、松软或过低；门厅应设支撑身体的扶手和换鞋时的坐凳；去除室内台阶和门槛，去除接缝不好、重叠或松散的地毯；过道无障碍物，不要将物品放在经常行走的通道上；墙面不应有突出部分阻碍交通；客厅及卧室建议采用木地板，最好在墙面安装几处扶手；家具应减少棱角；床铺最好选用棕垫，高低适当，便于患者上下、睡卧以及卧床时自取床上的日用品。对轮椅使用者，应考虑其使用宽度。

2. 卫生间改造

卫生间是患者活动最为频繁的场所，也是最容易受伤的地方。应有防滑设施，指导设计改造的原则：①卫生间蹲便池改造成座椅或马桶，设置扶手、折叠坐凳等辅助设施。②地面要防滑，卫生间的地面选择防滑材质。③要多安装扶手。中风后遗症患者行动不便，起身、坐下、弯腰都成为困难的动作，因此，在卫生间内设置扶手，不仅可以方便患者，还可避免一些意外事故的发生。④经常使用的设备应安装在卫生间距离门较近的位置，并且临近墙壁，便于使用扶手；卫浴具的外部不应采用方正见棱角的设计，应尽量采用"圆滑"的设计。同时还要考虑方便患者抓握的问题。

3. 居家安全教育

行动规则，嘱患者站立和卧位起身时动作要缓慢，必要时有人搀扶，转身动作宜慢，夜间床旁放置便器，不穿拖鞋，穿防滑鞋。提醒活动程序做到 3 个半分钟，即醒后半分钟再坐起，坐起半分钟再站立，站起半分钟后再行走。严格控制血压在 140/90mmHg，教会患者家属正确测量血压的方法。最好每天监测血压变化，至少每周测 1 次，若正在服用降压药物的患者，不可随意停药，应按医嘱增减降压药物并每天定时监测血压，24 小时稳定控制血压，使血压波动较小，不可将血压降得过低。指导患者有效控制血糖、血脂、血黏度。减轻体重，达到正常标准，防止二次中风。

（四）情志管理

据文献报道：脑卒中后抑郁发生率为20%~75%，对中风患者进行心理治疗与护理十分重要。由于中风患者身体出现不同程度的功能障碍，面对突如其来的变化，患者感到恐惧、担忧、焦虑，会出现情绪低落，甚至是悲观、绝望，此时医护人员和家属的态度，往往对患者的心理产生很大的影响。谈心交流是最好的疏导方式，有利于理解患者的心理状态。医务人员要多与患者细心交谈，了解患者的所思所想，及时解除思想顾虑，尽量满足患者的合理要求，才能给予患者心理安慰，使患者消除不安情绪，减轻精神压力，以积极的心态配合治疗。

（五）康复锻炼管理

1. 语言训练

大约20%的中风患者伴有语言障碍，表现为失语、语言辨别障碍、失读、失写，最简单的训练方法是结合日常生活与患者交谈，并且训练越早越好。病轻者易于康复。病重者需要持之以恒地进行发音器官运动训练：抿嘴、鼓腮、吹口哨、舌的上下左右运动、抬高软腭等，反复多次训练后，再练习发唇音，然后过渡到发单音节、单词、句子等。对于失写患者，训练时可从抄写词句开始，直至能够书写短文。一般来说，经3个月以上的训练，失语症状能够不同程度地恢复，若未完全恢复，则应坚持康复训练，尽最大努力恢复语言功能。因患者的社会、文化背景不同，故采取一对一的语言康复训练效果最佳。

2. 运动疗法

中风偏瘫的治疗中，运动疗法是让患者重新获得独立生活能力的最重要的治疗方法。康复治疗的关键在于早、急性期，主要措施是按摩、正确摆放瘫痪肢体位置与保持关节活动度。肢体能有所活动的患者，应在床上做患肢屈伸运动，不能活动的患者，要求家属对患肢各被动运动100~200次/天，动作应轻柔。偏瘫患者的早期运动是必须的，可以有效避免废用性肌萎缩和关节强直。在恢复期患者应增加主动运动，通过各种运动锻炼，促进瘫痪肢体的功能恢复，如步行、健身球、持匙、拨算盘、梳头、解纽扣、拍皮球、医疗体操等，也可配合康复器材进行锻炼，如行走车、拉力器、脚蹬器等。进入后遗症期的中风患者，仍需坚持运动锻炼，防止已经恢复的功能减退。运动锻炼是一个循序渐进的过程，要根据规律，有计划、有步骤的帮助患者最大限度的恢复功能。针灸、推拿、理疗、中草药等，均有利于中风的康复训练取得更好成效。

（六）社会家庭和人际关系管理

1. 社会支持

与西方发达国家相比，我国尚未建立专门的中风患者的医疗护理机构，也缺乏对中风患者照顾者的社会支持系统。中风患者及家庭他们面临着照顾任务繁重、经济负担过重、自身健康不佳的问题，他们需要得到援助。需要提供给他们为患者进行肢体功能锻炼培训、记忆力训练、语言训练、自我照顾及起居能力训练等相关方面的专业知识。为中风患者及家属提供相关的信息支持，建议建立专门机构供其咨询中风患者医疗护理的相关信息；成立中风患者照顾者病友会，以提供中风患者及家属之间分享照顾技巧的途径；定期随访，给他们带来关于中风护理技术的宣传小册子，对照顾过程中出现的问题随时解答，同时把他们组织在一起，请专家讲解中风的最新知识与护理技巧。

2. 家庭氛围

家庭作为环境中基本的生活网络，通过提供支持和信息反馈来缓冲病人的精神压力，从而改善其生活质量。在家庭里，配偶和子女、父母更多地被选择作为支持者和照顾者，这是由于他们与病人的关系最亲密，并且能满足病人对感情的需求。但大部分人从道德、亲情的角度去帮助病人，给予生活上的照顾，但真正理解、体会病人内心感受的较少。主要表现为，家人对他的病情非常关心，饮食起居照顾周全，但当病人想诉说一些想法时，家人却常常以别担心，别胡思乱想、想开点来安慰他。使病人的感情无法宣泄，感到非常郁闷。因此，重视生活照护，忽视心理支持，简单的安慰代替深层次的沟通是家庭支持的主要缺陷。所以，照顾者要明白他们对病人的支持在病人康复中的重要性。鼓励病人面对生活，保持良好的心态，主动积极地配合治疗护理工作，有利于早日康复；使病人时刻体会到自己仍是家庭生活中的一员，让病人明确自己的家庭责任及担负角色，帮助病人接纳自我，坚定生活的勇气和信心，建立内在动力，从而战胜自我，走向生活。

第二节　风险评估模式下的社区健康管理模式

一、概述

社区健康管理是在健康管理基础上，通过社区渠道有效地利用社区有限的医疗服务来满足居民健康管理的需要。其利用医师的专业知识，通过构建社区健康管理部门，利用健康管理信息化平台，整合社区内所有医疗卫生资源，以健康管理专业化的医护人员为主体，为社区居民提供一对多的体检、建档、评估分类和健康干预等健康管理服务。

设置社区慢病管理机构，加强与城市医院就诊的慢性患者对接工作，追踪慢病患者的信息来源，开展多种形式与慢病患者取得联系，接受保健咨询，通过健康教育等形式强化慢病患者的自我保健意识，加强对慢病患者的持续健康监督与管理，不断推进与大医院在慢病治疗的合作，慢病发病率和病情得到有效控制。

（一）国外健康管理模式

1978 年，美国密歇根大学 Edingtond 教授成立了健康管理研究中心，他主要研究生活方式及其对健康、生命质量、医疗卫生情况的影响，同时探索解决不断增长医疗费用的问题，通过生活方式管理、疾病管理、综合人群管理等方式实现了医疗费用的大幅度下降。在美国，健康管理的定义是充分发挥个体和社会去积极参与，全面管理健康的危险因素，利用目前有限的资源，去实现最佳的健康管理效果的该一过程。中国的学者将其定义为以健康需要为导向，科学地规划使用健康资源，全面评估检测个体与群体的健康状况，积极干预、控制影响健康的危险因素。

在其他国家，健康管理最开始被用在保险行业中，主要是通过减少投保人的患病风险，从而减少赔偿的金额。在 1929 年，美国的一家保险公司，就开始通过提供最基本的医疗服务给教师和工人，因此开始了探索健康管理实践之路。在美国，最大的维护健康的组织是美凯撒健康计划和医疗集团，该组织认为预防保健和健康管理的作用非常重要，通过这两项内容可实现疾病的早发现与早治疗。在欧洲的一些国家也开始逐渐成立了健康管理的组织，促进了本国居民的健康水平，如 1970 年，芬兰意识到本国居民的健康风险及健康问题与饮食等生活习惯有关，为减少危险因素的影响，便开始逐步探索通过发挥社区卫生服务机构的功能，通过改变居民的生活习惯，来发挥预防保健作用，这是一种新型的健康管理的模式，其是想通过从根源上去减少危险因素影响的一种模式，也是基于社区的健康管理模式，这项健康管理活动的结果是改善了健康的状况同时，也提高了生命的质量。

1. 美国模式

美国主要以商业保险健康管理模式、健康与生产力管理模式为主，主要有 6 种方式：①生活方式管理；②需求管理；③疾病管理；④灾难性病伤服务；⑤残疾管理；⑥综合人群的健康管理。比如通过对老年人实施健康管理，使社区居民慢性病患病率、健康状况、生活满意度和社会适应能力得到改善；再如，美国花旗银行通过对员工开展健康管理，使用危险因素干预等手段，既降低了员工的患病风险，又提高了员工健康水平。

2. 德国模式

德国以健康医疗保险和预防医疗的结合为主，将健康医疗保险和预防性医疗结合起来，从而达到对人们实行健康管理的目的。2008 年，德国私人保险公司启动慢性病护理管理方案，该方案以患者为中心，最大限度地使更多人获得更多健康服务为最终目的，采用美国健康管理策略，全面考虑慢性病危险因素和个人不良行为方式，对全人群进行健康管理。但是德国模式面临着医疗保险的高投入和低回报之间的矛盾以及药品泛滥问题。

3. 芬兰模式

芬兰以社区为基础，发动各种社区组织和当地健康保健机构共同参与，实施以社区为基础的危险因素干预，强调改变和创造健康的自然和社会环境，充分发挥社区卫生服务的功能和作用，引导人们采取健康的生活和行为方式。干预策略主要有健康宣传、专题讲座、医生参与和居民互动等，干预效果由国家公共卫生学院每年进行评估。之后芬兰政府陆续进行了一系列关于健康管理方面的改革，开展形式多样的健康管理，如公共卫生管理、卫生质量管理、权力下放管理和以患者为中心的管理等。

（二）我国传统健康管理模式

目前，我国的健康管理模式大致分为社区健康管理、医院健康管理和商业化健康管理 3 种模式，其中以社区健康管理模式为主。然而，在我国，对于健康管理服务的探索才刚刚开始，医院健康管理比较单一，发展也还没有形成规模，到目前还没有形成完整的服务体系。其健康管理大多以单纯的健康体检为主，极少开展健康咨询、健康教育、健康指导、健康干预和健康评估等服务，且缺少与社区的合作，仍保持"以患者为中心"的传统服务理念，实施以疾病治疗为主的医疗服务，缺乏"以健康为中心"的新理念，对疾病的预防保健服务缺乏足够的重视。随着进一步深化医疗体制改革，国家卫生计生委（现国家卫生健康委员会）于 2009 年发布了《国家基本公共卫生服务规范》，并于 2011 年及 2013 年进行了修订。其中，城乡居民健康档案管理是各版本中非常重要的一项。通过居民电子健康档案的建立与动态管理，使基层社区卫生服务机构能够及时发现居民的健康问题从而及时进行干预、反馈；在了解辖区居民个体的健康状况同时，了解家庭或片区为单位的人群的健康状况，及时筛检出重点管理人群和高危人群，提高了管理成效，为开展健康促进和动态管理奠定基础。

1997 年，国家提出"六位一体"的社区卫生服务政策，提出建立以人的健康为中心，以家庭为单位，以街道为基本范围，集医疗、预防、康复、保健、健康教育和计划生育为一体的综合性服务。其核心是全科医疗，骨干是医师，服务内容包括健康体检、建立健康档案、慢性病管理、危险因素干预、健康教育、康复服务等。

但是，目前存在健康管理发展不平衡的问题。中小城市体系尚不完善，人才队伍建设滞后，地区之间发展不平衡。可能在经济投入、人员设置、设备配置方面的差异，导致了地区间健康管理服务可及性和质量上的差别等问题。在基层社区卫生服务机构日常工作和上级考核中发现，仍有较多的辖区居民对国家基本公共卫生服务政策了解不够。这对于基层卫生服务机构开展慢性病相关的健康管理都是不小的挑战。

二、社区健康管理的价值考量

（一）社会价值

大医院"看病贵、看病难"问题成为当前医患关系恶化和医护工作者超负荷工作等的重要影响因素。与此同时，社区卫生服务中心却不被社区居民所信任，面临生存问题。而健康管理遵循"治未病"理念，强调预防为主，通过利用有限的医疗卫生资源来降低居民发生疾病的概率，改善医疗资源分配不均衡问题，为社区居民提供最直接、最高效和最全面的健康管理服务，从而降低患病风险，提高居民健康质量，有利于缓解"看病难、看病贵"问题。

（二）经济价值

国内外成功经验表明，健康管理在现实生活中确实有效地降低了群体和个人的患病概率，有效地节约了医疗费用。我国人口规模较大，且老龄化趋势日益加剧，使得医疗费用的投入与居民需求有较大差距。而社区健康管理以预防为主，以提高居民健康质量为目的，具有小投入大产出的特征，作为需要巨大医疗投入的国家来说，积极发展由医疗人员开展预防为主的社区健康保健与管理是降低医疗费用支出的最佳选择，其产生的经济性是其他医疗模式无法比拟的。

三、社区中风病高危人群健康管理现状

（一）社区健康管理未得到足够重视

社区健康管理未得到足够重视目前，福州市的社区卫生服务虽然已由原来医疗为主的模式逐步转向医疗和预防一体化的服务模式，但是社区健康管理并未真正得到重视，社区健康管理有关的工作只是围绕上级部门的有关要求而开展，一些工作的开展也缺乏相应的质量监督管理制度。例如，全科服务团队的质量控制只局限于全科门诊、家庭病床及护理工作，对入户健康干预质量、健康教育成效缺乏监督机制，目前还停留在医护人员依照职业道德规范和自身职业技能来完成工作，对技能上的差异及处理上的不规范不能及时发现，进而对健康管理能力无法进行有效改进和系统化、规范化的提高。

（二）健康管理医生质与量存在不足

目前，我国的社区健康管理医生都是由参加规范化培训或者骨干培训的临床医生转化而来的，没有经过高等院校全科医学专业的学习，所拥有的知识水平及操作技能不能完全达到健康管理医生标准和水平。社区健康管理团队的工作量较大，除了要承担社区卫生服务中心全科门诊医疗与护理的工作外，还需要承担社区内家庭病床患者的诊疗、慢病健康管理及卫生宣教以及慢病不稳定期患者的上门服务需求。加之当前社会老龄化程度的提高，在辖区内需要医疗卫生服务的人群数量不断增加，使得健康管理医生数量日趋不足。

（三）签约服务内容执行存在困难

目前，我国的健康管理医生签约率水平较低，其主要原因是目前健康管理服务团队能给签约服务对象带来的益处不如计划般明显。加之居民传统就医观念、社区医疗资源有限和卫生政策等因素，导致所提供的服务仍与居民实际的需求有一定差距，签约服务内容无法全部兑现，甚至有居民出现抵触情绪，使得健康管理医生在开展社区健康管理时遇到较大困难，内容执行无法落实到位。

（四）居民健康档案孤立而不完整

社区居民健康档案主要以居民个人健康为中心，贯穿个体生命发展过程，涉及居民各种健康相关因素的数据系统，一般包括健康体检数据，健康问题记录，就诊情况记录等。目前，我国社区居民的各种档案相对孤立，健康档案信息系统不够统一，存在多个管理信息系统，档案信息无法实现共享；在内容上不够完整，管理上条块分割，不利于社区健康管理医生为其提供系统性、综合性健康管理服务。

四、基于中医药特色创建的中风病社区健康管理

（一）中医药在社区健康管理中发挥作用的理论依据

中医药学中众多优秀的人文价值观念、生活行为方式、防病治病的理念和方法技术，均体现现代循证医学理念及健康管理要求。中医药"简便验廉"的特点是其社区推广的独特优势。应结合现代技术收集、监测社区居民的健康信息，以中医药理论和手段进行评价、指导和干预，创建具有中医药特色的中风病社区健康管理新模式。

1. 中医药文化核心价值观念促进人的心理健康及社会和谐

植根于中国传统文化的中医学，自其产生时就渗透了众多优秀的人文精神。国家中医药管理局颁发的《中医医院中医药文化建设指南》指出："中医药文化的核心价值内涵丰富，可以用仁、和、精、诚四个字来概括。""和"在中医学中处于"圣度"的地位，《伤寒杂

病论》中出现了 81 次,《素问》中出现 79 次,《灵枢》中出现 74 次。它的具体表现不仅仅是人体内部以及人的生理与自然的和谐,更重要的是人的精神气的和谐,要求人的心身统一,注重形神、心灵、心理需求、人际的和谐关系。良好的情志是五脏精气、血气保持正常状态的重要基础。"仁"是中医文化价值中内涵极其丰富的关于个人道德情操修养的部分,主要体现在医道之"仁德"即"医乃仁术"和医者之"仁德"即"医者仁心"等方面。当然,"仁"不只是蕴含医道和医德方面,普通人同样需要在道和德方面具备"仁"的思想高度,在处理情志及人际方面要有宽容的胸怀。

中医药文化中这类价值观念、认知方式、审美情趣的传播,有利于促进当代人们的身心健康,让人们在嘈杂的现代社会中在心理上寻找到归属,促进个人的和谐和社会的和谐,符合社区健康管理的高目标追求。同时,这些价值观念同中国传统文化中的优秀部分相互融通,有着深厚的群众基础,也十分易于接受。

2. 中医的养生观、治疗观等促进人的生理健康

中医药学是中国古代先人数千年的实践智慧结晶,其产生的本源是天地万物一体、天人相应的东方哲学思想。万物同源,皆由道生,人是大自然的产物之一,人体内的变化规律必然符合自然界的基本规律,四时五行等自然变化对疾病有重要影响。天人合一的整体观,道法自然的宇宙观、自然观,重视正气、中和平衡的生命观、生活观、治疗观,燮理阴阳、身心共养、动静相宜、重视预防的顺势适时养生观等,对人的健康观念和健康行为有很好的指导和干预作用。尤其是中医的"治未病"思想,是中医预防学术思想的高度概括,对社区健康管理中的防病、养生、保健等干预措施的实施有重要的指导意义,具有得天独厚的优势。"未病"包括"无疾之身""疾病隐而未发""发而未传"3 种状态,"治未病"相对包括"未病先防""既病防变""瘥后防复"3 种境界,以体质为依据、养生为基础,重点关注高危人群、发病先兆和干预亚健康状态。

中医药的疾病预防观、治疗观,机体保健、康复的养生观,应在社区群众中广泛传播,促进人们健康素养观念的提升,使人们在日常生活中形成健康意识,培养健康行为,为推进中风病的社区健康管理打下基础。

3. 中医简便验廉,适宜技术社区推广方便

中医是实践医学、经验医学,其简便验廉的诊疗方法及各种中医药特色非药物适宜技术,是中医药在社区健康管理中发挥作用的独特优势。首先,在自然观和整体观思维的指导下,辨证论治成为中医诊治疾病的最大特色。通过望闻问切等方法,收集病史、症状、体征等临床资料进行综合,分析疾病的病因、病机、病位、病性以及疾病的发展趋势,从而根据病情个体的差异,因人因时因地制宜地给出个性化诊疗方案,较少依赖大型设备检查及开出大处方。其次,中医药特色适宜技术除大家耳熟能详的针灸、按摩、推拿、气功、熏、洗、敷、贴、刮痧、食疗药膳等,还有属于物理治疗范围的光疗、热疗、水疗等,属于精神情志治疗方法的以情制情法、文娱疗法等,以及太极拳、五禽戏、八段锦、弹琴、书写、绘画等保健干预疗法。这些中医药适宜技术具体操作简单,易于快速使用,临床疗效明显,群众喜闻乐见。医务人员稍加指导,社区采取各种形式充分调动大家的积极性,便可成为社区健康管理中十分适宜的指导和干预措施。

以上论述从医学手段的可行性上为中医药特色社区健康管理的建设提供了理论与技术支撑。但我国社区健康管理仍处于探索初期阶段,面临社区卫生资源相对不足、经验比较欠

缺、群众需求难以满足等一系列困难和问题。融入中医药开展社区健康管理工作，不仅要借鉴国外社区健康管理的经验，还应根据我国的实际情况，在参与建设的主体、具体开展形式等方面寻求合理的理论依据与路径依赖，建设持续、稳定的中医药特色社区健康管理模式，满足不同层次人群的需求。

（二）中医药特色社区健康管理提供的新机制——多中心治理机制

1. 社区健康管理服务的准公共品凝集

依据萨缪尔森的定义，公共品具有非竞争性和非排他性的特性。公共品又可分为纯公共品和准公共品，纯公共品因完全的非竞争性和非排他性，投资不具经营性，应完全由政府提供，如典型的国防、大型基础设施建设等。准公共品介于纯公共品与私人品之间，具有效益上的外溢性和消费过程的不完全的排他性或竞争性等特征，兼具公共需求和私人需求的性质，具有一定的可经营性，教育、医疗等都属于准公共品的范畴。社区健康管理服务属于典型的准公共品，可完全由政府提供，而私人部门亦可根据特殊群体需要，开拓经营市场。

2. 多中心治理理论的启示

关于政府完全提供公共产品的"政府失灵"一直都是一个难以有效解决的问题，特别是 20 世纪 70 年代西方一些福利国家"福利危机"的出现，政府提供公共产品的无效、低效受到很大诟病。面对公共产品领域存在的"市场失灵"与"政府失灵"，传统的资源配置模式要么"市场"、要么"政府"的二分法模式已不能满足公共事务治理的需求。

基于此，制度学派的代表人物埃莉诺·奥斯特罗姆和文森特·奥斯特罗姆夫妇提出了"多中心治理"理论，成为新公共管理理论诸多主张中的代表性理论。该理论的核心思想是，在市场和政府这两个极端之间，公共事务存在着其他多种可能的治理方式，由于各类主体在功能、结构、外部运行环境等方面的互补性，可以有效解决采用某种单一的公共产品供给方式无法解决的问题，从而实现供给的优化配置。显然，该理论强调公共物品供给结构的多元化，主张公共部门、私人部门、社区组织均可提供公共物品，把多元竞争机制引入到公共物品的供给过程中来。治理主体的多元化和治理结构的网络化，超越了企业治理的局限，突破了单纯政府的范围。以公民为主体，私人部门、公共部门与公民之间的良性互动与精诚合作，可以提高治理效率、增加效益，缓解政府治理的压力。

我国过去的基层卫生服务体系缺乏整合性，卫生系统外部力量的整合对于卫生服务体系的支持不足，欠缺统筹发展和整合理念，既加重了政府负担，亦不能充分满足不同层次群众的需求，调动不了群众及各方主体的积极性，效率较低。多中心治理理论为实施中医药特色社区健康管理提供了新的理论依据。应以群众需求为导向，形成政府主导、公民主体、社会力量多方参与的局面，构建融合多中心决策机制、供应机制和监督评价机制在内的中医药特色社区健康管理模式。尤其要注重调动群众的积极性，培育社区健康管理自治组织。这不仅有利于减轻政府负担，有利于建立面向社区和群众、灵活高效的运行机制，而且有利于拓展服务形式，满足多元化的需求。

（三）中医药特色社区健康管理的路径创新

以社区健康管理基本要求为准则，以中医药特色理念和技术为手段，以群众需求为导向，政府、医疗机构、高校、社会团体、企业、民众共同参与治理，政府推动、市场补充，既有学术的建设，又有经济发展的激励，建立健全合理、长效的运行机制，是中医药特色中风病社区健康管理的可探求路径。

1. 政府主导实施中医药特色的中风病社区健康管理

政府职能的下放并不意味着政府责任的减弱。政府应集中资源和人力投入到基础性的工作中。中医药特色社区健康管理，政府的主要任务在于：①发挥战略导向作用，制定中医药特色社区健康管理的发展方向、政策、规划、标准以及其他主体进入的准则等，发挥监督和考核作用，激励与规制各方行为，为各主体的参与提供良好的制度环境，调动各方积极性。②政府发挥宣传和引导作用，向群众普及健康管理知识和中医药知识，采取各种方式进行健康教育与健康促进，促进人们对中医药理念的领悟以及对简便验廉的中医药技能的学习，提升群众的健康素养。③强化社区健康管理的主导投入作用，保障和加大资金投入，建设社区卫生服务基本硬件设施，大力培养中医医师，同时做好社区群众健康信息的采集、监测、评价等基础性工作。

2. 市场发挥资源配置的竞争机制，提高效率

为充分满足不同层次、不同偏好人群的需求，市场应当发挥资源配置的优势，将一些资源配置到有偏好的人群中，提高资源的配置效率。企业可以针对特定目标人群的需求，依托自身力量提供设施、人力资源投入、创新的中医药产品和服务，以健康俱乐部的形式，或利用价格歧视原理，设定合适的准入制度，以"选择性进入"使资源更体现价值和效率。企业发挥自身优势，以人为本设定具体服务内容，充分满足和尊重特定主体的选择性，既能推动企业自身发展，又能推动中医药知识和技术的传承传播，创造经济效益和社会效益。

3. 非政府部门的主动参与

中医药特色社区健康管理除政府部门领航掌舵、市场发挥资源配置的优势外，高校医院、社会团体等非政府组织应当发挥各自优势，相互协作，实现自身的价值。高校尤其是中医药类高等院校，是中医药知识和智慧的源泉之地。其功能不仅仅是教书育人，不能仅仅局限于自身范围内搞实验和学术研究。师生应当走出校园，深入社区群众，采取各种方式及活动，给社区提供实用知识和技术，普及中医药文化知识。如指导社区群众在自家种植一些中草药，不仅可以美化百姓的生活环境，而且能够更好地让百姓认同中医药，在造福百姓的同时实现高校自身价值，促进高校的建设发展。医院同样是知识密集的地方，公立性医院应采取短期或长期的多种措施，指导和支持社区中医药服务的开展，可开设社区中医服务门诊、举行各类义诊活动等，将中医药文化及技术传播到基层。各类社会团体亦应在健康社区建设中充分发挥公益性作用，以各种形式补充资源。

4. 民众为主体，主权在民

多元主体治理下实行中医药特色社区健康管理，核心就是实现供给与需求的相对吻合，促进人的健康和社会和谐。让公民自主化参与，让群众有自主治理的机会，充分调动民众的积极性，才能取得更好的效果。政府在进行一系列决策时，需充分征求群众的需要偏向。除企业俱乐部形式外，群众亦可自主建立中医药特色健康俱乐部。相同偏好者共同组建自主治理的中医药特色健康管理俱乐部，共同研习中医药对健康的促进作用，真正激发对中医药的喜爱。政府可提供人力、财力、物力的支持，高校、医院、社会团体等可提供技术指导。

应从我国国情出发，在社区健康管理体系的构建过程中充分发挥中医药的作用。不拘泥于具体形式的限制，政府、社会、企业、个人等共同努力，不断探索中医药特色社区健康管理的多元化模式，完善投入机制、利益分配机制、激励约束机制等，以提高群众的健康水平，促进社会的和谐。

第三节 大数据时代的中医特色健康管理

一、互联网及云计算远程平台技术的发展

（一）目前社区健康管理服务存在的问题

1. 社区卫生服务机构电子化数据存在的问题

健康档案是记录健康信息的系统文件，是社区卫生服务工作中收集、记录到的居民健康信息，是社区顺利开展预防、医疗、保健、康复、健康教育等卫生服务以及提供经济、有效、综合、连续的基层卫生服务的重要保证。由于我国人口庞大，因此建立信息化的电子健康档案是保证社区健康管理工作可行、有效运行的一项基本要求。然而，在建立电子健康档案的过程中，出现了两个主要问题。第一，目前全国各医疗机构的行业数据标准不统一，二三级医院、社区卫生服务机构、村卫生所等医疗机构常常无法共享资源。另外由于居民不够重视，使得电子健康档案的数据采集工作具有一定难度。这是导致患者从社区转诊到二三级医院时常被要求重复检查和化验的一个重要原因，加重患者负担的同时增加了医疗成本。第二，全国各医疗机构的医疗信息网络不完善。目前，我国多数城市三级医院的电子化信息系统主要包括办公自动化系统（OA）、医院信息系统（HIS）、临床信息系统（CIS）、检查信息系统（LIS）、放射信息系统（RIS）及医学影像归档和传输系统（PACS）。而在其他医疗机构，特别是社区卫生服务中心大多仅具有 CIS 和 HIS，无法很好地完成数据对接，导致三级医院较为完整和多元的患者信息不能全面地传递到级别较低的医疗机构，形成三级医院的"信息孤岛"。

2. 社区居民对健康管理缺乏足够的认识，健康管理服务开展不顺畅

在美国、加拿大等国家超过 70% 的社区居民会主动参与当地基层医疗机构的健康管理，积极配合完成以家庭为单位的居民电子健康档案的建立。通过完善的家族病史记录，较好地对家族重大疾病进行了预防、控制与治疗。而我国目前除了上海、北京、深圳等发达城市及周边地区的居民对健康管理具有相对良好的认知和合作意愿，其他多数城市的社区健康管理普遍不为广大社区居民所重视。社区健康管理主要是依靠社区医生上门服务完成，这无疑增加了社区医疗资源的配置压力。造成这种情况的主要原因有：第一，我国的社区健康管理工作开展时间不长，居民认识和了解社区健康管理需要时间。第二，由于对健康管理的不了解，很多居民担心自己的个人隐私会因此泄露。第三，我国大多数居民对医学知识的了解较为欠缺，对建立电子健康档案与自身健康管理间的关系认识不明确。他们通常认为，生病才去医院找医生；没有患病时，没有必要和医生联系。

3. 社区医护人员匮乏

即使居民具有健康管理意识、乐于参与到社区健康管理中，但社区医护人员数量的巨大缺口也成为制约社区健康管理的一大瓶颈。在社区健康管理工作开展得较好的上海市，多数居民对自身健康非常重视，他们乐于建立个人的健康档案，希望通过个人的健康档案了解自身的健康状况，从而达到预防疾病的目的。但是，在具体的健康管理过程中，由于社区医护人员特别是医师（家庭医生）数量的缺乏，大多数医生每天门诊量非常高，在提供高效的健康管理服务方面往往显得力不从心。

（二）基于云计算远程平台的社区健康管理服务运行模式的构建

1. 云计算远程平台

云计算远程平台，是一种动态的易扩展的且通常是通过互联网提供虚拟化的资源计算方式，提供资源的网络被称为"云"。"云"中的资源在使用者看来是可以无限扩展的，并且可以随时获取，按需使用，随时扩展。用户不需要了解云内部的细节，也不必具有云内部的专业知识，或直接控制基础设施。其主要优点有：①一次性投入低，运营维护成本不高；②技术成熟稳定；③服务模式灵活多样；④解除了原有的系统升级、营运、管理等方面的问题。

2. 云计算远程平台在社区健康管理服务中的应用

一方面，广大社区卫生服务中心存在健康管理专业医护人员较为匮乏的问题；另一方面，云计算远程平台具有众多优势。因此，发展基于云计算的远程物联网医疗检测设备与平台，运用现代科学技术，能够优质高效地满足随人口增长而不断增长的健康管理需求。这种远程物联网医疗检测系统包括：居民手中的健康手机和健康管理终端、社区卫生服务中心的信息前台系统（健康亭和挂号终端）、社区卫生服务中心的信息后台系统（电子健康档案数据库），这5个部分通过云系统实现信息的实时共享和互联互通，高效率、低成本地对社区居民进行健康信息的跟踪与服务。

社区居民通过手中的健康管理终端（第三方开发的社区远程医疗终端）在家就可以测量自己的健康数据，通常可包括：血压、血糖、血氧饱和度、心电、体温、睡眠监控、人体成分分析等生理指标；连接其他测试设备：计步器、运动胸带、运动手表、骨密度测量仪、营养仪，实现在线高清视频问诊、信息查询。再通过云系统上传到接收服务器，接收服务器将这些数据进行分析并给出评估报告，从而即时给用户提供科学的健康指导，帮助居民合理地安排健身运动及膳食，并能在线与专家进行咨询和交流，从而解决目前社区医护人员数量不足的问题。

此外，社区居民还可以通过远程医疗公共终端——健康小屋或健康亭（目前已在上海试点社区进行使用）进行更为专业的健康自测。这是因为健康小屋融合了多学科交叉技术，包括通讯技术、传感技术、红外检测、数据库技术、云计算技术、远程高清晰视频传输技术、监控技术、智能嵌入技术、数据传导自动控制技术、多媒体自动控制和播放技术、远程系统自动诊断和系统升级、指纹识别和多项身份识别技术、信息自动远程收集和归档分类、数据挖掘技术、自动诊断技术及人体生物技术等。涵括的健康管理内容更为丰富多样，可以检测多种无创体征指标，并可实现远程高清视频问诊，预约挂号，中西医结合的检测、保健服务和远程医疗咨询、医疗教育。

通过互联网、服务器、计算机设备和信息技术，将小型医院（社区卫生服务中心、区中心医院等）或者患者自身提供的健康数据上传到云端，从而实现患者、小型医院与大型医院的医疗专家的直接对接，远程指导就诊，需要时还可以开展多位专家的远程会诊。也可以由大型医院向患者和小型医院提供远程医疗咨询和远程医疗教育。这种模式便捷、快速、准确而高效，能最大效率地为患者提供健康管理服务。

（三）基于云计算远程平台的社区健康管理服务运行模式的应用效果、存在问题及对策建议

1. 应用效果

通过现场运用对比，从试点城市上海对基于云计算远程平台的社区健康管理服务运行新模式的应用效果来看，多方利益得到兼顾，居民、社区卫生服务中心、各级公立医院、政府以及第三方远程终端供应商都能从这种依托于现代化信息技术的健康管理新模式中获益。

首先从居民的角度上，该模式能有效解决医疗检查费用较高的问题，可以降低疾病发病率、降低相关医疗费用。其次，从社区卫生服务中心的角度来看，云计算远程平台有效缓解了社区卫生服务中心医护人员缺乏的问题，使社区医生可以快速、系统、连续并准确地获得个体的健康数据，为诊疗提供了可靠的数据支撑。第三，从各级公立医院的角度看，就医效率得到了提高，缓解了医院巨大门诊量的压力，让专科医生能更好地专注于治疗水平的提升。第四，从政府的角度来看，公共卫生机构和主管部门可以从居民健康数据库中获取、挖掘与分析居民的健康数据，建立更为准确的健康指标估值，为卫生政策的制定和协调提供了强有力的一手数据支持。第五，对第三方远程终端供应商来说，全国各地的社区需求量巨大，各种设备的购买为供应商提供多种商业机会，这包括基于云计算的远程医疗设备以及各细分市场的医疗终端设备等，毫无疑问这些第三方将在技术积累与经济效益上获得良好的收益。

2. 存在的问题及对策建议

在拥有良好运行效果的同时，也因为存在部分客观问题，在一定程度上制约了云计算远程平台在社区健康管理上功能的充分发挥。针对这些问题，建议从以下方面注意。

（1）加大宣传，让居民充分了解社区健康管理：在个人健康管理意识较强的试点城市，仍然有相当一部分居民对远程平台持怀疑态度，不明白家庭健康档案的实际作用、担心私人信息的泄漏等。因此，在全国范围内推行时，各级相关卫生部门及社区卫生服务中心应从多方面、多途径地宣传社区健康管理的意义和信息的安全性，让更多的居民充分了解社区健康管理对自身健康和家人健康的积极作用。通过居民自主建档和医生专业建档两个模块建立电子健康档案可克服目前仅由社区单方建立电子健康档案的弊端，有助于保护居民的健康隐私，提高建档质量。让广大居民切实了解到，连续动态的健康信息不仅可以满足社区居民的个人保健需要，而且可以为各级医疗机构对个人进行健康风险评估、疾病诊疗和有针对性地进行健康指导提供基础数据。此外，针对个人隐私外泄问题，主管部门还可以出台相关法规与政策，让居民的个人健康信息得到法规和政策的保护，让更多的人信任和信赖社区健康管理。

（2）加大基层医疗机构信息系统建设，完成与三级医院的信息数据的对接：在实际试点过程中凸显了行业数据标准不统一这一问题，在社区卫生服务中心与中心区医院、三级医

院的对接过程中尤为突出。近年来，我国政府对医疗设施建设的投入不断增加。根据中国医疗网 2012 年统计，2008 至 2011 年的 3 年间，社区卫生服务中心数量年复合增长率达到 24.9%，并且这种趋势仍将延续。但是，对基层医疗机构信息化建设方面有待进一步的加强。一方面，政府相关部门应着手医疗资源信息化的建设，通过规范的数据存储与交互标准，实现远程医疗，促进优质医疗资源的城乡共享。目前，我国卫生健康委员会正通过"3521 工程"的建设（即建设国家级、省级和地市级三级卫生信息平台，加强公共卫生、医疗服务、新农合、基本药物制度、综合管理 5 项业务应用，建设健康档案和电子病历 2 个基础数据库和 1 个专用网络）来解决数据标准的问题。各级医疗机构应积极配合，加快这一工程的实施进程，早日实现电子医疗信息的互通互用。另一方面，应有针对性地对信息化建设较薄弱的社区卫生服务中心、村卫生所等基层医疗机构进行多种资源的投入，让更多地区享有健康信息电子化带来的便利。

总之，基于云计算远程平台的社区健康管理服务运行新模式在优化医疗保健服务体系、充分利用全社会的医疗资源、便利不同层面的社区居民方面起到了积极的促进作用。健康的社区居民可以得到系统专业的健康管理指导和建立完整的电子健康档案信息，患病的社区居民可以更加经济快速地获得专家的权威诊断意见和治疗建议，进而全面提升社区居民的健康指数，提高生活质量。

二、健康医疗大数据时代

近年来，随着信息技术在社会、经济、生活等各个领域不断渗透和推陈出新，移动计算、物联网、云计算等一系列新兴技术层出不穷，社交媒体、众包、虚拟服务等新型应用模式拓展着人类创造和利用信息的范围和形式，信息技术的发展及创新标志着信息时代进入了大数据的新纪元。

（一）信息时代的健康医疗大数据

随着互联网的广泛应用和云计算的高速发展，数据量正呈指数趋势增长。大数据一词虽被人们熟知，在各领域也进行过激烈的讨论，然而在学术界却依然没有对大数据给出统一的定义，著名的麦肯锡公司所属的麦肯锡全球研究所给出了这样的定义：一种规模大到在获取、存储、管理、分析方面大大超出了传统数据库软件工具能力范围的数据集合，具有海量的数据规模、快速的数据流转、多样的数据类型和价值密度低四大特征。这也是目前大众普遍认可的大数据的 4V 特点，即容量（volume）、种类（variety）、价值（value）、速度（velocity）。

容量是指数据量巨大、现在大数据的数据量已经可以达到 EB, ZB 的级别，而数据量的多少正是决定数据价值和潜在信息的关键；种类指数据种类的多样性。数据既有常见的以文本为主的结构化数据，也包含图片、音频、视频、位置信息等非结构化数据，所以，数据的处理能力是应对数据多样性的关键；价值指数据量巨大但密度低。在这种情况下，如何用较低的成本让单纯的数据转化成有意义的信息，是大数据行业所面临的挑战；速度指获得数据的速度快。大数据中的数据大部分都是实时产生的在线数据，因此，数据量比正常方式获取的速度快得多。在大数据时代下的今天，人们的日常生活无处不见大数据的存在，人类将从 IT（information technology）时代迈入 DT（Data technology）时代。在这种时代背景下，大数据已然作为一种重要战略资源，成为各大企业和公司争夺的对象。

医疗大数据就是指在医疗领域所产生的海量数据，其主要的数据来源有3类。一是临床医学数据。在现代的临床治疗中，数据的增长速度非常快，从心电图，CT图像，再到完整的病历图，临床医学在目前所涉及的信息量越来越大。二是药理研究和生命科学数据、药物研发需要了解药理作用和药物间的相互作用，这是密集型的过程，此时会产生海量数据。而在生命科学领域，随着人们对基因越来越深入的了解，基因测序和个人基因图谱等数据也会走入普通人的生活中。三是个人健康数据，目前人们主要通过每年的体检了解自己的身体状况，伴随着互联网和移动设备的飞速发展，便携式的身体监控设备也走进了人们的生活当中。

未来，人们可以通过这些便携设备查看身体的各项健康数据，从而做到预防疾病或及时就医。因此，某些传统临床医学终将会被医疗大数据技术所取代，使得诊断结果更加精准，得出的结论更有说服力，医疗大数据也将成为未来医疗行业发展的重中之重。

（二）健康医疗大数据时代的特点

1. 目前大数据在医疗领域已经实现的应用

随着传统医学研究的局限性越发明显，大数据必将在医学研究中发挥重要的作用。目前在医疗领域，已经有许多利用大数据的实例。

（1）百度通过搜索数据，构建疾病预测模型：由于流行病的发生和传染有一定的规律性，而这些规律和环境指数，气候变化，人口流动等因素有密切关系。百度旗下的预测平台由此推出了"疾病预测"产品，实时提供几种流行病的发病指数。同时，将网民搜索的大量流行病信息汇聚起来，从而形成统计规律，经过一段时间的积累，可以形成许多预测模型，预测未来疾病的活跃指数。

（2）"康诺云"构建健康管理方案：康诺云产品是由时云医疗科技有限公司开发的，康诺云的基准数据和分析预测模型来自美国明尼苏达大学"时间生物学"中心，该中心也是现代时间生物学之父Dr. Franz Halberg（哈尔贝格）教授的实验室。从20世纪60年代开始，哈尔贝格时间生物学中心联合全球几十个医学实验室和医院在北美、南美、欧洲、澳洲、非洲、亚洲采集了上百万人次的基础体征数据，建立了丰富的跨种族和地域的人体体征数据库与分析模型，并为NASA宇航员提供数据分析服务。因此，康诺云产品背后所依附的是权威的学术理论。传统的医疗监测模式只能对已有疾病的身体状态进行监测和判断，而康诺云能对人体还没形成的疾病状态做出预测，从而为用户提供健康管理方案。

2. 未来医疗大数据应用方向

（1）临床决策与诊断：在目前，传统的临床医疗虽然已经开始使用一些先进的医疗检测设备，如电子计算机断层扫描，但疾病诊断主要还是依靠行医经验。医疗从业人员积累的经验毕竟有限，并且靠经验诊断疾病不是百分之百可靠，按照经验去诊断疾病不可避免地会发生误诊、漏诊的现象。调查显示，我国的平均误诊率为27.8%，误诊所造成的医疗事故不仅会加重医患矛盾，更会导致患者产生极大的生理和心理负担。这些情况今后都可以通过大数据来解决，使用大数据技术对海量的医疗数据进行处理和分析，这些数据可以让医疗工作者将主观的经验和客观的数据有效地结合起来，从而做出最正确的临床决策，提高治疗效率和治疗效果。

（2）药品研发：制药公司在新药品的研发和推广阶段，会消耗大量的时间和成本。而一些患病概率为千万分之一的小众疾病，即使可以研制出对症的药物，制药公司也会因为研发成本的问题而放弃研发，这就导致了这些患者面临着无药可医的状况。而通过大数据，药物的研发成本和研发时间将被极大降低，从而解决上述问题。

首先，在药品研发阶段，利用大数据进行数据建模并进行分析，预测药物的临床结果，可以为临床阶段的实验结果提供参考，节省临床阶段的时间并优化临床试验结果。在此之后，通过分析数据可以暂缓不必要的临床试验，降低研发成本。在药品的推广阶段，制药公司也可以通过大数据更快地回收成本。制药公司也可以通过数据建模进行分析，从而生产出治疗成功率更高的药品并极大地缩短药品从研发到投入市场的时间。

（3）健康监测和健康管理：随着互联网和移动设备的快速发展，智能可穿戴式设备已经走进每个人的生活中。如索尼SWR12智能手环，它具有震动提醒、睡眠监测、步数测量、心率监测等功能，在佩戴者的心率超过一定范围后，手环还会发出警告提醒佩戴者。在今后，这些智能可穿戴设备也会更加完善。未来，这些设备可以通过收集个人的医疗健康数据，对个人的健康状况做出评估，并在有患病风险的情况下做出正确反映和提醒，帮助其监测健康状况。用户也可以利用互联网，将设备所收集的健康数据发送到医院。这样，医护工作者就可以通过在线医疗的形式了解患者目前的身体状况，并为患者制定出最有效的治疗方案。

参考文献

［1］ 倪剑良.社区健康管理服务模式探索和运作［J］.中国社区医师（医学专业），2012，31：358-359.

［2］ 卜保鹏，黎采青，顾庆焕，等.社区健康管理的模式探索［J］.中国全科医学，2011，19：2192-2194.

［3］ 祝友元，赵影，潘毅慧，等.社区健康管理服务模式的研究与实践［J］.中国全科医学，2012，19：2202-2204.

［4］ 高扑香.脑中风后遗症患者的居家生活护理和家庭康复指导［J］.当代护士（专科版），2011，01：25-26.

［5］ 董广卫，刘庆春.中风患者的健康管理［J］.中国实用医药，2017，36：193-194.

［6］ 孙爱婷，张海平.大数据技术在医疗领域应用的发展前景［J］.中国管理信息化，2017，19：193-195.

［7］ 孟群，毕丹，张一鸣，等.健康医疗大数据的发展现状与应用模式研究［J］.中国卫生信息管理杂志，2016（6）：547-552.

［8］ 律琼馨，刘智勇.健康医疗大数据研究热点与前沿的可视化分析［J］.中国卫生信息管理杂志，2019，06：655-660+702.